CONCOURS

AES 2022-2023

Accompagnant éducatif et social Écrit et oral Le grand livre AES

Chez le même éditeur

Dans la gamme «DE»

Je réussis le DEAES – Diplôme d'État accompagnant éducatif et social – 2019-2020, DF 1 à DF 4 + Les 3 spécialités. Le tout-en-un, par G. Demont, V. Chaudet, K. Mrozik-Demont, J. Gassier. 2018, 528 pages.

Mémo-fiches DEAES – Diplôme d'État d'accompagnant éducatif et social – L'essentiel pour réviser, par G. Demont, K. Mrozik-Demont, V. Chaudet. 2017, 368 pages.

Dans la gamme «Concours»

Méga Guide Oral AS/AP 2020-2021 – Concours aide-soignant et auxiliaire de puériculture – Avec 20 vidéos de situations d'examen et livret d'entraînement, par G. Benoist, J. Gassier. 2019, 384 pages.

Le Méga Guide – Concours aide-soignant et auxiliaire de puériculture 2019-2020 – Écrit + Oral – Avec planning de révision et vidéos d'entretiens avec le jury, par J. Gassier, G. Benoist, M.-H. Bru, P. Lecocq, G. Moussy-Binet, C. Siebert. 2018, 680 pages.

Concours auxiliaire de puériculture 2019/2020 – Le grand livre AP Tests d'aptitude – Tout pour réussir, par G. Broyer, A. Cousina. 2018, 224 pages.

Concours aide-soignant 2019-2020 – Les clés de la réussite, par P. Montagu, H. Cubero. 2018, 464 pages.

Concours auxiliaire de puériculture 2019-2020 – Tout-en-un : écrit et oral – Les clés de la réussite, par P. Montagu, H. Cubero. 2018, 536 pages.

Concours aide-soignant/auxiliaire de puériculture 2019-2020. Les thèmes sanitaires et sociaux – Mon bloc-notes. Je révise..., par A. Sourisse, O. Perche. 2019, 200 pages.

Concours auxiliaire de puériculture 2019-2020. Les tests d'aptitude – Mon bloc-notes. Je révise..., par M. Loarec, O. Perche. 2019, 264 pages.

CONCOURS AES 2022-2023

Accompagnant éducatif et social
Écrit et oral
Le grand livre AES

Anne-Eva Lebourdais
Travailleuse sociale, ingénieure pédagogique et responsable de la préparation aux épreuves orales du Centre de formation IRSS

Amandine Sourisse
Docteure ès lettres
Formatrice en méthodologie et expression écrite et orale

Elsevier Masson

ELSEVIER
Elsevier Masson SAS, 65, rue Camille-Desmoulins, 92442 Issy-les-Moulineaux cedex, France

Concours Accompagnant éducatif et social 2022–2023 – Écrit et oral – Le grand livre AES, 3e édition, par Anne-Eva Lebourdais et Amandine Sourisse.

ISBN : 978-2-294-77368-6
e-ISBN : 978-2-294-77501-7

Malgré tous nos efforts, il ne nous a pas été possible d'identifier la source de certains sujets d'annales proposés dans cet ouvrage.
Nous nous tenons à la disposition des centres de gestion concernés pour régulariser les aspects relatifs aux autorisations de reproduction et régler les droits afférents, si nécessaire

TABLE DES MATIÈRES

PARTIE 2 Épreuves écrites

PARTIE 3 Culture générale

PARTIE 5 Entraînez-vous aux épreuves écrites

ABRÉVIATIONS

ADA	allocation pour demandeur d'asile
ADN	acide désoxyribonucléique
AES	accompagnant éducatif et social
AESH	accompagnants des élèves en situation de handicap
AGEFIPH	Association de gestion du fonds pour l'insertion des personnes handicapées
ALD	affection longue durée
AME	aide médicale d'État
AMP	aide médico-psychologique
ANSM	Agence nationale de sécurité du médicament
APA	allocation personnalisée d'autonomie
APL	Aide personnalisée au logement
ARN	acide ribonucléique
ARS	agence régionale de santé
ASE	aide sociale à l'enfance
ASH	aide sociale à l'hébergement
AVC	accident vasculaire cérébral
AVS	auxiliaire de vie sociale
BAFA	brevet d'aptitude aux fonctions d'animateur
BEP	brevet d'études professionnelles
BEPA	brevet d'études professionnelles agricoles
BRCA1	Breast Cancer 1
BRCA2	Breast Cancer 2
BTP	bâtiment et travaux publics
CADA	centre d'accueil de demandeurs d'asile
CAF	caisse d'allocations familiales
CANTOU	centre d'activités naturelles tirées d'occupations utiles
CAO	centre d'accueil et d'orientation
CAP	certificat d'aptitude professionnelle
CAPA	certificat d'aptitude à la profession d'avocat
CARSAT	caisse d'ssurance retraite et de la santé au travail
CDD	contrat à durée déterminée
CDI	contrat à durée indéterminée
CGSS	caisse générale de sécurité sociale
CHU	centre hospitalier universitaire
CIDE	Convention internationale des droits de l'enfant
CJC	Consultations jeunes consommateurs
CLHEE	Collectif lutte et handicaps pour l'égalité et l'émancipation
CLIC	centre local d'information et de coordination
CMU	couverture maladie universelle
CMU-C	couverture maladie universelle complémentaire
CNAF	Caisse nationale d'allocations familiales
CNAMTS	Caisse nationale d'assurance maladie des travailleurs salariés
CO_2	dioxyde de carbone
COP	Conference of Parties
COTOREP	Commission technique d'orientation et de reclassement professionnel
COVID-19	Coronavirus Disease 2019
CPAM	caisse primaire d'assurance maladie
CSAPA	centres de soins, d'accompagnement et de prévention en addictologie

CSG	contribution sociale généralisée
CV	curriculum vitæ
DC	domaine de compétence
DEAES	diplôme d'État d'accompagnant éducatif et social
DF	domaine de formation
DRJSCS	direction régionale de la jeunesse, des sports et de la cohésion sociale
DSM	*Diagnostic and Statistical Manual*
EEAP	établissements pour enfants et adolescents polyhandicapés
EHPAD	établissement d'hébergement pour personnes âgées dépendantes
ELAN	évolution du logement, de l'aménagement et du numérique
ELSA	équipes de liaison et de soins en addictologie
ESAT	établissement et un service d'aide par le travail
FAM	foyer d'accueil médicalisé
FAO	Organisation pour l'alimentation et l'agriculture
FIV	fécondation in vitro
FMI	Fonds monétaire international
GAFA	Google, Apple, Facebook, Amazon
GATT	accord général sur les tarifs et le commerce
GIEC	groupe d'experts intergouvernemental sur l'évolution du climat
GPA	gestation pour autrui
GRID	*Gay Related Immune Deficience*
HAD	hospitalisation à domicile
HADOPI	Haute Autorité pour la diffusion des œuvres et la protection des droits sur Internet
HAS	Haute Autorité de santé
HCR	Haut Commissariat pour les réfugiés
HLM	habitation à loyer modéré
IEM	instituts d'éducation motrice
IFOP	Institut français d'opinion publique
IGR	groupe iso-ressources
IMC	indice de masse corporelle
IME	institut médico-éducatif
IMG	interruptions médicales de grossesse
INCA	Institut national du cancer
INSEE	Institut national de la statistique et des études économiques
IRTS	institut régional du travail social
IST	infection sexuellement transmissible
ITEP	institut thérapeutique éducatif et pédagogique
LGBT	lesbiennes, gays, bisexuels et transgenres
LSD	diéthyllysergamide
LSF	langue des signes française
MAAD	maladie d'Alzheimer à transmission autosomique dominante
MAM	maisons d'assistantes maternelles
MAPAD	maison d'accueil pour personnes âgées dépendantes
MAS	maison d'accueil spécialisée
MCV	maladies cardiovasculaires
MDPH	maison départementale des personnes handicapées
MSA	Mutualité sociale agricole
MSF	Médecins sans frontières
OCDE	Organisation de coopération et de développement économiques
OFDT	Observatoire français des drogues et des toxicomanies
OGM	organisme génétiquement modifié

OIM	Organisation internationale pour les migrations
OIT	Organisation internationale du travail
OMC	Organisation mondiale du commerce
OMS	Organisation mondiale de la santé
ONG	organisation non gouvernementale
ONU	Organisation des Nations unies
ORL	otorhinolaryngologie
OTAN	Organisation du traité de l'Atlantique nord
PACS	pacte civil de solidarité
PASS	permanence d'accès aux soins de santé
PCH	prestation de compensation du handicap
PIB	produit intérieur brut
PMA	procréation médicalement assistée
PMI	protection maternelle et infantile
PPS	programme personnalisé de soins
PRS	projet régional de santé
PSPH	(établissement privé) participant au service public hospitalier
PSPH	participant au service public hospitalier
PUMA	protection universelle maladie
QI	quotient intellectuel
RDC	République démocratique du Congo
RSA	revenu de solidarité active
RSI	régime social des indépendants
SAF	syndrome d'alcoolisation fœtale
SAMU	service d'aide médicale d'urgence
SARS-COV-2	Severe Acute Respiratory Syndrome Coronavirus 2
SAVS	service d'accompagnement à la vie sociale
SDF	sans domicile fixe
SMIC	salaire minimum interprofessionnel de croissance
SNCF	Société nationale des chemins de fer français
SRAS	syndrome respiratoire aigu sévère
SSIAD	services de soins infirmiers à domicile
SSRA	services de soins de suite et de réadaptation en addictologie
TCA	trouble du comportement alimentaire
TDAH	trouble du déficit de l'attention avec ou sans hyperactivité
TOC	trouble obsessionnel compulsif
TSA	troubles du spectre autistique
UE	Union européenne
ULIS	unité localisée pour l'inclusion scolaire
UNAFAM	Union nationale de familles et amis de personnes malades et/ou handicapées psychiques
UNEF	Union nationale des étudiants de France
UNESCO	Organisation des Nations unies pour l'éducation, la science et la culture
UNICEF	Fonds des Nations unies pour l'enfance (*United Nations International Children's Emergency Fund*)
USLD	unité de soins de longue durée
VAE	validation des acquis de l'expérience
VIH	virus de l'immunodéficience humaine
WWF	World Wildlife Fund
WWW	World Wide Web
ZEP	zone d'éducation prioritaire

PARTIE

1 Du concours au métier

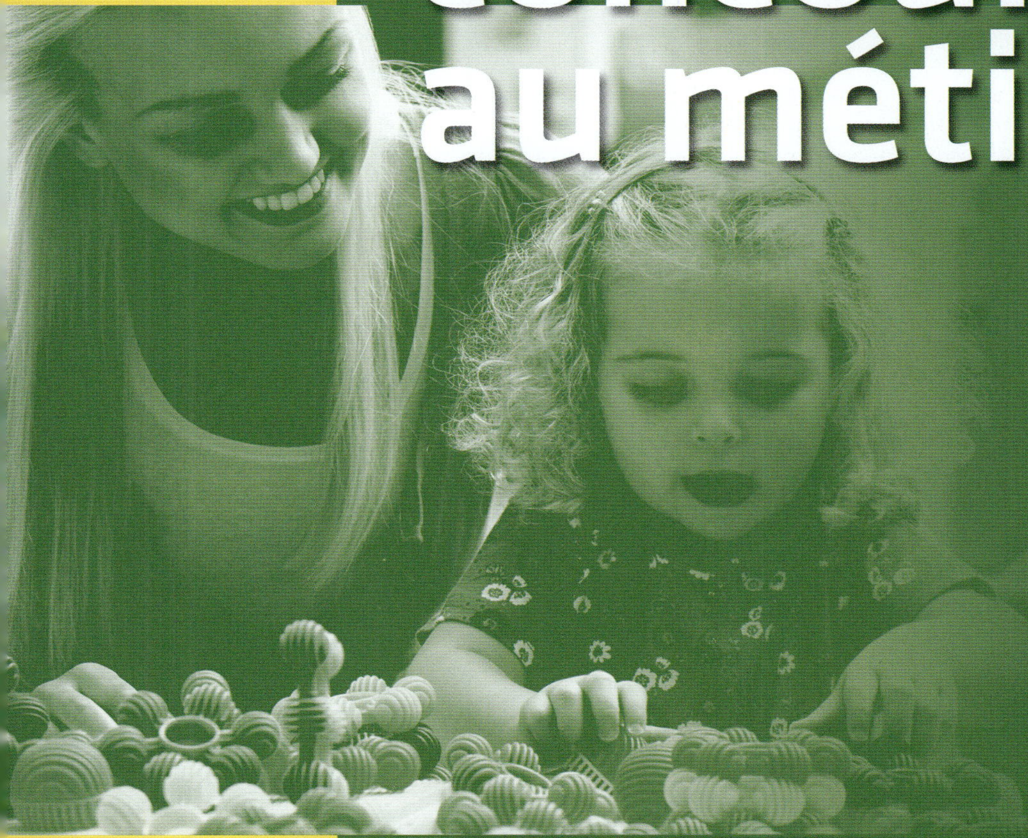

CHAPITRE 1

Présentation du métier et des études

CE QU'IL FAUT SAVOIR

Le diplôme d'État d'accompagnant éducatif et social (DEAES) a été créé par l'arrêté et le décret du 29 janvier 2016[1]. Il s'agit d'un diplôme du travail social de niveau V. Aucun niveau de qualification n'est demandé pour entrer en formation.

Ce diplôme réunit depuis lors, en une seule formation, les anciens cursus permettant de devenir aide médico-psychologique (AMP), auxiliaire de vie sociale (AVS) et offre une qualification aux accompagnants des élèves en situation de handicap (AESH) jusqu'alors condamnés à une certaine précarité.

En améliorant la qualification et en facilitant les évolutions professionnelles par l'instauration de trois spécialités, la création du DEAES s'inscrit dans une réflexion plus globale visant à rendre plus attractifs les métiers de l'aide à la personne afin de mieux répondre aux besoins sans cesse croissants.

Le DEAES crée un métier de l'accompagnement des personnes en situation de handicap, qu'elles soient à leur domicile, en institutions ou dans des établissements scolaires. Cette diversité de lieux d'exercice favorise la polyvalence et est un remède contre l'épuisement professionnel. Par exemple, une personne titulaire de plusieurs spécialités pourra accompagner un jeune en situation de handicap sur le temps scolaire mais également se rendre à son domicile le mercredi après-midi pour l'aider sur les temps de vie quotidienne.

Définition du métier d'accompagnant éducatif et social

Selon le référentiel professionnel : « L'accompagnant éducatif et social réalise une intervention sociale au quotidien visant à compenser les conséquences d'un handicap, quelles qu'en soient l'origine ou la nature. Il prend en compte les difficultés liées à l'âge, à la maladie ou au mode de vie, ou les conséquences d'une situation sociale de vulnérabilité, pour permettre à la personne d'être actrice de son projet de vie.

Il accompagne les personnes tant dans les actes essentiels de ce quotidien que dans les activités de vie sociale, scolaire et de loisirs.

Il veille à l'acquisition, à la préservation ou à la restauration de l'autonomie d'enfants, d'adolescents, d'adultes, de personnes vieillissantes ou de familles, et les accompagne dans leur vie sociale et relationnelle.

Ses interventions d'aide et d'accompagnement contribuent à l'épanouissement de la personne à son domicile, en structure et dans le cadre scolaire et social. »

[1] Décret n° 2016-74 du 29 janvier 2016 relatif au diplôme d'État d'accompagnant éducatif et social et modifiant le Code de l'action sociale et des familles.Arrêté du 29 janvier 2016 relatif à la formation conduisant au diplôme d'État d'accompagnant éducatif et social.

Fonctions de l'accompagnant éducatif et social

L'accompagnant éducatif et social travaille au sein d'une équipe et son action s'inscrit dans le cadre du projet de la personne accompagnée. Pour assurer la cohérence et la continuité du suivi, il témoigne de son travail et de ses observations à ses collègues. Il évalue régulièrement ses actes afin d'en vérifier la pertinence au vu de l'évolution de la situation de la personne.
Il concourt à élaborer et à mettre en œuvre un accompagnement répondant aux besoins et aux attentes spécifiques de la personne aidée dans les différents moments de sa vie tout en veillant au respect de ses droits et de ses libertés. Son but est de participer au bien-être physique et psychologique d'autrui.
Pour ce faire, il établit une relation de confiance, favorise la communication et cherche, par tous les moyens, à connaître les souhaits de la personne.
Au-delà de ces objectifs généraux et en fonction de la spécialité suivie, l'accompagnant éducatif et social aura également des objectifs spécifiques.

Spécialité : « Accompagnement de la vie à domicile »	**Spécialité : « Accompagnement de la vie en structure collective »**	**Spécialité : « Accompagnement à l'éducation inclusive et à la vie ordinaire »**
Objectif : contribuer à la qualité de vie de la personne, au développement ou au maintien de ses capacités à vivre à son domicile.	Objectif : soutenir les relations interpersonnelles et la qualité de vie de la personne dans son lieu de vie collectif.	Objectif : faciliter, favoriser et participer à l'autonomie des enfants, adolescents et jeunes adultes en situation de handicap, dans les activités d'apprentissage, culturelles, sportives, artistiques et de loisirs.

Qualités requises

Il n'existe pas un profil type d'accompagnant éducatif et social. Toutefois, au quotidien, les exigences du métier rendent nécessaire de posséder certaines qualités.

Qualités relationnelles

Avec ce public en difficulté, les actions de l'AES se déroulent le plus souvent de façon individualisée et il doit parvenir à établir une **relation de confiance** ; à comprendre les besoins et les envies de l'usager pour pouvoir y répondre. Cela demande de la bienveillance et une **très bonne capacité d'observation** car le public ne maîtrise pas toujours le langage verbal.
D'autre part, l'AES doit guider et encourager l'usager dans ses gestes tout en favorisant le plus possible son autonomie. Cela signifie qu'il ne doit pas se substituer à lui lorsque cela n'est pas nécessaire et qu'il doit accepter que les gestes soient effectués lentement ou de façon hésitante. Il lui faut donc **s'adapter au rythme** de celui qu'il accompagne et **faire preuve de patience**. De même, il côtoie au quotidien des personnes désorientées, parfois agressives, face auxquelles il doit savoir **rester positif et garder sa bonne humeur**.

Capacités physiques

L'accompagnant éducatif et social est fréquemment amené à porter ou soutenir les usagers, ce qui requiert **une certaine force**. De plus, son emploi du temps engendre souvent un travail le week-end, tard le soir, voire la nuit, ce qui concourt à la fatigue physique. **Le dynamisme** est donc une qualité importante.

Capacités à travailler en équipe et en partenariat

La plupart du temps, l'accompagnant éducatif et social travaille au sein d'une équipe composée de différents professionnels et il s'inscrit au sein d'un réseau de partenaires. Au quotidien, les capacités à **transmettre les informations** et à **intervenir de façon coordonnée** avec les différents professionnels sont primordiales pour la cohérence du suivi de la personne.

Difficultés du métier

Le métier d'accompagnant éducatif et social est réputé difficile. Il faut y avoir réfléchi avant de se présenter au concours car le jury recherche des candidats ayant une vision réaliste du métier, capables d'en énoncer les inconvénients mais aussi d'expliquer comment ils y feront face. Les examinateurs désirent que vous meniez votre formation à son terme et que vous vous épanouissiez professionnellement jusqu'à l'âge du départ en retraite. Pour cela, des difficultés de plusieurs ordres devront être surmontées.

Difficultés matérielles

Faire face au handicap et au vieillissement de la population coûte cher à l'État qui essaie de **réduire les coûts**. On demande aux structures de limiter leurs dépenses et le personnel peut avoir l'impression qu'une logique commerciale domine là où les préoccupations humaines devraient orienter les décisions. Certains établissements souffrent cruellement du manque de moyens ; ailleurs, ce sont la vétusté du matériel, la saturation des services et la pénurie en personnel qui rendent le travail difficile.

Le salaire versé aux AES peut également être vu comme un manque de reconnaissance de la profession. Le salaire proposé à un accompagnant éducatif et social est souvent basé sur le salaire minimum interprofessionnel de croissance (SMIC) en début de carrière, soit 1219 euros nets hors prime au 1er janvier 2020. En fin de carrière, un AES peut espérer toucher environ 1627 euros nets mensuels.

Difficultés physiques

L'accompagnant éducatif et social est **très actif** durant une journée de travail : il arpente les couloirs des institutions, il est fréquemment debout, il doit soutenir, voire porter des usagers, il peut avoir des horaires de travail atypiques et doit faire face à un rythme de travail soutenu. Ainsi, la fatigue physique des AES est importante.

Difficultés psychologiques

L'accompagnant éducatif et social consacre beaucoup de temps à son travail et peut avoir le sentiment de se « sacrifier » sans que cela soit reconnu ni financièrement ni par les usagers. Trop peu nombreuses sont les personnes qui saluent le travail réalisé ; à l'inverse, beaucoup d'usagers se plaignent des AES qu'ils jugent peu disponibles ou trop pressés. Certains les insultent, voire les agressent physiquement. L'accompagnant éducatif et social doit donc être capable de **réaliser sa mission sans attendre de reconnaissance**.

D'autre part, il faut une forte capacité à **contrôler ses émotions** quand on se destine à ce métier. L'accompagnant éducatif et social côtoie chaque jour des enfants ou des adultes qui souffrent et qui sont parfois proches de la mort. Il peut avoir un sentiment d'inutilité face aux handicaps lourds. La capacité à prendre du recul et le développement d'une vie personnelle riche et équilibrée permettent de conserver un attrait pour son métier.

Études

Diplôme d'État d'accompagnant éducatif et social (DEAES)

La délivrance de ce diplôme d'État atteste de la maîtrise des compétences nécessaires à l'exercice du métier. Il sanctionne une formation complète pendant laquelle alternent cours théoriques et expérience sur les terrains de stage.
Lors de l'épreuve orale de sélection, votre motivation et votre connaissance du métier seront des aspects importants, mais le jury vérifiera aussi que vous avez pris des renseignements sur les études qui vous attendent. Vous êtes censé connaître assez précisément le contenu de la formation, la durée des stages à réaliser, le travail personnel à fournir... La maîtrise de ces éléments montre que vous portez un intérêt pour les études : trop d'étudiants, captivés par leur objectif d'exercer ce métier, considèrent la formation comme un simple passage obligatoire. Le jury sera sensible aux étudiants suffisamment prévoyants pour anticiper ce qui les attend. Il ne faut pas considérer les études comme une contrainte pour obtenir le diplôme (et donc pouvoir exercer le métier que vous désirez), mais plutôt comme l'occasion, unique au cours de votre carrière, de multiplier les rencontres professionnelles et les apports théoriques.

- **Grâce aux stages**, vous pourrez intégrer des équipes de travail aux fonctionnements divers, découvrir de l'intérieur différents services ou structures et donc, peu à peu, choisir le type d'établissement dans lequel vous souhaitez faire carrière.
- **Grâce aux professionnels** qui vous encadreront durant ces stages, vous bénéficierez d'un retour sur votre pratique pour progresser et vous améliorer constamment. Ils seront également là pour vous faire partager leur expérience.
- **Grâce aux enseignements**, vous apprendrez à analyser vos attitudes professionnelles, vous aurez des connaissances solides dans des domaines variés qui vous permettront de mieux comprendre l'environnement dans lequel l'AES évolue.

Ainsi, peu à peu, la formation vous amènera à construire votre identité professionnelle. À son issue, dès l'obtention de votre diplôme, vous serez en mesure d'exercer car vous aurez pu intégrer progressivement les notions théoriques et prendre de plus en plus de responsabilités durant les temps de stage.

Entrer en formation

Le concours d'entrée en formation se compose d'un écrit d'admissibilité et d'une épreuve orale d'admission.
Sont dispensés de l'épreuve écrite d'admissibilité :

- les titulaires d'un diplôme au moins égal au niveau IV ;
- les candidats titulaires :
  - de la mention complémentaire aide à domicile,
  - du diplôme d'État d'aide-soignant, d'auxiliaire de puériculture ou d'assistant familial,
  - du brevet d'études professionnelles (BEP) carrières sanitaires et accompagnement, soins et services à la personne,
  - du brevet d'études professionnelles agricoles (BEPA) option services aux personnes,
  - du Brevet d'aptitude professionnelle d'assistant animateur technicien (BAPAAT),
  - du certificat d'aptitude professionnelle (CAP) petite enfance, accompagnant éducatif petite enfance ou assistant technique en milieu familial ou collectif,
  - du certificat d'aptitude à la profession d'avocat (CAPA) service en milieu rural ou services aux personnes et vente en espace rural,
  - du titre d'assistant de vie ou assistant de vie aux familles ;

- les lauréats de l'institut du service civique ;
- les titulaires du diplôme d'État d'accompagnant éducatif et social qui souhaitent obtenir une nouvelle spécialité.

Tous les autres candidats doivent se soumettre à l'écrit de sélection.

Épreuve écrite

Cette épreuve, dite d'admissibilité, dure une heure trente. Elle comprend une série de dix questions à choix multiple ou questions ouvertes orientées sur l'actualité sociale. Elle permet d'évaluer les connaissances générales du candidat, son intérêt pour les problématiques sociales et médico-sociales et ses capacités rédactionnelles. En effet, ce dernier point est important car durant la formation, l'étudiant aura des travaux écrits à rendre et des examens écrits à passer.
L'épreuve écrite d'admissibilité est notée sur vingt points. Les candidats ayant une moyenne égale ou supérieure à 10/20 seront convoqués à l'épreuve orale d'admission.

Épreuve orale

L'épreuve d'admission est composée d'un oral de trente minutes à partir d'un document préalablement renseigné par le candidat (la plupart des centres de formation demandent aux candidats d'amener également un curriculum vitæ et une lettre de motivation d'une à deux pages).
Cette épreuve vise à évaluer la motivation du candidat à exercer ce métier et sa capacité à s'engager dans une formation sociale. Le candidat est reçu par un jury composé de deux personnes : un formateur et un professionnel.
L'épreuve d'admission est notée sur vingt points. Les candidats dont la note est supérieure ou égale à 10/20 sont retenus pour entrer en formation par ordre de mérite.

Contenus de la formation

Type de formation

La formation d'accompagnant éducatif et social peut se dérouler en voie directe ou en cours d'emploi.

Voie directe	Cours d'emploi
• 12 mois de formation • 525 heures de théorie • 840 heures de stage sur deux ou trois lieux	• 18 à 24 mois de formation • 525 heures de théorie • 140 heures de stage hors structure employeur

La théorie comprend 378 heures dites de tronc commun et 147 heures de spécialités parmi les trois spécialités possibles :

- accompagnement de la vie à domicile ;
- accompagnement de la vie en structure collective ;
- accompagnement à l'éducation inclusive et à la vie ordinaire.

Maquette générale de la formation

	Intitulé du domaine de formation (DF)	Volume horaire du tronc commun	Volume horaire de la spécialité	
DF1	Se positionner comme professionnel dans le champ de l'action sociale	126 heures	14 heures	840 h de stage sur deux ou trois lieux
DF2	Accompagner la personne au quotidien et dans la proximité	98 heures	63 heures	
DF3	Coopérer avec l'ensemble des professionnels concernés	63 heures	28 heures	
DF4	Participer à l'animation de la vie sociale et citoyenne de la personne	70 heures	42 heures	
Détermination de la spécialité Certification		14 heures 7 heures		
		Soit 525 heures en centre de formation		

Domaines de formation

La formation est divisée en quatre domaines de formation (DF), chacun permettant de développer une compétence essentielle chez les futurs professionnels.

DF1 : « Se positionner comme professionnel dans le champ de l'action sociale »

Enseignement

- 126 heures d'enseignements socle.
- 14 heures d'enseignements de spécialité.

Exemples de cours théoriques du tronc commun

- Les agences régionales de santé.
- Les collectivités territoriales.
- Loi 2002-2 rénovant l'action sociale et médico-sociale.
- Loi protection de l'enfance du 5 mars 2007.
- Loi égalité des droits et des chances, la participation et la citoyenneté des personnes handicapées du 11 février 2005.
- Lois autonomie des personnes âgées (20 juillet 2001, 28 décembre 2015).
- Secret professionnel et discrétion professionnelle.
- Notions juridiques sur le respect de la vie privée.
- Anatomie et physiologie des grandes fonctions et leurs troubles.
- Les différentes étapes et les caractéristiques du développement de l'être humain tout au long de la vie.

Acquisitions

À travers ce domaine de formation, l'étudiant apprend à réaliser certaines activités, notamment :

- prendre connaissance du projet d'établissement et des éléments d'information disponibles sur la situation de la personne ;
- organiser et ajuster son intervention en fonction du projet personnalisé, des souhaits de la personne aidée et des évolutions constatées au quotidien ;
- appliquer la réglementation en vigueur dans le champ de l'action sociale et médico-sociale.

DF2 : « Accompagner la personne au quotidien et dans la proximité »

Enseignement

- 98 heures d'enseignements socle.
- 63 heures d'enseignements de spécialité.

Exemples de cours théoriques du tronc commun

- Observation, écoute et relation.
- Notions de dépendance, d'indépendance et d'autonomie.
- Les principaux paramètres de surveillance de la santé, l'aide à la prise de médicaments.
- La souffrance et la douleur dans toutes leurs dimensions.
- Notion de prévention et d'éducation à la santé.
- Ergonomie, aide à la mobilité et transferts.
- La personne et son rapport à la nourriture.
- Intimité, vie affective et sexualité.
- Les techniques et outils de communication verbale et non verbale.

Acquisitions

À travers ce domaine de formation, l'étudiant apprend à réaliser certaines activités, notamment :

- mettre en œuvre les modes relationnels et de communication adaptés à chacun ;
- mettre en place et réaliser des actes et des activités éducatives contribuant à développer, maintenir ou prévenir la perte d'autonomie ;
- observer, identifier et transmettre les signes révélateurs d'un problème de santé et tout état inhabituel de la personne.

DF3 : « Coopérer avec l'ensemble des professionnels concernés »

Enseignement

- 63 heures d'enseignements socle.
- 28 heures d'enseignements de spécialité.

Exemples de cours théoriques du tronc commun

- Notion de partenariat et de réseau.
- Réunions : contextes, objectifs.
- Notion de complémentarité dans une équipe pluriprofessionnelle.
- Les différents supports de communication et leur utilisation.
- Transmissions orales et écrites.
- Notion de distance professionnelle.
- Notion de projets.

Acquisitions

À travers ce domaine de formation, l'étudiant apprend à réaliser certaines activités, notamment :

- échanger avec les autres professionnels qui interviennent auprès de la personne ;
- participer à la définition des objectifs, à l'évaluation du projet en fonction des évolutions constatées au quotidien ;
- participer à des réunions d'échange et d'analyse de pratique.

DF4 : « Participer à l'animation de la vie sociale et citoyenne de la personne »

Enseignement

- 70 heures d'enseignements socle.
- 42 heures d'enseignements de spécialité.

Exemples de cours théoriques du tronc commun

- Socialisation et inscription dans la vie citoyenne.
- Partenaires et sources d'information nécessaires pour organiser et sécuriser les déplacements et/ou les démarches.
- Situations de handicap et famille, vieillissement et famille.
- Relations des professionnels avec les familles et l'entourage : enjeux personnels et partenariat.
- Objectifs, mise en œuvre et évaluation d'une activité.

Acquisitions

À travers ce domaine de formation, l'étudiant apprend à réaliser certaines activités, notamment :
- contribuer au maintien ou au développement des liens familiaux et sociaux ;
- soutenir la participation citoyenne et l'inscription dans la vie de la cité ;
- accompagner une personne ou un groupe dans des activités de loisirs.

Formation pratique

En voie directe, la formation pratique de 840 heures (soit 24 semaines) est répartie sur deux ou trois stages dont un d'au moins 245 heures (7 semaines) couvrant les quatre domaines de formation en lien avec la spécialité choisie.
En début de formation, chaque étudiant se voit remettre un livret de formation qui attestera du cursus de formation suivi et de la validation des domaines de formation. Il comporte également l'ensemble des appréciations portées sur l'étudiant par les membres de l'équipe pédagogique et les référents professionnels. En fin de formation, il sera transmis à l'autorité certificatrice lors de l'inscription du candidat en vue de l'obtention du diplôme.

Coût de la formation

La formation initiale peut être prise en charge par le conseil régional.
Pour les personnes en cours d'emploi, la formation a un coût allant de 5000 à 7000 euros, pris en charge par l'employeur.
Les demandeurs d'emploi peuvent utiliser leur compte personnel de formation.

Obtenir son diplôme d'État

Pour valider sa formation et obtenir le diplôme d'État d'accompagnant éducatif et social, l'étudiant doit valider chacun des quatre domaines de compétences séparément car il n'y a pas de compensation entre eux. Un domaine est validé lorsque le candidat obtient une note moyenne au moins égale à 10/20 pour ce domaine. Cette évaluation est faite par le centre de formation tout au long du cursus.

Domaine de compétences	Épreuves de certification
DC1 « Se positionner comme professionnel dans le champ de l'action sociale »	• Note de réflexion sur le positionnement professionnel • Évaluation du stage ou de l'exercice professionnel
DC2 « Accompagner la personne au quotidien et dans la proximité »	• Dossier de pratique professionnelle (5 à 8 pages) • Soutenance orale du dossier durant 30 minutes • Évaluation du stage ou de l'exercice professionnel
DC3 « Coopérer avec l'ensemble des professionnels concernés »	• Épreuve orale à partir d'une étude de situation • Évaluation du stage ou de l'exercice professionnel
DC4 « Participer à l'animation de la vie sociale et citoyenne de la personne »	• Exposé d'un projet d'animation • Évaluation du stage ou de l'exercice professionnel

Obtenir une nouvelle spécialité

Le métier d'accompagnant éducatif et social compte trois spécialités. Durant son cursus initial, chaque étudiant en choisira une seule, et 14 heures de formation en début de cursus sont prévues pour l'aider à s'orienter. Il est donc possible qu'à l'issue de sa formation ou bien quelques années plus tard, un accompagnant éducatif et social souhaite se former à une autre spécialité. L'acquisition d'une spécialité complémentaire est conditionnée à l'obligation de suivre le parcours de formation de 147 heures de formation théorique concernant cette spécialité et de 175 heures de formation pratique sur un terrain professionnel en rapport avec la nouvelle spécialité souhaitée.
L'évaluation des compétences acquises, pour la spécialité concernée, est effectuée au cours d'un oral de soutenance, à partir d'un dossier rédigé par le candidat pendant son parcours.
L'épreuve est notée sur 20. Les candidats ayant obtenu au moins la note de 10 se verront délivrer le certificat de spécialité.

Témoignage **Françoise, actuellement en formation**

Avant de faire cette formation, j'avais déjà une petite expérience car je me suis beaucoup occupée de ma mère qui est décédée il y a deux ans des conséquences de la maladie d'Alzheimer.
Pour mieux comprendre ses réactions et savoir comment l'aider, j'avais lu des articles et regardé des reportages qui parlaient de cette maladie, des choses à faire et à ne pas faire, et cela m'intéressait beaucoup de comprendre comment je pouvais prendre soin d'elle. Pendant les dernières années, elle allait deux jours par semaine dans un accueil de jour où des accompagnants éducatifs et sociaux s'occupaient bien d'elle. C'est comme cela que j'ai connu le métier. Après son décès, j'ai pris du recul sur ma vie et mon travail car, à ce moment-là, j'étais secrétaire dans un garage automobile et cela ne me plaisait plus beaucoup. J'ai demandé à travailler à mi-temps. J'ai profité de mon temps libre pour faire un bilan de compétences et devenir bénévole dans un EHPAD. J'aime beaucoup le contact avec les personnes âgées, je suis bavarde et elles apprécient que je m'intéresse à elles. En tant que bénévole, je leur proposais notamment des jeux de société ou des sorties dans le parc de l'établissement dès que le temps le permettait. C'étaient des moments qui me procuraient beaucoup de plaisir.
Après quelques mois de réflexion, j'ai donc tout naturellement décidé de me reconvertir et de réaliser la formation d'accompagnant éducatif et social. J'ai passé trois concours, j'en ai obtenu deux sur liste principale et un sur liste d'attente. Cela m'a fait plaisir de voir que les jurys avaient trouvé mon projet cohérent !
Avant de débuter la formation, je craignais de ne pas me sentir à ma place parmi les autres étudiants, mais en réalité la promo est très diversifiée et l'ambiance est excellente. Il y a des personnes de tout âge, chacune a son histoire, ses expériences, c'est très intéressant de parler entre nous.
À mon entrée en formation, j'ai choisi la spécialité « accompagnement de la vie à domicile » car j'aime l'idée de favoriser au maximum l'autonomie des individus, de leur permettre de rester chez eux, avec leurs animaux de compagnie, leur univers...
C'était un peu difficile au début de retourner en formation, s'asseoir en classe, écouter, mais on reprend très vite ses anciennes habitudes. Les cours sont très vivants, tournés vers la pratique, on participe. Il faut savoir que c'est un cursus court mais intense, il y a des recherches à faire, des dossiers à constituer, des travaux à rendre en lien avec les stages. Je dirais que c'est une année chargée et passionnante et que mes stages m'ont bien confirmé que j'avais fait le bon choix.

Témoignage **Baptiste, 24 ans, accompagnant éducatif et social depuis deux ans**

Depuis que j'ai 17 ans, je travaille auprès des enfants. J'ai commencé par être animateur en centre de loisirs durant les vacances scolaires et j'ai passé le BAFA[2] pour mieux comprendre mon rôle et maîtriser des techniques d'animation. En stage, j'ai eu l'occasion de m'occuper d'un petit garçon atteint d'autisme et c'est ce qui m'a donné envie de faire l'approfondissement « accueil d'enfants en situation de handicap ».
En dehors des temps de vacances scolaires, j'étais alors inscrit dans un bac pro métiers de l'électricité et de ses environnements mais cela ne m'intéressait pas tellement, je ne travaillais pas beaucoup et mes résultats étaient mauvais. À 18 ans, j'ai arrêté mes études, sans obtenir ce bac et j'ai commencé à travailler en tant qu'intérimaire lorsque je n'avais pas de contrat d'animateur.
J'ai fait cela quelque temps, jusqu'à ce que je participe à une formation, pour améliorer mon CV, proposée par un Point information jeunesse. La personne qui m'a accueilli a compris que je n'étais pas satisfait de ma situation professionnelle, elle m'a proposé un accompagnement pour réfléchir à mon orientation et c'est elle qui m'a parlé pour la première fois du métier d'accompagnant éducatif et social.
Dans un premier temps, le métier m'attirait mais je n'avais pas tellement envie de reprendre des études, j'en gardais un mauvais souvenir. Cependant, je suis allé aux portes ouvertes d'un centre de formation près de chez moi et j'ai compris que c'était une formation différente, moins scolaire. Les étudiants étaient d'âge varié, ils avaient de l'autonomie dans leurs sujets de recherches, les cours étaient concrets et alternaient avec de longues périodes de stage. La perspective de pouvoir travailler auprès de jeunes enfants en situation de handicap a fini de me convaincre.
J'ai donc décidé de réviser pour passer le concours et je l'ai obtenu au premier essai ! Je savais déjà quelle spécialité je voulais suivre et j'ai obtenu sans difficulté mon diplôme d'AES spécialité « accompagnement à l'éducation inclusive et à la vie ordinaire ».
Depuis deux ans, j'accompagne à temps partiel Manon, une petite fille de 8 ans qui est porteuse de la trisomie 21. Je suis assis à ses côtés durant les heures de classe car elle se déconcentre vite, elle regarde par la fenêtre, se retourne pour voir ce que les autres font... Je l'aide alors à rester impliquée dans le travail à faire. Je lui réexplique les consignes et parfois j'écris à sa place quand elle est fatiguée mais c'est elle qui réfléchit et qui me dicte ses réponses. Cela fait deux ans que Manon est dans la même classe de CP, je connais donc bien l'enseignante, on a désormais nos habitudes de travail ensemble, on se parle beaucoup des exercices que Manon va pouvoir faire et du travail de consolidation de ses connaissances que je peux faire avec elle lorsque l'enseignante travaille avec le reste de la classe une notion encore trop complexe pour Manon. De même, durant les séances de sport, je dois adapter les consignes aux capacités motrices de Manon qui sont assez limitées, donc je travaille en concertation avec l'enseignante.
J'accompagne Manon à la cantine le midi. Elle a certains troubles digestifs et je dois faire attention à ce que les repas soient adaptés.
Je suis également près d'elle durant les temps de récréation. Elle a le contact très facile, elle va sans cesse vers les autres enfants et ceux-ci trouvent parfois qu'elle est un peu « pot de colle » donc je dois intervenir pour que ses relations aux autres se passent le mieux possible.
Pour conclure, je dirai que je lui laisse la plus grande autonomie possible pour apprendre et progresser mais que je suis également tout le temps à proximité pour qu'elle suive une scolarité épanouissante.

[2] Brevet d'aptitude aux fonctions d'animateur.

Comment choisir son centre de formation ?

La France compte un grand nombre de centres de formation préparant au métier d'accompagnant éducatif et social. Lorsque vous vous inscrivez à des concours, il vous faut donc faire des choix. De nombreux candidats passent trois à cinq concours et choisissent ensuite le lieu où ils feront leurs études selon différents critères. Pour vous renseigner, plusieurs moyens s'offrent à vous :

- si le lieu est proche de votre domicile, n'hésitez pas à vous rendre au centre de formation et à entrer en contact avec des étudiants à la fin de la journée, généralement entre 16 h 30 et 17 h 30. Ils pourront vous faire part de leur vécu et auront sûrement de bons conseils à vous donner pour le concours. Étant actuellement en formation, ils sont extrêmement bien placés pour savoir quels sont les atouts de ce centre de formation et comment s'y organise concrètement la formation ;
- si vous ne pouvez pas vous déplacer, l'Internet et les réseaux sociaux offrent des possibilités d'échanges intéressants avec des étudiants qui suivent le cursus dans toute la France. Cela vous aidera à cibler les différences qui existent d'un centre de formation à un autre.

Quel que soit le moyen de vous procurer des informations pour faire votre choix, certains critères importants peuvent être retenus.

Effectifs de la promotion

Selon les centres de formation et les filières, les classes peuvent réunir de 15 à 150 étudiants. L'écart est donc important et cela modifie les relations tant avec les autres étudiants qu'avec les formateurs. Dans une promotion de 15 personnes, tout le monde se connaît très vite, il est facile de prendre la parole durant un cours... Les avantages sont nombreux, mais après quelques mois, on peut ressentir un sentiment de lassitude à côtoyer toujours les mêmes têtes, cela offre peu de diversité dans les débats. Et lors de la sélection, il n'est pas facile de faire partie des 15 heureux élus.

À l'inverse, les grandes promotions sont plus anonymes, des sous-groupes se créent notamment pour les cours en atelier et on peut être amené, en fin de formation, à réaliser un travail de recherche avec un collègue avec lequel on n'avait jamais parlé jusqu'alors.

Sur ce point, tout dépend de l'effectif qui vous semble souhaitable pour vous épanouir.

Centres de formation mono- ou multifilières

Certains centres de formation ne préparent qu'au diplôme d'État d'accompagnant éducatif et social (au sein d'un lycée professionnel par exemple), d'autres préparent à plusieurs métiers du social (c'est le cas des instituts régionaux du travail social [IRTS]).

Il n'y a pas de bon ou de mauvais système, mais les conséquences sont différentes.

Les centres de formation monofilières sont généralement assez petits et conviviaux. Les formateurs et les intervenants sont souvent issus du métier, par conséquent, ils choisissent des exemples liés au quotidien professionnel des AES, l'enseignement est très spécialisé.

Les centres de formation multifilières proposent des cours regroupant plusieurs classes. Par exemple, des étudiants accompagnants éducatif et social, moniteurs-éducateurs et moniteurs d'atelier vont assister au même enseignement réalisé par un spécialiste de la matière et non d'un métier du travail social. Les exemples sont parfois moins concrets mais cela offre l'avantage de mieux connaître les métiers de ceux qui seront vos collègues dans quelque temps.

Le travail social se réalise en équipe pluridisciplinaire et côtoyer les autres métiers dès sa formation peut être intéressant. Ce type de centre de formation peut demander aux étudiants issus de diverses filières de faire des dossiers communs et de confronter leur point de vue sur un même thème, ce qui les aide à comprendre les priorités et l'état d'esprit de leurs futurs confrères.

Choix des terrains de stage

Il y a des centres de formation où vous serez libre de construire votre parcours de stage. Dans d'autres, il faudra vous inscrire sur une liste de terrains possibles préétablie, ou alors on vous attribuera votre stage. Chaque fonctionnement a des avantages et des inconvénients.

Devoir trouver vos stages vous oblige à réaliser des démarches personnelles pour dénicher les structures acceptant de vous accueillir. Cela peut être long, décourageant et ne permet pas toujours de trouver un stage intéressant : pris par le temps, certains étudiants en viennent à accepter n'importe quel stage et se retrouvent déçus. Mais cela présente l'avantage de vous laisser la liberté de construire votre parcours de formation en gardant, par exemple, le stage qui vous intéresse le plus pour la fin de formation, quand vos responsabilités sont les plus importantes. D'autre part, cette recherche de stage est aussi un entraînement à la recherche d'un emploi après la formation puisqu'il faut convaincre la structure qu'elle peut vous faire confiance.

Lorsqu'un centre de formation constitue une liste, il choisit pour vous les terrains qui lui semblent intéressants. Normalement, vous éviterez donc les stages où vous êtes livré à vous-même sans accompagnement, ou ceux où les équipes, trop débordées pour vous accorder du temps, vous demandent de regarder en silence. En revanche, cela entraîne une certaine rivalité avec vos collègues de promotion pour les stages les plus prisés : qui va céder ? Qui renoncera à son projet pour satisfaire celui d'autrui ? Cette négociation peut être source de tensions.

Enfin, si le centre de formation vous attribue vos stages, cela peut vous obliger à passer plusieurs semaines dans un lieu pour lequel vous avez peu d'engouement, ce que l'équipe et les personnes accueillies risquent de ressentir. Cependant, cela peut aussi vous permettre de constater que vos *a priori* négatifs étaient infondés et se révéler être une belle découverte.

Disponibilité des formateurs

Certains centres de formation choisissent de salarier beaucoup de formateurs qui vont donc animer des cours fréquemment. Vous les connaissez bien et ils vous voient évoluer au fil des mois, peuvent vous conseiller dans votre travail et répondre à vos questions si vous avez des difficultés à comprendre un cours.

D'autres établissements préfèrent déléguer les contenus d'apprentissage à des professionnels spécialistes de la question. Ainsi, durant les cours, votre interlocuteur sera très compétent et tout à fait à l'aise pour répondre à vos questions. Dans une telle organisation, les formateurs permanents sont peu nombreux et ils réalisent le suivi des stages, les temps d'analyse de pratique ou de méthodologie concernant les travaux à rendre...

Ainsi, il y a des différences entre les centres de formation. Au-delà des critères de choix présentés ici, sachez qu'ils ont également une pédagogie propre et un courant de pensée dominant dans la façon d'aborder les contenus (orientation psychanalytique, systémique...), ce qui va avoir des conséquences sur votre vécu en formation.

Pour conclure, choisir avec soin les centres de formation auxquels vous postulez est une étape importante puisque cela aura une incidence directe sur la formation que vous allez vivre. Cependant, cela n'aura pas d'impact sur votre recherche d'emploi car, à l'issue de ce cursus, vous serez titulaire d'un diplôme d'État qui sanctionne un niveau défini au plan national.

CHAPITRE 2

Présentation des lieux de travail

CE QU'IL FAUT SAVOIR

En fonction de sa spécialité, l'accompagnant éducatif et social pourra exercer son métier auprès de différents publics et travailler au domicile du particulier employeur ou au sein d'un établissement.

Spécialité : « Accompagnement de la vie à domicile »	Spécialité : « Accompagnement de la vie en structure collective »	Spécialité : « Accompagnement à l'éducation inclusive et à la vie ordinaire »
Le travail se réalisera au domicile du particulier. L'AES peut alors être employé directement par la personne ou par une structure qui propose du suivi à domicile : • foyers-logements ; • services d'aide et d'accompagnement à domicile ; • services d'accompagnement médico-social pour adultes en situation de handicap ; • appartements thérapeutiques ; • services polyvalents de soins et d'aide à domicile...	Le travail se réalisera au sein d'institutions proposant un hébergement collectif pour enfants ou adultes : • instituts médico-éducatifs ; • instituts d'éducation motrice ; • établissements pour enfants et adolescents polyhandicapés ; • instituts thérapeutiques, éducatifs et pédagogiques ; • accueils de jour ; • centres hospitaliers spécialisés ; • établissements d'hébergement pour personnes âgées dépendantes ; • unités de soins longue durée ; • maisons d'accueil spécialisées ; • foyers d'accueil médicalisés ; • foyers occupationnels...	Le travail se réalisera dans les établissements où l'enfant bénéficiera de temps d'éveil et d'apprentissage : • structures d'accueil de la petite enfance ; • établissements d'enseignement et de formation ; • lieux de stage ou d'apprentissage ou d'alternance ; • lieux d'activités culturelles, sportives, artistiques et de loisirs...

Principaux lieux d'exercice

Le métier d'accompagnant éducatif et social (AES) offre une grande diversité de lieux de travail, chacun ayant des spécificités. Cette diversité permet aux professionnels de changer de lieu ou de service (en validant si besoin une nouvelle spécialité) durant leur carrière et ainsi d'éviter la routine qui peut être source d'ennui et de démotivation.

Vie à domicile

L'accompagnant éducatif et social qui intervient au domicile du particulier est un professionnel assez autonome dans son travail. Il aura en charge l'aide à la vie quotidienne (repas, ménage, soins d'hygiène...) tout en sollicitant au maximum la personne aidée, mais aussi le soutien moral, par son dynamisme, sa présence rassurante et les conversations qu'il engage.

Cet AES est très souvent employé par une mairie, un centre communal d'action sociale ou une association d'aide à domicile, mais d'autres structures peuvent également le recruter.

Service d'accompagnement à la vie sociale (SAVS)

Ce service médico-social destiné aux adultes en situation de handicap ou souffrant de troubles psychiques leur permet de vivre en milieu ordinaire tout en bénéficiant d'un accompagnement pour certaines tâches et de sollicitations pour sortir de l'isolement et accéder à l'ensemble des services offerts par la collectivité.
Les accompagnants éducatifs et sociaux font des visites à domicile selon les besoins et l'autonomie de chacun pour stimuler et aider dans les moments clés du quotidien : préparation d'un repas, gestion du budget et des documents administratifs, rendez-vous extérieur...
Ils peuvent aussi organiser des actions collectives qui contribuent à la socialisation et au développement personnel ou, si le SAVS ne dispose pas de locaux adaptés, travailler avec les partenaires extérieurs : centres sociaux, maisons de quartier...

Foyer-logement

Il propose à des personnes âgées autonomes et valides de vivre dans un lieu qui les sécurise car elles restent indépendantes tout en bénéficiant de services collectifs et de la proximité du personnel en cas de besoin. Les AES font des visites dans les logements, s'assurent que tout se passe pour le mieux et réalisent des aides ponctuelles. Ils ont également assez souvent une mission d'animation du foyer-logement : ils proposent des jeux de société, organisent un thé dansant, un atelier jardinage, un groupe de parole...

Vie en structure collective

Établissements pour enfants atteints de handicaps ou de troubles

Institut médico-éducatif (IME)

C'est un établissement médico-éducatif accueille des enfants âgés de 3 à 20 ans atteints de déficience intellectuelle. Ce lieu propose différentes formules d'accueil (internat ou demi-pension) et fonctionne selon le rythme scolaire. Du lundi au vendredi, des apprentissages sont organisés par groupes de niveau tandis que les week-ends et les vacances scolaires sont consacrés aux sorties et autres loisirs. La prise en charge, en équipe pluridisciplinaire, s'appuie sur un projet pédagogique, éducatif et thérapeutique individualisé et rédigé en concertation avec la famille. L'autonomisation de l'enfant est favorisée afin qu'il puisse se prendre en charge au maximum, développer des relations sociales et, si possible, construire un projet professionnel adapté à son handicap.
Une équipe pluridisciplinaire prend en charge les enfants et répond aux questions des familles : l'accompagnant éducatif et social est là pour aider les enfants dans leur quotidien, les stimuler dans les tâches de la vie quotidienne ou les seconder quand ils ne peuvent réaliser seuls quelque chose (repas, déplacement...). Il doit faire preuve d'observation pour comprendre au mieux les besoins des enfants qui ne sont pas toujours capables de les exprimer par des mots. Il peut aussi contribuer à la mise en place d'activités ludiques en dehors du temps scolaire.
Cette prise en charge par une équipe pluridisciplinaire s'appuie sur un projet pédagogique, éducatif et thérapeutique individualisé et rédigé en concertation avec la famille. L'accueil en IME doit favoriser l'épanouissement de l'enfant et stimuler ses capacités intellectuelles et physiques. L'autonomisation de l'enfant est au cœur du projet afin qu'il puisse se prendre en charge au maximum dans les actes de la vie quotidienne, qu'il puisse développer des relations sociales et, si possible, construire un projet professionnel adapté à son handicap.

Établissements pour enfants et adolescents polyhandicapés (EEAP)

Ils accueillent en internat ou à la journée les enfants et les adolescents polyhandicapés, c'est-à-dire atteints d'une déficience motrice grave et d'une déficience intellectuelle sévère ou profonde entraînant une restriction extrême de leur autonomie. Les jeunes bénéficient dans ce lieu d'une prise en charge éducative, rééducative et médicale en fonction de leur projet individuel.
La journée est composée de temps consacrés aux soins et à la rééducation, assurés par l'équipe médicale et paramédicale (psychiatre, psychologue, orthophoniste, kinésithérapeute, ergothérapeute, psychomotricien, infirmier…), et d'activités éducatives collectives ou individuelles réalisées par des éducateurs ou des AES pour permettre aux jeunes de développer leurs moyens de communication (souvent non verbaux) et de stimuler leurs capacités d'éveil sensorimoteur. Pour cela, ils pourront leur proposer des activités sensorielles, de la musicothérapie, de la balnéothérapie, des arts plastiques, des sorties…

Lieux accueillant des enfants souffrant de déficiences sensorielles ou physiques

Auprès de personnes atteintes de déficiences sensorielles ou physiques, le rôle de l'AES est de chercher à préserver ou accroître l'autonomie de l'individu par le biais d'un accompagnement individuel ou collectif.
Différentes actions peuvent être mises en place pour cela, par exemple :

- accompagner l'enfant dans ses gestes de la vie quotidienne (douche, habillage, repas…) ;
- aider le jeune à se servir des équipements spéciaux liés à la déficience ;
- permettre l'accès à des loisirs et à des activités adaptées ;
- être en lien avec les différentes structures qui peuvent accueillir la personne…

De nombreuses structures existent pour accueillir ces enfants, parmi lesquelles on pourra retenir :

- les instituts d'éducation motrice (IEM) ;
- les instituts d'éducation sensorielle pour enfants atteints de déficiences auditives ;
- les établissements pour jeunes amblyopes et déficients visuels ;
- les centres de rééducation fonctionnelle.

Institut thérapeutique éducatif et pédagogique (ITEP)

C'est un lieu qui dispense (en internat ou en demi-pension) des soins, de la rééducation et un accompagnement personnalisé pour les enfants et les adolescents présentant, en l'absence d'une pathologie psychotique et d'une déficience intellectuelle, des troubles du comportement tels que cela perturbe gravement leur accès aux apprentissages et leur socialisation.
L'objectif de la prise en charge est de restaurer les compétences et potentialités des jeunes en leur permettant de prendre conscience de leurs ressources, de leurs difficultés et de se mobiliser pour aller vers leur autonomie. L'équipe pluridisciplinaire va favoriser la formation générale et professionnelle et le maintien des liens avec le milieu familial et social.
L'accompagnant éducatif et social va veiller au développement de la personnalité et à la socialisation des jeunes en les suivant dans leur vie quotidienne et dans la réalisation de leur projet personnalisé d'accompagnement, à l'intérieur comme à l'extérieur de l'établissement. Il encadre l'internat et réalise, en journée, des activités éducatives, des ateliers créatifs…

Accompagnement de l'adulte en situation de handicap

Foyer d'hébergement pour travailleurs handicapés

Il accueille, en hébergement collectif ou au sein d'un réseau d'appartements, des adultes en situation de handicap qui exercent une activité professionnelle à temps plein ou à temps partiel – en milieu ordinaire, dans un établissement ou un service d'aide par le travail (ESAT) ou dans une entreprise adaptée –, mais qui ne sont pas suffisamment autonomes pour vivre seuls.

Les AES et les autres travailleurs sociaux collaborent avec les lieux d'activités professionnelles et les familles des résidents. Ils ont aussi en charge :

- l'animation du foyer en dehors des temps de travail : sorties, activités, organisation des soirées ;
- l'accompagnement de la vie quotidienne matin et soir : veiller à ce que chaque travailleur soit prêt à l'heure, accompagner la préparation des repas, aller faire des courses...

Un assistant de service social ou un conseiller en économie sociale et familiale peut aussi intervenir auprès des résidents afin de les accompagner dans la gestion de leurs ressources, de les aider à avoir une alimentation équilibrée, ou encore à personnaliser leur logement.

Foyer occupationnel ou foyer de vie

Destiné aux adultes reconnus inaptes à toute activité professionnelle mais disposant d'une certaine autonomie, ce lieu propose un accueil avec hébergement à temps complet ou une présence à la journée afin de soulager les familles des adultes en situation de handicap.

Les accompagnants éducatifs et sociaux organisent des activités visant à maintenir et à développer les potentialités tout en favorisant la socialisation. Ils sont aussi les interlocuteurs des familles avec lesquelles ils échangent sur l'évolution de l'usager.

De plus, ils sont mis à contribution pour participer aux activités éducatives et accompagner la vie quotidienne en fonction des capacités de chaque résident : aide à la toilette, aux repas, aux déplacements...

Le travail de cette équipe éducative est complété par celui du personnel soignant, comme l'infirmier qui distribue les médicaments, tient à jour le dossier médical, veille à la bonne santé de chacun, organise les rendez-vous médicaux...

Maison d'accueil spécialisée (MAS) ou foyer d'accueil médicalisé (FAM)

Ces deux structures accueillent à temps plein et en internat des adultes lourdement handicapés qui ne peuvent effectuer seuls les actes essentiels de la vie et dont l'état nécessite une surveillance et des soins constants.

Ces lieux emploient fréquemment des accompagnants éducatifs et sociaux, des aides-soignants, voire des moniteurs éducateurs, pour réaliser les soins de *nursing* (visant l'hygiène et le confort) qui occupent une place centrale dans le déroulement de la journée.

Lorsque cela est possible, des activités occupationnelles et des stimulations sensorielles sont proposées afin de préserver les acquis.

Lieux d'accueil pour personnes âgées

Établissement d'hébergement pour personnes âgées dépendantes (EHPAD) ou maison d'accueil pour personnes âgées dépendantes (MAPAD)

Ces deux lieux assurent l'hébergement, la restauration, la surveillance médicale et des activités de loisirs pour les résidents. La dépendance se définit comme le besoin de recourir à une tierce personne pour effectuer les actes de la vie courante. Les accompagnants éducatifs et sociaux sont présents auprès des résidents dans les gestes du quotidien : habillage, toilette, repas, déplacement... Ils leur font également des propositions d'activités : sorties, lecture de la presse, jeux de société, gym douce, atelier esthétique...

Centre d'activités naturelles tirées d'occupations utiles (CANTOU)

Ce type de centre accueille des personnes désorientées ou atteintes de troubles du comportement, soit à la journée pour soulager leur entourage, soit avec un hébergement à temps complet. Des activités basées sur la vie quotidienne sont proposées pour stimuler les capacités et freiner la perte d'autonomie de personnes atteintes notamment de la maladie d'Alzheimer ou de Parkinson. Les AES vont stimuler les gestes et la parole en demandant par exemple aux personnes de contribuer à la préparation du repas, ce qui requiert de la concentration pour réaliser des gestes précis et qui stimule leur mémoire pour se remémorer la recette et ses étapes de réalisation dans le bon ordre.

Unité de soins de longue durée (USLD)

Situées généralement à proximité ou au sein d'un hôpital, ces unités sont destinées aux personnes de plus de 60 ans très dépendantes qui nécessitent un accompagnement constant et une surveillance médicale permanente. Dans ces lieux, le rôle de l'AES est proche de celui de l'aide-soignant, la réalisation des actes de la vie quotidienne occupant la majorité du temps d'éveil de la personne.

Travail à l'hôpital

Certains services hospitaliers de longue durée telle la psychiatrie pour enfants ou pour adultes, ou encore les établissements et services de rééducation fonctionnelle et de long séjour emploient des AES aux côtés du personnel soignant. En général, leur rôle concerne la vie quotidienne des patients hospitalisés (aide à la toilette et à l'habillage, participation à la distribution des repas...). Ils sont également chargés d'animer la journée en dehors des temps de soins (musicothérapie, arts plastiques, théâtre...) et d'aider le patient à préparer sa sortie (accompagnement à l'extérieur pour faire des courses, pour visiter le nouveau lieu de vie...). Pour ces patients qui vivent dans un lieu collectif, les temps de relation individualisée sont importants. L'accompagnant éducatif et social prend le temps d'échanger avec chacun pour valoriser l'individu et lui accorder des moments privilégiés.

Lieux favorisant l'éducation inclusive des enfants dans un cadre ordinaire

L'accompagnant éducatif et social peut travailler dans les établissements scolaires mais aussi dans différents lieux d'accueil pour enfants afin d'aider un enfant ayant des besoins particuliers (handicap physique, mental, sensoriel, psychique, maladie...). Son rôle sera alors de faciliter l'inclusion de l'enfant afin qu'il évolue dans un environnement ordinaire tout en reconnaissant ses besoins spécifiques et en y répondant en termes d'éveil et d'apprentissage.

Structures d'accueil collectif pour les jeunes enfants

Crèche

C'est un établissement qui propose un accueil régulier à des enfants de moins de 4 ans. La crèche est destinée aux enfants dont les parents travaillent à temps plein mais aussi à ceux dont les parents suivent une formation, recherchent un emploi, rencontrent des difficultés sociales... En général, les enfants sont présents du matin au soir, quatre ou cinq jours par semaine. Toutefois, certaines crèches fonctionnent avec des horaires atypiques et/ou sept jours sur sept.
Les effectifs sont variables : les microcrèches accueillent neuf enfants au maximum tandis que certaines crèches collectives accueillent plus de cent enfants simultanément. Ceux-ci sont alors répartis en petites unités d'âge homogène ou non.

Halte-garderie

Ce lieu a pour vocation de proposer un accueil ponctuel aux enfants de moins de 6 ans. Certaines haltes-garderies vont accueillir les enfants à la demi-journée sur réservation tandis que d'autres accepteront les enfants pour une durée variable à tout moment de la journée, permettant ainsi à un parent qui ne travaille pas d'aller à un rendez-vous ou de faire du sport.
Pour les enfants non scolarisés, la halte-garderie est aussi un lieu de rencontre avec d'autres enfants, ce qui favorise la socialisation et prépare à l'entrée à l'école.

Multi-accueil

Aujourd'hui, la majorité des structures d'accueil collectif sont des multi-accueils. Ces dernières années, ils sont devenus des lieux incontournables de la petite enfance.
Le multi-accueil se définit comme une structure destinée aux enfants de moins de 6 ans qui regroupe différentes possibilités à temps plein et à temps partiel, ce qui permet de répondre à la diversité des besoins des familles.
Cette souplesse permet de mieux répondre aux aléas du marché de l'emploi que connaissent les familles et d'obtenir un taux d'occupation des places important. L'accompagnant éducatif et social peut y travailler lorsque le multi-accueil reçoit un enfant en situation de handicap.

Jardin d'enfants

Il accueille les enfants âgés de 2 à 6 ans et peut fonctionner en accueil périscolaire et durant les vacances scolaires ou être ouvert en permanence, il est alors conçu comme une alternative à l'école maternelle. En effet, il se démarque de cette dernière par l'absence de programme national. Les activités sont plus individualisées, chaque enfant réalise des apprentissages à son rythme et en fonction de ses centres d'intérêt.
Le personnel spécialiste de la petite enfance qui y travaille établit un projet d'accueil, stimule les capacités physiques et intellectuelles des enfants et répond à leurs besoins affectifs. L'AES peut se joindre à cette équipe pour adapter les propositions d'activités aux besoins spécifiques d'un enfant en situation de handicap.

Système scolaire

Classe ordinaire

L'accompagnant éducatif et social peut soutenir un ou plusieurs enfants ayant des besoins spécifiques pour faciliter la scolarisation dans une classe ordinaire. Il collabore étroitement avec l'enseignant et intervient auprès de l'enfant pour l'aider dans ses apprentissages (réexpliquer une consigne, noter une réponse...), pour l'aider à faire les gestes qu'il ne peut réaliser seul et pour faciliter son intégration au sein de l'établissement scolaire.

Unité localisée pour l'inclusion scolaire (ULIS)

L'AES peut intervenir dans les unités localisées pour l'inclusion scolaire. Il en existe dans les écoles, dans les collèges et dans les lycées. Ces classes spécifiques regroupent une dizaine de jeunes en fonction de leur handicap (troubles envahissants du développement, des fonctions motrices, des fonctions cognitives, de la fonction visuelle...).
En fonction de ses capacités, chaque enfant suivra les enseignements lors de séances adaptées mises en œuvre par un enseignant spécialisé ou en se rendant à une classe ordinaire de l'établissement quand il peut effectuer les apprentissages liés à une discipline scolaire à un rythme proche des autres élèves.

Témoignage **Cécile, 32 ans, accompagnante éducative et sociale en structure collective**

Je suis AES dans un foyer occupationnel. Je travaille donc auprès d'adultes ayant une déficience mentale. Ils vivent en internat dans la structure. Mon travail se fait en complémentarité avec un éducateur spécialisé et des moniteurs éducateurs, il y a aussi des infirmières qui travaillent à nos côtés pour prendre en charge les différents problèmes de santé et le suivi médical des résidents. Au quotidien, je suis extrêmement proche des résidents et je les accompagne tout au long de la journée. Dès le réveil, certains vont avoir besoin d'aide pour choisir des vêtements adaptés au temps qu'il fait. D'autres ne penseront pas à se laver si je ne suis pas là pour le leur rappeler. Je les aide aussi à se préparer un petit déjeuner équilibré en quantité raisonnable. Quand tout le groupe est prêt, je participe, avec le reste de l'équipe éducative, à la mise en place d'activités ou de promenades.

Ce qui est important dans ce travail, c'est qu'il y ait un objectif éducatif à travers les actes que je pose. Par exemple, si j'aide une personne à faire son lit, je vais la stimuler, la laisser faire seule le plus possible et l'aider seulement quand elle en a besoin. Je lui montre mes gestes et lui explique, quotidiennement si nécessaire, en espérant qu'un jour, elle pourra reproduire mes gestes et gagner en autonomie.

Les activités ont généralement lieu en petits groupes, chacun est libre d'y participer ou non. C'est à moi de m'adapter en fonction des résidents, de leurs difficultés. Les profils sont variés et je ne sais pas à l'avance qui aura envie de faire de la cuisine ou de la gym le lendemain, donc il faut beaucoup de créativité et une bonne capacité à s'adapter pour faire ce métier. De plus, une personne peut avoir envie de faire de la peinture pendant des heures et son voisin en aura assez après dix minutes. Il faut respecter leurs envies, sinon je m'expose à des colères qui peuvent être très fortes. Et ils n'ont pas tous les mêmes capacités de concentration, certains sont très fatigables et font plusieurs courtes siestes dans la journée. On propose aussi beaucoup de sorties hors du foyer, c'est important qu'ils ne restent pas toujours entre eux, qu'ils découvrent la société et son fonctionnement, alors on les emmène souvent au bowling, à la piscine ou boire un café en ville.

Au-delà du temps passé auprès des résidents, il faut aussi savoir que l'écrit et le travail d'équipe sont omniprésents. Chaque résident a un cahier de suivi où je note mes observations très régulièrement, qu'il y ait eu un problème ou que la personne soit en pleine forme. Je peux y lire les remarques des moniteurs éducateurs et de l'éducateur spécialisé et savoir tout ce qui s'est passé en mon absence. J'assiste également à une réunion par semaine, en présence de toute l'équipe, elle permet de traiter de l'organisation générale, des problèmes courants, des échéances à venir. Il y a une autre réunion mensuelle où on reprend de façon approfondie le dossier de deux résidents pour faire le point sur leur accueil dans la structure. Après six années passées dans ce foyer, j'aime toujours autant ce que je fais, je connais bien chaque résident et j'apprécie de les accompagner semaine après semaine.

PARTIE

2

Épreuves écrites

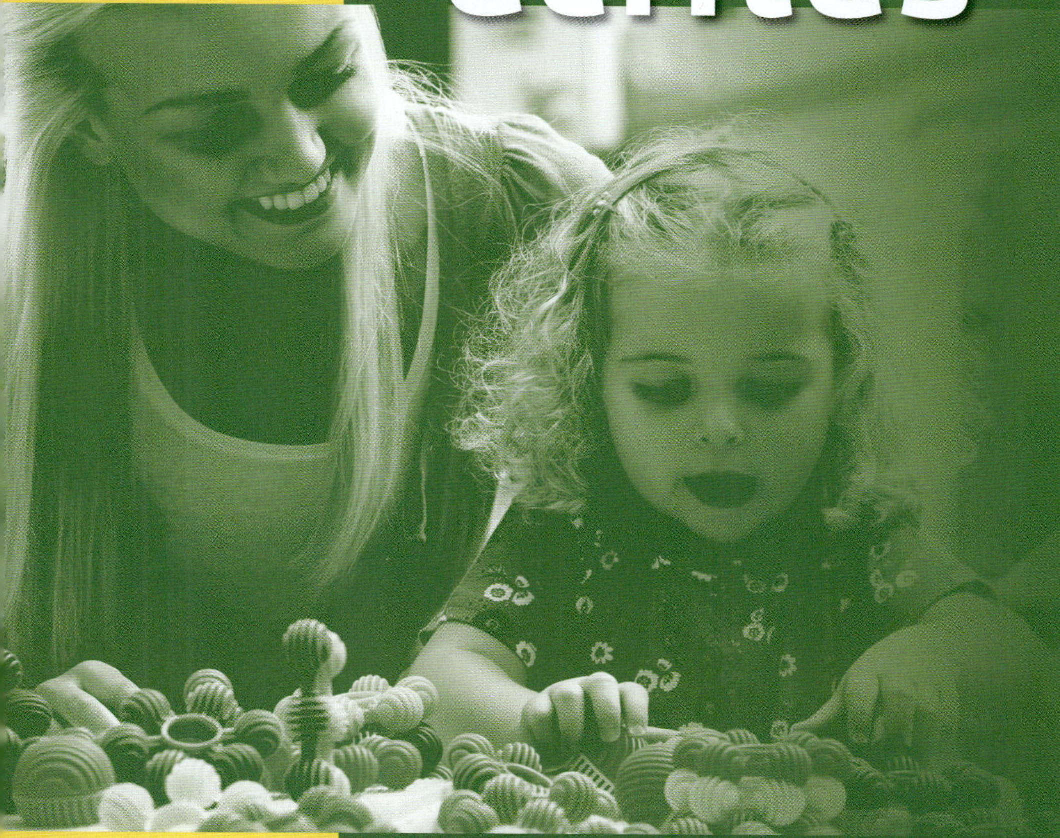

CHAPITRE 3

Méthodologie des épreuves écrites

CE QU'IL FAUT SAVOIR

L'épreuve écrite du concours AES dure 1 h 30. Elle consiste en une série de 10 questions portant surtout sur l'actualité sociale. Certaines écoles les regroupent par thème, d'autres les proposent sans ordre précis.
Parfois, la longueur des réponses est limitée par la consigne (nombre de lignes maximum) ou par la feuille-réponse (un cadre est donné pour rédiger). Mais le plus souvent, vous n'avez pas de contraintes. Attention, cependant ! Il faut être stratégique : parfois, les « grosses » questions sont notées sur plusieurs points quand, *a contrario*, les simples QCM ou questions fermées ne rapportent que peu de points. C'est à vous de répartir intelligemment les précieuses minutes qui vous sont accordées entre les différentes questions.

Quatre types de questions

On peut classer les questions en quatre catégories.

Questions à réponses « longues » ouvertes

On peut vous demander de disserter sur des sujets d'actualité à partir de questions portant le plus souvent sur des événements récents (« Le nombre de vaccins obligatoire a été porté à 11, qu'en pensez-vous ? », « Un enfant sur cinq vit sous le seuil de pauvreté. Comment l'expliquez-vous ? », « Pensez-vous que la société s'occupe bien de ses citoyens les plus âgés ? », « Que pouvez-vous dire du rôle des aidants ? », etc.). Ces questions évaluent deux compétences : la connaissance du monde et de ses enjeux d'une part ; la capacité à structurer, même en une dizaine de lignes, une pensée cohérente d'autre part.
Pour bien réussir ces questions, il est nécessaire de se préparer tout au long de l'année en suivant l'actualité politique, sanitaire et sociale, en prenant l'habitude de lire des articles d'opinion, en suivant les débats sur les grandes questions de société... Faites-vous des fiches avec les données clés (chiffres, dates, loi, événements...) et les principaux arguments pour/contre des grands débats. Connaître la méthode est essentiel pour réussir, mais le contenu l'est tout autant : on ne peut pas penser sur du vide !

- Concernant la méthode, voici la marche à suivre, quelle que soit la question posée : tout d'abord, reformulez la question avec vos propres mots afin d'être sûr de l'avoir bien comprise.
- Ensuite, demandez-vous si la question est « analytique » ou « dialectique » : attend-on un exposé objectif ou une argumentation personnelle ?
- Enfin, réfléchissez rapidement à l'organisation de votre réponse qui doit être structurée, même si elle est courte.
- Une bonne réponse est une réponse qui facilite le travail du correcteur, donc mettez en valeur les étapes du raisonnement et guidez votre correcteur avec clarté : une phrase d'introduction qui souligne le thème et la problématique.

- Un plan simple en 2 ou 3 étapes.
- Une courte phrase de conclusion.

L'orthographe est essentielle donc relisez-vous ! Votre style doit être clair et efficace, oubliez les effets de style et faites des phrases courtes et précises.

Exemple

Question : On parle souvent de « fou dangereux », pourtant moins de 5 % des actes de violence sont commis par des personnes présentant des troubles mentaux. Ces personnes sont cependant en moyenne 10 fois plus susceptibles d'être victimes d'actes de violence que les autres. Comment l'expliquez-vous ?

Étape 1 : reformuler avec ses propres mots

L'expression courante « fou dangereux » sous-entend que les gens qui ont des troubles mentaux sont une menace pour les autres. Pourtant, dans la réalité, ils sont beaucoup plus souvent victimes qu'auteurs de violence.

Étape 2 : identifier le type de question

La consigne « expliquez » signifie qu'on attend plutôt un exposé, une analyse objective de ce constat. On ne vous demande pas directement votre avis, même si votre sensibilité de futur travailleur social va forcément orienter votre réponse...

Étape 3 : organiser sa réponse

- Pour construire son plan, on peut s'appuyer sur certains formats. Par exemple, la consigne « expliquer » induit souvent des plans causes/conséquences/solutions. Vous pouvez commencer par ces grandes catégories pour classer vos idées. Causes : préjugés et stigmatisation, depuis toujours ou presque, exclusion et méconnaissance, or ce qu'on connaît mal fait peur. Peu de représentations dans les médias et jamais positives, aggravées par le vocabulaire médiatique (« un déséquilibré »).
- Conséquences : ces personnes sont d'autant plus marginalisées à cause des préjugés et accroissement de la vulnérabilité qui aggravent la santé mentale (cercle vicieux).

Rédiger sa réponse

Les personnes qui souffrent de troubles mentaux sont souvent victimes de préjugés dans la société et notamment concernant leur prétendue dangerosité. Pourtant, les faits démontrent le contraire et même que ces personnes sont plus vulnérables que les autres face aux violences. Comment expliquer cette fausse image qui perdure dans la société ?

Depuis des siècles, les malades mentaux sont tenus à l'écart de la société, internés dans des hôpitaux ou marginalisés. Leur différence dérange et ils sont vus, à tort, comme des êtres dangereux par essence parce qu'ils ne se conforment pas aux normes sociales. Cette image de dangerosité est entretenue par les médias qui les représentent souvent de façon caricaturale : le cinéma montre trop souvent des personnages de « *serial killers* sociopathes », les journalistes parlent facilement de « déséquilibré » pour désigner n'importe quel délinquant... Pourtant les faits prouvent que cette image n'a rien à voir avec la réalité et en est même à l'opposé.

En réalité, les personnes souffrant de troubles mentaux sont bien plus souvent victimes qu'auteurs de violences. Ce sont des individus vulnérables psychologiquement et/ou cognitivement, ce qui peut conduire à des situations à risque : désinhibition, mauvaise adaptation à l'interlocuteur, mauvaise analyse des comportements de l'autre... Ce sont aussi des « proies faciles » pour les personnes mal intentionnées qui profitent de leur faiblesse. Ce préjugé de dangerosité conduit aussi à une autre forme de violence : sociale et symbolique. Les personnes malades sont discriminées, dévalorisées et exclues socialement, ce qui aggrave leurs troubles.

L'image du « fou dangereux » perdure parce qu'elle est ancienne et alimentée par les représentations fictionnelles et médiatiques. Pourtant elle est statistiquement fausse et conduit même à accroître la vulnérabilité des malades mentaux.

Questions à réponses « courtes » fermées

Les questions sont courtes et une réponse précise est attendue, comme dans un quiz... Les questions sont de différentes natures : culture générale, actualité ou portant sur le métier. Par exemple : « Quel est le nom du ministre des Solidarités et de la Santé ? », « Quelle femme est entrée au Panthéon le 1er juillet 2018 ? », « Que signifie CCAS ? », « Où peut exercer un accompagnant éducatif et social ? », « Quelle est la capitale de la Belgique ? », « Combien le drapeau européen compte-t-il d'étoiles ? », etc.
Les questions de ce type sont si nombreuses qu'il paraît difficile de toutes les préparer. On peut néanmoins les répartir en deux catégories : les questions portant sur la culture générale et les définitions de vocabulaires ou d'expressions.

Questions portant sur la culture générale

Pour vous préparer, il est indispensable de suivre quotidiennement l'actualité. Pensez aux applications sur mobile mais en vous assurant toujours des sources : choisissez les grands médias de référence comme *Le Monde* et variez les journaux d'opinion (*Libération*, *Le Figaro*...). Évitez de suivre l'actualité *via* les réseaux sociaux car les algorithmes présélectionnent les informations qui ne seront pas représentatives de l'étendue des actualités.
Vous devez aussi créer des fiches (qu'il faudra réviser régulièrement) sur les éléments suivants :

- les membres du Gouvernement français ;
- les institutions françaises et européennes ;
- les sigles et acronymes du secteur social : zone à urbaniser en priorité (ZUP), zone franche urbaine (ZFU), centre éducatif renforcé (CER)... ;
- la liste des lieux d'exercice de l'accompagnant éducatif et social et autres informations liées au métier.

Définitions de vocabulaires ou d'expressions

De nombreuses questions portent sur le vocabulaire (parfois de registre soutenu) ou les expressions idiomatiques (proverbes, éléments de langage courant, etc.).
Pour répondre à ces questions, il faut procéder avec méthode : toujours commencer par la définition la plus générale du mot pour, éventuellement, formuler le sens précis qu'il recouvre dans le document ou la citation. Sauf mention contraire dans la consigne, inutile de donner des exemples. Restez concis, c'est-à-dire simple mais précis et efficace.

Questions à choix multiple (QCM)

- Avec les QCM, vous n'avez rien à rédiger. Il vous faudra juste cocher la ou les bonnes réponses. QCM signifie question à choix multiple : une seule ou plusieurs réponses sont possibles.
- QRU signifie question à réponse unique : une seule case est à cocher.

Exemples

QRU – Que veut dire OGM ?

☐ **a.** Organisation générale de la monnaie
☐ **b.** Organisation générale de la médecine
☐ **c.** Organisme génétiquement modifié (*bonne réponse*)

QCM – En 2022, les Jeux olympiques d'hiver auront lieu à :

□ **a.** Tokyo, au Japon
□ **b.** Pyeongchang, en Corée du Sud
□ **c.** Pékin, en Chine (*bonne réponse*)
Attention : le choix peut constituer un avantage, mais aussi un piège. Dans ce cas, la réponse « Tokyo » peut prêter à confusion puisque la ville accueille les JO d'été 2020…

QCM – Qui a été Premier ministre ?

□ **a.** Manuel Valls (*bonne réponse*)
□ **b.** Bernard Cazeneuve (*bonne réponse*)
□ **c.** Nicolas Sarkozy

Questions personnelles et de créativité

Les questions personnelles et de créativité sont plus rares mais elles peuvent être déstabilisantes si on ne sait pas à quoi s'attendre…
Les questions personnelles ressemblent à celles que l'on pourrait vous poser lors d'un oral de concours ou un entretien d'embauche : « Quelles sont vos qualités pour exercer la fonction d'accompagnant ? », « Qu'attendez-vous de la formation d'accompagnant ? »… Elles peuvent aussi porter sur vos expériences et vos goûts : « Racontez le dernier film que vous avez vu », « Quel est le dernier article que vous ayez lu ? »… Même s'il ne faut surtout pas mentir en parlant d'un film non vu ou en inventant un article qui n'existe pas, il faut savoir être pertinent : parmi les quelques films vus dernièrement, choisissez celui que vous pourrez exploiter avec le plus d'intérêt et pas forcément *le dernier* !
Les questions de créativité sont souvent des textes d'imagination à écrire à partir de mots imposés. Faites un récit cohérent dans sa structure et veillez à ce qu'il présente un certain intérêt vis-à-vis du métier… Si les mots vous incitent à inventer un petit conte, faites en sorte qu'il soit porteur d'un sens moral. Les verbes peuvent être conjugués et les noms mis au pluriel.

Conseils pour travailler sa culture générale

« Veille informationnelle »

Même avec une bonne méthode, vous ne pourrez pas répondre aux questions si vous ne vous êtes pas constitué un réservoir de connaissances. Travaillez les éléments de culture générale qui ont été sélectionnés pour vous dans les chapitres qui suivent. Lisez-les de manière active et notez sur des fiches les informations les plus importantes. Les principaux thèmes y sont traités de manière synthétique et structurée.
Toutefois, ces connaissances théoriques ne suffisent pas : l'actualité apporte chaque jour son lot de nouveaux problèmes, de nouvelles questions. C'est là qu'intervient la « veille informationnelle », c'est-à-dire la collecte d'informations *via* une revue de presse régulière et précise. Soyez attentif aux changements, aux évolutions, aux événements qui marquent la vie sanitaire et sociale.

Revue de presse

La revue de presse est un outil essentiel pour la préparation de l'entretien individuel qui peut aborder des questions d'actualité, mais également pour le débat de groupe.

Où chercher l'information ? Quels médias privilégier ?

Tous les supports médiatiques sont susceptibles d'être utilisés. Plutôt que de prendre des résolutions que vous ne tiendrez pas (exemple : « Je vais acheter le journal tous les jours ! » alors que

vous ne l'avez jamais fait avant...), adaptez vos habitudes : mettez des alertes avec des mots clés en rapport avec l'actualité sanitaire et sociale sur les réseaux sociaux ou les applications que vous utilisez déjà, abonnez-vous à des podcasts sur ces thématiques si vous avez l'habitude d'en écouter pendant vos séances de sport, etc.
Sachez que le cerveau retient mieux les informations lues sur du papier que sur un écran, les neurosciences l'ont prouvé ! Optez pour un carnet ou un classeur et gardez une trace écrite des informations. Si vous lisez régulièrement *la presse écrite* (que ce soit la presse quotidienne nationale, régionale ou gratuite, ou bien la presse magazine), découpez au fur et à mesure de vos lectures les articles qui abordent les thèmes éducatifs et sociaux. De même, si vous consultez *l'actualité en ligne* (sites dédiés, presse en ligne, voire sites d'actualité des fournisseurs d'accès ou des moteurs de recherche), imprimez les articles pertinents.
Enfin, *la radio ou la télévision* peuvent être des supports informationnels utiles. Cependant, elles nécessitent un travail de collecte plus actif : notez immédiatement les informations que vous jugez aptes à alimenter votre revue de presse. Veillez dans ce cas à être précis dans la prise de notes. Par exemple, si vous regardez un *talk-show* qui traite de l'homoparentalité, posez-vous les questions suivantes : quelles sont les lois en vigueur ? Les jurisprudences ? Quelle est la situation dans les autres pays européens ?

Quand faire sa revue de presse ?

Chaque semaine, accordez-vous un temps pour la réaliser. Attention, une revue de presse n'est pas une simple compilation d'informations. Découper des articles et les classer ne suffira pas à posséder les connaissances requises pour les concours. Il vous faut relire les articles, sélectionner les informations qui vous semblent pertinentes et les analyser. Bref, soyez dans une démarche active !

Comment analyser les informations recueillies ?

L'analyse de l'information (d'un article de presse par exemple) se déroule en quatre étapes :

1. description de l'information : les faits ;
2. les enjeux du débat (et la polémique sous-jacente) ;
3. les termes du débat (les arguments) et les questions connexes qu'il suscite ;
4. classement et mise à jour.

Description de l'information : les faits

Procédez, comme le font les journalistes, en posant les cinq questions principales : qui ? Quoi ? Quand ? Où ? Pourquoi ? Vous pouvez ajouter le « Comment ? ». Si vous êtes capable de répondre à ces questions, c'est que votre connaissance de l'information est précise.
Une lecture efficace d'un article de presse passe par la lecture minutieuse de ce que l'on nomme la « titraille », c'est-à-dire le titre, le surtitre, le sous-titre et les intertitres. Ils vous permettent d'avoir accès aux informations les plus importantes. Le « chapeau » (premier paragraphe de l'article, généralement en gras) constitue un résumé du contenu de l'article. Il peut être utilisé pour présélectionner les articles : après avoir pris connaissance du chapeau, vous pourrez passer à la lecture intégrale de l'article ou décider de ne pas le retenir.

Enjeux du débat (et polémique sous-jacente)

Dans un deuxième temps, il convient de faire une analyse critique de l'information. Une simple description des faits ne pourra pas être utilisée dans une question d'argumentation. Illustrer et raconter, ce n'est pas débattre... Posez-vous les questions suivantes :

- Quels sont les défenseurs et les détracteurs de cette mesure ? Qui s'opposent dans ce débat ?
- Comment a été perçu cet événement au niveau régional ? au niveau international ? Faites varier les échelles.
- Quelles en sont les conséquences, à court ou à long terme ?

Les fiches réalisées n'ont pas à être très longues. Ce qui importe, c'est de les faire *régulièrement*. Il vaut mieux y consacrer 1 heure chaque semaine et toutes les semaines que 4 heures une fois par mois... La « veille informationnelle » dans un domaine tel que le secteur sanitaire et social nécessite une grande régularité. Soyez précis dans votre prise de notes et ne comptez pas sur votre mémoire. L'information du jour ou de la semaine vous paraît maîtrisée, mais lorsque les infos qui font la une auront disparu, vous risquez de vous apercevoir que vous n'en avez pas retenu grand-chose.

Termes du débat (arguments) et questions connexes qu'il suscite

Dans un troisième temps, il faut effectuer une recherche documentaire et ouvrir à des problématiques connexes.
Pour cela, repérez les définitions nécessaires à l'analyse de l'article. Si vous ne les connaissez pas, effectuez le travail de recherche nécessaire. Indiquez les sujets connexes au sujet traité. Ce dernier point vous permettra, à l'usage, d'établir des liens entre les différents sujets d'actualité que vous aurez travaillés.
La revue de presse ne peut être conçue comme un exercice ponctuel. Pour qu'elle soit efficace, elle doit être menée sur un temps long. Plus vous aurez travaillé en amont, plus vos connaissances seront ancrées dans un système dense d'informations et plus l'exercice vous sera facile ! Vous verrez qu'au bout des premières semaines, une fois l'habitude prise, vous serez de plus en plus rapide et efficace. La culture générale ou la connaissance de l'actualité ne s'apprend pas, ne se « bachote » pas. Ce n'est pas une tâche difficile mais elle demande de l'investissement personnel sur la longueur, c'est aussi ce qui témoigne de votre motivation pour le métier !

Classement et mise à jour

Enfin, classez les fiches réalisées par thème : « Société », « Éducation », voire « Culture », « Politique », etc. Il faut pour chaque thème établir des sous-catégories : « Petite enfance/Violence », par exemple.
Tenez ces fiches à jour. La veille informationnelle que vous avez entreprise durera jusqu'au concours. Quelques jours avant le concours, relisez l'intégralité des fiches. Sélectionnez les dix questions d'actualité les plus importantes à vos yeux : présentez-les à l'oral (description de l'événement et analyse critique) pour vous entraîner, car c'est un classique des épreuves !

S'ENTRAÎNER

Questions à réponses « longues » ouvertes

QUESTION 1
Le 9 janvier 2019, le Gouvernement a déployé son « plan de mobilisation contre les addictions » et a rappelé que 49000 morts par an sont imputables à l'alcool. Que savez-vous de ce plan concernant l'alcool ? Qu'en pensez-vous ?

QUESTION 2
En 2050, il y aura 22 millions de Français de plus de 60 ans. Quels sont les enjeux pour la société ?

Questions à réponses « courtes » fermées

Questions portant sur la culture générale

QUESTION 1
Donnez les définitions de ces sigles sociaux : CAF, APL, CMU, RSA.

QUESTION 2
Donnez la définition du mot « anorexie ».

QUESTION 3
Pour combien de temps le président de la République est-il élu ?

QUESTION 4
Dans quelle ville auront lieu les JO de 2028 ?

QUESTION 5
Qui est le nouveau secrétaire général des Nations unies ?

Définitions de vocabulaires ou d'expressions

QUESTION 1
Définissez les mots et expressions suivants, extraits du texte : tabou, ostracisme, baby-boomer, bouc émissaire. Vous donnerez un exemple pour chacun.

QUESTION 2
Définissez les mots suivants : aide, assistance, accompagnement, soutien.

Questions à choix multiple (QCM)

QUESTION 1
Comment se nomme le président du Sénat en 2021 ?
☐ **a.** Jean-Louis Debré
☐ **b.** Gérard Larcher
☐ **c.** Christian Poncelet
☐ **d.** Bernard Accoyer

QUESTION 2
Qui fut la seule femme au poste de Premier ministre en France sous la Ve République ?
☐ **a.** Simone Veil
☐ **b.** Christine Lagarde
☐ **c.** Édith Cresson
☐ **d.** Martine Aubry

QUESTION 3
Lequel de ces pays ne vit pas sous une dictature communiste ?
☐ **a.** Corée du Nord
☐ **b.** Cuba
☐ **c.** Venezuela
☐ **d.** Chine

QUESTION 4
Joe Biden est le :
☐ **a.** 43e président des États-Unis d'Amérique

☐ **b.** 44e président des États-Unis d'Amérique
☐ **c.** 45e président des États-Unis d'Amérique
☐ **d.** 46e président des États-Unis d'Amérique

QUESTION 5
La Sécurité sociale compte trois branches. Laquelle n'en fait pas partie ?
☐ **a.** La branche famille
☐ **b.** La branche jeunesse
☐ **c.** La branche vieillesse
☐ **d.** La branche maladie

QUESTION 6
En 2021, le salaire minimum interprofessionnel de croissance (SMIC) est environ de :
☐ **a.** 5,50 euros bruts de l'heure
☐ **b.** 7,72 euros bruts de l'heure
☐ **c.** 10,15 euros bruts de l'heure
☐ **d.** 15,50 euros bruts de l'heure

QUESTION 7
De quel pays Nicolas Maduro est-il le Président ?
☐ **a.** Venezuela
☐ **b.** Argentine
☐ **c.** Colombie
☐ **d.** Chili

QUESTION 8
Dans la Ve République, le Président a de nombreux pouvoirs. Lequel n'a-t-il pas ?
☐ **a.** Il nomme le Premier ministre
☐ **b.** Il nomme un tiers des membres du Conseil constitutionnel et un tiers des membres du Conseil supérieur de l'audiovisuel (CSA)
☐ **c.** Il peut dissoudre l'Assemblée nationale
☐ **d.** Il peut modifier la Constitution

QUESTION 9
Cochez la réponse fausse.
☐ **a.** Le Conseil des ministres est présidé par le président de la République
☐ **b.** Les séances se déroulent le mercredi matin
☐ **c.** Les séances ont lieu à Matignon (*elles ont lieu à l'Élysée*)
☐ **d.** Le Conseil des ministres réunit les membres du Gouvernement

QUESTION 10
Les élections municipales ont lieu tous les :
☐ **a.** 4 ans
☐ **b.** 5 ans
☐ **c.** 6 ans
☐ **d.** 7 ans

Questions personnelles et de créativité

Inventez une courte histoire avec au moins cinq de ces dix mots : projet, bien-être, métier, quotidien, humilité, personne, inventer, geste, pratiquer, vaincre.

CORRIGÉS

Questions à réponses « longues » ouvertes

QUESTION 1

Introduction

L'alcool est à l'origine de plus de deux cents maladies dont de nombreux cancers. Cela explique que le Gouvernement s'intéresse de près à cette forme d'addiction dans son plan national. Quelles sont les mesures proposées et quelles en sont les limites ?

Développement

En matière d'alcool, le plan national de lutte contre les addictions renforce les mesures déjà existantes et datant de la loi Évin de 1991 qui interdit la publicité pour l'alcool à la télévision, dans les programmes jeunesse et entre 17 heures et minuit à la radio, la vente aux mineurs et qui oblige à intégrer un message de prévention sur les affiches publicitaires. Le nouveau plan prévoit de faire mieux respecter la loi Évin, notamment l'interdiction de vente d'alcool aux mineurs (*via* des opérations de contrôle et des amendes) et la prévention en agrandissant la taille du pictogramme « femme enceinte » sur les bouteilles.

Ces mesures sont en fait peu contraignantes et d'autres outils de lutte contre l'alcoolisme pourraient être mis en place, comme le soulignent les addictologues et les associations. Ainsi, on pourrait augmenter les taxes sur l'alcool (comme c'est le cas pour le tabac) ou encore interdire la publicité dans certaines zones. Mais ces mesures sont difficiles à mettre en place à cause du lobby alcoolier qui utilise notamment l'argument de la tradition vinicole française. D'ailleurs, en 2018, lors du Salon de l'agriculture, Emmanuel Macron a indiqué aux journalistes qu'il buvait du vin midi et soir et que sous sa présidence la loi Évin ne serait pas durcie. De plus, il faudrait renforcer la prise en charge en finançant mieux les centres de soins en addictologie.

Conclusion

On pourrait donc dire que le volet alcool du plan national de 2019 n'est pas très ambitieux, ce qui est dommage lorsque l'on connaît les conséquences sanitaires et sociales de l'alcool. Espérons qu'il ne faille pas attendre aussi longtemps que pour reconnaître la dangerosité du tabac, responsable aujourd'hui de deux cents morts par jour...

QUESTION 2

Phrase d'introduction

Le vieillissement de la société engendre des problèmes multiples et pose la question de la place des aînés dans notre culture.

Développement

Avec l'augmentation du nombre des seniors se profilent des défis socio-économiques majeurs. Le nombre de retraités par rapport à la part des actifs va poser le problème du financement des retraites *via* les cotisations. Mais c'est surtout au niveau de l'accueil des personnes âgées elles-mêmes que les enjeux vont être les plus importants : prévoir davantage de places en établissements d'hébergement pour personnes âgées dépendantes (EHPAD), développer les services à la personne afin de garantir le maintien à domicile de ceux qui le souhaitent et le peuvent, améliorer la permanence des soins... La loi de 2016 sur l'adaptation de la société au vieillissement ne sera sans doute pas suffisante et devra être complétée.

L'autre enjeu majeur est d'ordre éthique : le vieillissement de la population pose la question du traitement des personnes âgées par la société. Quelle place leur laisse-t-on ? Force est de constater que les valeurs modernes de la rapidité et du jeunisme ne vont pas dans le sens des besoins des seniors : les aménagements urbains sont insuffisants (accessibilité des transports, bancs dans les espaces publics...) et l'isolement des personnes âgées est en hausse avec l'éclatement des familles et l'éloignement géographique des enfants. Les conséquences dramatiques de la canicule de 2003 ont d'ailleurs été un signal d'alarme...

Conclusion
Le vieillissement de la société peut être vu comme un défi à relever et face auquel il faut se préparer avant qu'il ne soit trop tard. Cependant, il serait assez immoral de n'y voir qu'une source de difficultés : nos aînés ont aussi beaucoup à nous apporter.

Questions à réponses « courtes » fermées

Questions portant sur la culture générale

QUESTION 1
CAF : Caisse d'allocations familiales.
APL : Aide personnalisée au logement.
CMU : Couverture maladie universelle.
RSA : Revenu de solidarité active.

QUESTION 2
L'anorexie est une pathologie d'origine essentiellement psychologique qui conduit à une dénutrition sévère, parfois à la mort. Elle commence presque toujours à l'adolescence, touche les filles dans 90 % des cas et atteint environ 1,3 % des adolescentes âgées de 15 à 20 ans. La fréquence augmente actuellement dans tous les pays occidentaux.
L'anorexie est une maladie grave et difficile à traiter. À force de ne rien manger, les mécanismes de faim et de satiété de la personne sont altérés ; l'amaigrissement devient pathologique et s'accompagne de carences nutritionnelles.

QUESTION 3
Le président de la République est élu pour cinq ans (quinquennat).

QUESTION 4
À Los Angeles, aux États-Unis.

QUESTION 5
Antonio Guterres.

Définitions de vocabulaires ou d'expressions

QUESTION 1
Tabou : le mot désigne un interdit puissant, un objet sur lequel pèsent des pudeurs et des craintes. On parle du tabou lié à la mort, aujourd'hui caché dans nos sociétés, que les soins palliatifs tentent de lever.
Ostracisme : le terme est synonyme d'exclusion, de rejet, de bannissement. Les personnes âgées, aujourd'hui, sont victimes de cette exclusion.
Baby-boomer : il s'agit de la classe d'âge née entre 1946 et 1964. L'explosion démographique qui accompagne cette époque se traduit aujourd'hui par un déséquilibre générationnel : les baby-boomers sont devenus des papy-boomers.
Bouc émissaire : la locution désigne une personne sur laquelle reposent les fautes commises par les autres. Les immigrés sont parfois stigmatisés et mis au ban de la société.

QUESTION 2
Aide : il s'agit d'une forme de secours, de renfort, qu'on apporte à une personne en difficulté (on aide un ami, par exemple).
Assistance : l'assistance désigne un secours professionnel pour un problème précis et ponctuel (l'assistance médicale à la procréation).
Accompagnement : l'accompagnement définit un soutien sur le long terme en vue de pallier un problème précis (accompagnement scolaire, accompagnement d'une personne en fin de vie).
Soutien : il s'agit d'un appui, souvent d'ordre psychologique, visant à compenser une difficulté. On parle de « soutien scolaire » ou de « soutien moral »...

Questions à choix multiple (QCM)

QUESTION 1
b. Gérard Larcher

QUESTION 2
c. Édith Cresson

QUESTION 3
c. Venezuela

QUESTION 4
d. 46e président des États-Unis d'Amérique

QUESTION 5
b. La branche jeunesse

QUESTION 6
c. 10,15 euros bruts de l'heure

QUESTION 7
d. Venezuela

QUESTION 8
d. Il peut modifier la Constitution (seul le Parlement peut modifier la Constitution)

QUESTION 9
c. Les séances ont lieu à Matignon (*elles ont lieu à l'Élysée*)

QUESTION 10
c. 6 ans

Questions personnelles et de créativité

On voit que le champ thématique peut tourner autour de la dimension professionnelle et de ses pratiques.
Paul **pratiquait** le **métier** d'accompagnant éducatif depuis assez longtemps pour se permettre de proposer des changements dans son service. Son **projet** tournait autour des soins à accorder aux **personnes** dépendantes, à leur **bien-être** au **quotidien**. Il voulait, en toute **humilité**, **inventer** de nouvelles méthodes de travail, bouleverser les **gestes** qu'il jugeait trop mécaniques. Il faudrait pour cela **vaincre** les réticences de ses collègues.

PARTIE

3

Culture générale

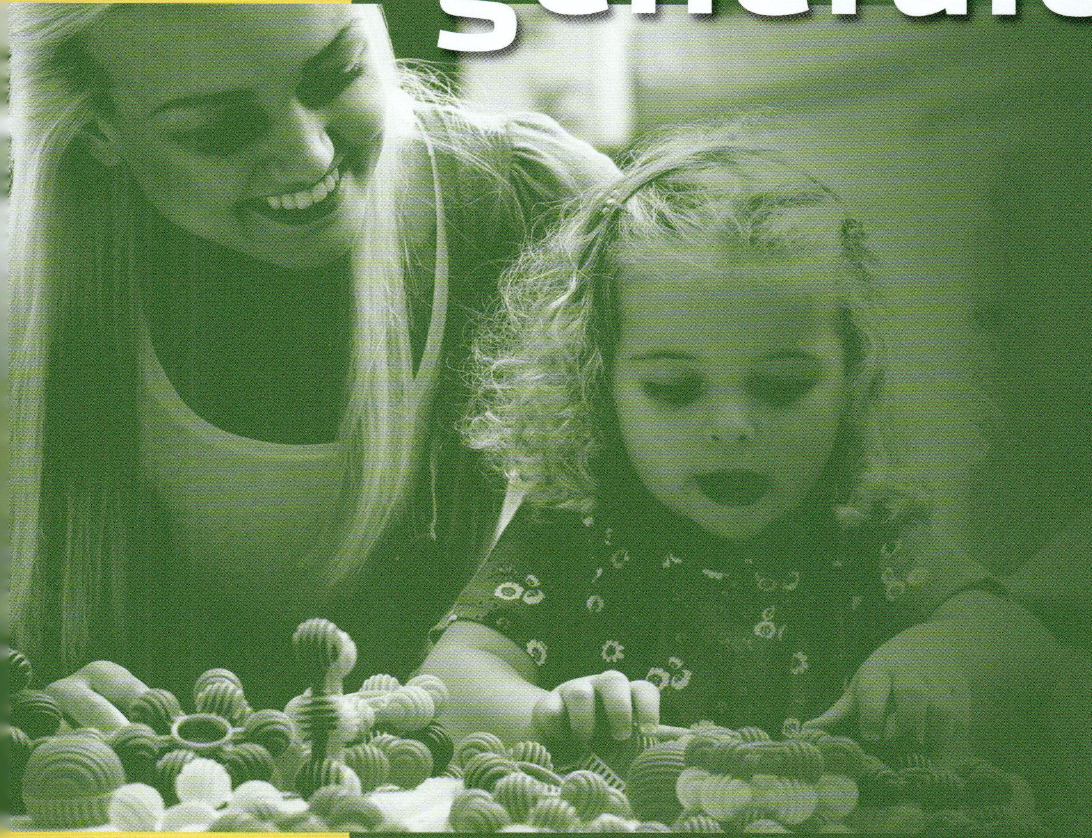

CHAPITRE 4

Personne, famille et société

LA FAMILLE ET SES ÉVOLUTIONS

Définitions

Pour les **dictionnaires**, une famille est un ensemble de personnes ayant un **lien de parenté** (même sang ou par alliance).

Pour **l'Institut national de la statistique et des études économiques (INSEE)**, la **famille** est « la partie d'un ménage comprenant au moins deux personnes et constituée soit d'un couple vivant au sein du ménage, avec le cas échéant son ou ses enfants, soit d'un adulte avec son ou ses enfants. Pour qu'une personne soit enfant d'une famille, elle doit être célibataire et ne pas avoir de conjoint ou d'enfant ». Un « **ménage** est l'ensemble des occupants d'un même logement », avec ou sans lien de parenté.

Sociologiquement, on considère que la famille joue **plusieurs rôles** :

- la transmission des valeurs, du capital culturel et économique ;
- la socialisation et l'éducation ;
- la solidarité : les parents sont responsables de leurs enfants et les soutiennent, même lorsqu'ils sont majeurs. La relation peut ensuite s'inverser lorsque les parents âgés deviennent dépendants.

Chiffres clés

- 29,5 millions de ménages.
- 230 000 mariages par an.
- entre 125 000 et 130 000 divorces par an.

La famille a beaucoup changé ces 40 dernières années ; aujourd'hui, ses formes sont plus souples et **libres**. Beaucoup de personnes connaissent plusieurs configurations familiales au cours de leur vie. (Tous les chiffres ci-dessous sont issus de l'INSEE.)

Répartition des ménages

En 2017, l'INSEE compte 29,5 millions de ménages répartis ainsi (chiffres arrondis) :

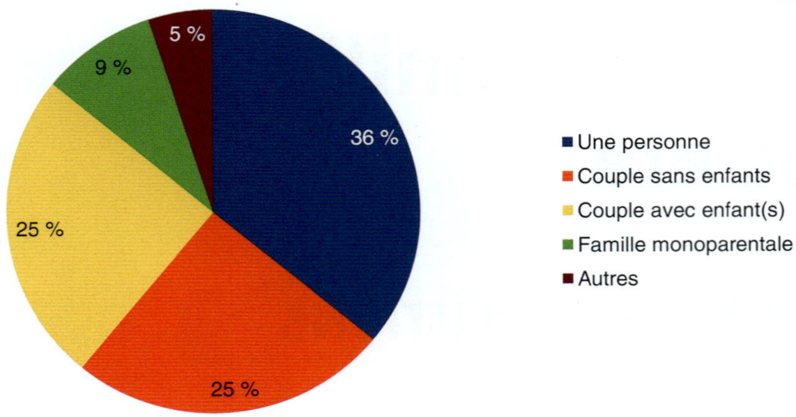

Le nombre de ménages ne cesse d'augmenter car les familles se fragmentent de plus en plus : aujourd'hui, il y a environ **2,2 personnes par ménage** alors que dans les années 1960, cette moyenne était de 3,1. Cela s'explique par :

- l'augmentation des divorces et des familles monoparentales ;
- l'allongement de l'espérance de vie (veuvage et personnes âgées ne vivant plus sous le même toit que leurs enfants) ;
- l'urbanisation (logements de plus en plus petits) ;
- les familles nombreuses de plus en plus rares ;
- le taux croissant de célibat.

En 2016, toujours d'après l'INSEE, **20 % des personnes de plus de 15 ans vivent seules**, contre 13 % en 1990. Parmi les Français adultes, 44 % sont mariés, 8 % sont divorcés et 7 % sont veufs (quatre fois plus de femmes que d'hommes).

Le mariage

- **230 000 unions** par an : en baisse par rapport aux années 1980 (330 000 unions) mais stable depuis dix ans ;
- **3** % des unions concernent des **personnes de même sexe** depuis la loi Taubira de 2013, soit environ 7 000 personnes par an ;
- 32 millions d'adultes en couple, 23,2 millions sont mariés ;
- au moins un des époux est divorcé dans un mariage célébré sur trois ;
- **âge moyen** : environ **32 ans pour les hommes et 30 ans pour les femmes** (en 1980 : 25 ans pour les hommes et 23 ans pour les femmes).

Le PACS

Depuis 1999, il existe une autre forme d'union contractuelle : le **pacte civil de solidarité (PACS).** C'est un contrat d'aide mutuelle entre adultes qui leur permet d'accéder à **certains droits juridiques et fiscaux**. Il est interdit de se pacser lorsqu'on est déjà marié. 190 000 PACS ont été signés en 2016, dont 7 000 par des personnes de même sexe.

L'union libre

L'union libre est le fait de **vivre en couple sans être mariés ni pacsés**. Cela concerne **plus de 20 % des adultes** en couple, alors que dans les années 1960, ce chiffre n'était que de 3 %. Le tournant a été pris en 2006 : pour la première fois, le nombre de naissances hors mariage a été majoritaire en France. Tous les enfants ont les mêmes droits (autrefois, on distinguait enfant légitime et enfant naturel).

Le divorce

Le divorce tel qu'on le connaît, par **consentement mutuel**, n'existe que depuis **1975**. Avant cette date, on ne pouvait divorcer que « pour faute ou rupture de la vie commune » (si l'un des époux a quitté le domicile depuis plus de 6 ans). Parmi les fautes : l'adultère, les sévices ou les injures. Depuis 2017, il n'y a plus nécessairement besoin d'un juge pour divorcer, seuls des avocats sont nécessaires.

Les chiffres clés du divorce en France

- Entre 125 000 et 130 000 divorces par an ;
- 2 divorces sur 3 impliquent des enfants ;
- plus de 1,5 million d'enfants vivent dans des familles recomposées ;
- 76 % des enfants sont laissés à la garde de leur mère ;
- **1 enfant sur 5 est en garde alternée** (nombre en augmentation constante). Mais seulement **18,8 % des pères en font la demande** et le juge l'accorde à 17,3 % d'entre eux. Cela signifie que seuls 1,5 % des pères demandant une garde alternée sont déboutés, toujours dans l'intérêt de l'enfant (violences, maltraitances, etc.).

Les familles monoparentales sont de plus en plus nombreuses et concernent **un enfant sur cinq**. Dans près de neuf cas sur dix, la mère est seule avec ses enfants et ces ménages sont particulièrement touchés par la **précarité**. 30 % de ces mères ont des revenus inférieurs au seuil de pauvreté.

L'adoption

Plus de **20 000 personnes** ayant reçu un agrément d'adoption sont **dans l'attente** d'un enfant, mais comme aujourd'hui presque toutes les grossesses sont désirées, il y a très peu d'enfants français à adopter (moins de 1 000). Le nombre d'enfants étrangers adoptés a énormément chuté : de 5 000 en 2005 à 685 en 2017. Les pays se sont peu à peu fermés à l'adoption internationale en mettant en place des politiques publiques de protection de l'enfance, de lutte contre l'abandon et d'adoption nationale.

L'ENFANT

Chiffres clés

- La natalité en France est de **1,93 enfant par femme** avec environ 767 000 naissances en 2017.
- L'âge moyen des femmes à leur premier enfant est de **28,5 ans**.
- Les deux tiers des enfants de moins de 3 ans sont gardés par un membre de leur famille. Il manque 500 000 places de garde.
- 100 000 enfants sont en risque de danger en France.

Grossesses et naissances

L'état de la natalité en France

Les **naissances multiples** représentent environ 17 ‰ du total, la plupart du temps des jumeaux mais parfois des triplés (0,26 ‰).
Le taux de **mortinatalité** (enfants mort-nés) est de 10 ‰. Tout enfant mort à la naissance peut figurer sur le livret de famille si les parents le souhaitent, quelle que soit la durée de la grossesse.
Les **fausses couches** (surtout dans les deux premiers mois) concernent au moins 15 % des grossesses et la cause est rarement connue. On parle de fausse couche spontanée.
Il y a environ **5 000 interruptions médicales de grossesse (IMG)** par an. Elles peuvent être pratiquées à n'importe quel moment de la grossesse dans deux cas : si la santé de la femme enceinte est en grave danger ou si l'enfant à naître présente un problème de santé particulièrement grave et incurable.
L'Organisation mondiale de la santé (OMS) recommande l'**allaitement** jusqu'à 6 mois. En France, le taux d'allaitement à la naissance est de 71 %, puis il est de 50 % à 1 mois ; à 6 mois, seul 1 enfant sur 4 est encore allaité.

La prématurité

On considère prématuré un bébé né **avant huit mois et demi** de grossesse. Il y en a **50 000 par an**, dont 10 % de grands prématurés (entre 6 et 7 mois) et 5 % de très grands prématurés (moins de 6 mois). La prématurité concerne **plus de 7 % des naissances** et ce taux est en augmentation. Il y a souvent **des séquelles neurologiques**, surtout chez les grands et très grands prématurés qui ont quatre fois plus de risques de présenter des déficiences ou handicaps. Les conséquences les plus fréquentes sont le retard du développement psychomoteur et les troubles de l'attention ou sensoriels. Lorsque les pédiatres évaluent le développement psychomoteur des bébés prématurés, ils tiennent compte de **l'âge corrigé** : un enfant de 1 an né à 7 mois de grossesse sera évalué selon l'échelle utilisée pour les enfants de 10 mois.

L'assurance maladie et les droits des parents

Le suivi de la grossesse comprend **7 examens médicaux obligatoires** qui sont pris en **charge à 100 % par l'assurance maladie**. Sont également intégralement remboursés : certains examens complémentaires (tests et dépistages, caryotype fœtal, amniocentèse), 8 séances de préparation à l'accouchement, les échographies à partir du 1er jour du 6e mois (avant : prise en charge à 70 %). L'accouchement et le suivi postnatal de la mère et de l'enfant sont également pris en charge à 100 %, mais il peut y avoir des dépassements d'honoraires et des frais de confort (chambre individuelle) qui sont en général pris en charge par les mutuelles.
On ne peut pas être licencié lorsqu'on attend un enfant et la loi prévoit des autorisations d'absence pendant la grossesse pour se rendre aux examens médicaux obligatoires (l'employeur ne peut ni refuser ni pénaliser financièrement la salariée). Si l'état de santé le nécessite, le poste de travail peut aussi être aménagé.

Congé maternité	Congé paternité	Congé parental
16 semaines (6 semaines avant la naissance, 10 après) 26 semaines à partir du 3e enfant 34 semaines en cas de jumeaux Possible même en cas de décès de l'enfant	11 + 3 jours d'absence autorisée à la naissance 18 jours en cas de jumeaux	Si plus de 1 an d'ancienneté Total ou à temps partiel Jusqu'aux 3 ans de l'enfant Pour le père ou la mère Compensation financière versée par la CAF

Attention, un projet de réforme prévoit l'allongement de la durée du congé de paternité et d'accueil de l'enfant dans le courant de l'année 2021.
Il existe aussi un **congé d'adoption** de 10 semaines.

Les professionnels et structures d'accueil du jeune enfant

Les chiffres

Les professionnels de la petite enfance (0–6 ans) sont **à 97 % des professionnelles.**
Les deux tiers des enfants de moins de 3 ans sont gardés par un membre de leur famille. 20 % des enfants de moins de 3 ans vont chez une assistante maternelle et **10 % des enfants de moins de 3 ans vont en crèche**. Il manque environ 500 000 places en France.
Les modes de garde et l'accès au travail des femmes se sont développés conjointement (aujourd'hui, les trois quarts des femmes de 25 à 59 ans travaillent).
Sur le territoire, tous les enfants ne bénéficient pas des mêmes possibilités : il y a des **disparités régionales** (Paris et le Sud-Est ont beaucoup de structures alors que le Nord en manque) et surtout **sociales**.
Les **familles défavorisées ont moins accès** aux modes de garde collectifs et donc aux professionnels de la petite enfance. Or, les inégalités scolaires commencent avant l'école : à 4 ans, un enfant défavorisé a entendu 30 millions de mots en moins qu'un enfant issu d'un milieu favorisé. Depuis la rentrée 2019, l'école est obligatoire à partir de 3 ans (et plus 6 ans, comme auparavant) afin de limiter ces inégalités. Une autre solution en débat actuellement pour corriger ces écarts est la **scolarisation à 2 ans**, qui concerne déjà 10 % des enfants qui font donc quatre années d'école maternelle au lieu de trois. Elle est d'ailleurs recommandée en zone d'éducation prioritaire (ZEP). Cela permet de stimuler l'éveil, d'amener plus tôt vers la socialisation et éventuellement de compenser certaines carences éducatives. Les raisons de l'école à 2 ans sont aussi parfois matérielles et financières face au déficit de modes de garde.

Les 10 000 accueils collectifs

Caractéristiques des différents types d'accueil collectif.

	Âge des enfants	Encadrement	Particularités
Crèches collectives	De 2–3 mois à 3 ans	Une professionnelle pour 5 enfants qui ne marchent pas ou pour 8 enfants qui marchent	Certaines ont des horaires atypiques (crèches pour les employés des hôpitaux, par exemple)
Microcrèches	De 2–3 mois à 6 ans	Une professionnelle pour moins de 4 enfants et 2 professionnelles pour 4 à 10 enfants	Accueil régulier, à temps plein ou partiel
Haltes-garderies	De 2–3 mois à 6 ans	Une professionnelle pour 5 enfants qui ne marchent pas ou pour 8 enfants qui marchent	
Jardins d'enfants et jardins d'éveil	• De 2 à 6 ans pour les jardins d'enfants • De 2 à 3 ans pour les jardins d'éveil	Une professionnelle pour 12 enfants	

Caractéristiques des différents types d'accueil collectif.

	Âge des enfants	Encadrement	Particularités
Les crèches familiales	De 2-3 mois à 6 ans	4 enfants maximum	Accueil au domicile d'assistantes maternelles agréées, encadrement par un directeur (pas de relation employeur/employé entre les parents et l'assistante maternelle)

Les modes d'accueil collectif ont pour **avantages** :
- la socialisation ;
- la disponibilité (ils ne ferment pas ou très peu) ;
- des professionnels mieux formés (auxiliaires de puériculture et éducateurs de jeunes enfants) ;
- des locaux adaptés ;
- un projet éducatif.

Les inconvénients sont :
- les horaires sont parfois moins flexibles ;
- l'enfant doit adapter son rythme à celui de la collectivité ;
- l'enfant a plusieurs référents ;
- les enfants sont plus souvent malades (contamination) et les enfants malades ne sont souvent pas accueillis.

Les accueils individuels

Caractéristiques des différents types d'accueil individuel.

	Âge des enfants	Encadrement	Particularités
Assistantes maternelles agréées	De 2–3 mois à 6 ans (ou plus)	De 1 à 4 enfants selon l'agrément	Accueil au domicile de l'assistante maternelle avec qui les parents signent un contrat de travail
Maisons d'assistantes maternelles (MAM)	De 2–3 mois à 6 ans (ou plus)	De 1 à 4 enfants selon l'agrément	Un local commun à plusieurs assistantes maternelles
Garde à domicile en direct	De 2–3 mois à 6 ans (ou plus)	Nombre d'enfants illimité	Les parents salarient un « employé familial auprès d'enfants » à leur domicile
Garde à domicile avec un prestataire	De 2–3 mois à 6 ans (ou plus)	Nombre d'enfants illimité	• Les parents font appel à un organisme qui recrute et salarie les personnels • Au domicile des parents

Les modes d'accueil individuels ont plusieurs **avantages** : un meilleur respect du rythme de l'enfant, un environnement domestique familier, une continuité car l'enfant peut continuer à être gardé par les mêmes personnes après son entrée à l'école, des horaires souvent plus flexibles.
Les **inconvénients** varient. Dans le cas des assistantes maternelles agréées, le parent est un employeur et doit donc établir un contrat de travail et s'acquitter des responsabilités administratives (respect de la réglementation, etc.). De plus, si l'assistante maternelle est en vacances ou en arrêt maladie, il doit trouver une autre solution de garde. Dans le cas de la garde à domicile, le coût est souvent plus élevé et le personnel n'est pas forcément formé (la qualification n'est obligatoire que pour les employés des prestataires et seulement si l'enfant a moins de 3 ans).

L'éducation

L'éducation est assurée **par la famille, mais aussi par l'école et la société** dans son ensemble. Elle consiste à aider un enfant à développer ses facultés, son caractère et son autonomie.

Le rôle des adultes est de **protéger** l'enfant (des autres mais aussi de lui-même) et de **l'accompagner vers l'épanouissement** et l'âge adulte. Il n'y a pas de recette unique mais les **principes de base** restent les mêmes : faire prendre conscience à l'enfant qu'il est aimé, protégé (physiquement et affectivement), lui imposer des limites et lui transmettre des connaissances et des valeurs.

L'enfant a des **besoins spécifiques**, notamment physiologiques : son alimentation doit être adaptée et ses besoins en sommeil respectés afin que son développement se fasse dans les meilleures conditions.

Le **jeu** est déterminant dans le développement psychomoteur et affectif de l'enfant. L'enfant découvre son environnement par le jeu et avant 6 ans uniquement si celui-ci est *réel.* Le petit enfant a neurologiquement besoin d'utiliser ses sens, dont le toucher, pour apprendre et comprendre : non seulement les écrans ne lui permettent pas de se développer, mais en plus, ils freinent son évolution en lui « volant » du temps d'apprentissage concret.

Tous les enfants ne se développent **pas au même rythme** et ils ne peuvent pas « grandir dans tous les domaines en même temps ». Ainsi, certains enfants sont précoces sur le plan du langage mais marchent plus tard que la moyenne. Les **repères clés** sont donc à considérer avec prudence : ils ne sont pas des étapes absolues. L'important toutefois est que les professionnels ne perçoivent **pas d'arrêt brusque** dans les acquisitions.

3 mois	commence à gazouiller
5 mois	porte les objets à la bouche
6 mois	attrape des objets et se retourne
10 mois	commence le « 4 pattes » et à se mettre debout
12 mois	fait ses premiers pas, emboîte et encastre les objets
18 mois	mange seul, commence à courir et maîtrise une douzaine de mots
2 ans	parle, est propre le jour, court vite
3 ans	fait du tricycle, dessine ses premiers « bonshommes têtards », récite des comptines, connaît les parties de son corps

L'enfance en danger

Les droits de l'enfant

Depuis 1989, il existe une **Convention internationale des droits de l'enfant (CIDE)**, adoptée à l'unanimité à l'Organisation des Nations unies (ONU) et sur laquelle se base le Fonds des Nations unies pour l'enfance (UNICEF). Ses principes fondamentaux sont : la non-discrimination, l'intérêt supérieur de l'enfant, le droit de vivre, survivre et se développer, et enfin le respect des opinions de l'enfant.

La CIDE contient 54 articles qui détaillent **les 12 principaux droits.**

Droit à l'égalité	Droit d'avoir une identité	Droit de vivre en famille	Droit à la santé
Droit à l'éducation et aux loisirs	Droit à la protection de la vie privée	Droit à une justice adaptée à son âge	Droit d'être protégé en temps de guerre
Droit d'être protégé contre toutes les formes de violence	Droit d'être protégé contre toutes les formes d'exploitation	Droit de s'exprimer et d'être entendu sur les questions qui le concernent	Droit de l'enfant en situation de handicap à vivre avec les autres

En France, le **Défenseur des droits** est désigné par les Nations unies pour s'assurer que ces droits sont respectés, notamment dans les domaines suivants : protection de l'enfance, santé et handicap, justice pénale, adoption, scolarisation pour tous et mineurs étrangers.
En 2016, l'ONU a dressé **un bilan assez négatif** des droits de l'enfant en France en condamnant en particulier le manque de protection des enfants migrants, la situation des mineurs isolés étrangers, la discrimination des enfants roms, le manque d'accès à leurs droits des enfants en situation de handicap (scolarisation entre autres), les mauvais traitements des enfants placés en institution, la justice inadaptée aux mineurs et plus globalement la pauvreté des enfants.
Les **chiffres UNICEF** France 2015 :

- **20 000 enfants** en situation de **handicap** ne sont **pas scolarisés** ;
- **80 % des enfants** autistes ne sont pas scolarisés ;
- **140 000 jeunes** quittent l'école sans diplôme chaque année ;
- plus de **120 000 filles** et **22 000 garçons** sont victimes d'agression sexuelle chaque année ;
- **3 millions d'enfants** vivent **sous le seuil de pauvreté**, soit **1 enfant sur 5** ;
- **31 000 enfants** sont **sans domicile**.

La maltraitance infantile en France : état des lieux

Définition de l'ONU : « **Maltraitance** : toute forme de violence, d'atteinte ou de brutalité physique ou mentale, d'abandon ou de négligence, de mauvais traitements ou d'exploitation, y compris la violence sexuelle. »
La maltraitance touche tous les milieux sociaux, mais les familles monoparentales et recomposées sont surreprésentées.
Vocabulaire :

- **enfant maltraité :** enfant victime de violences physiques, de cruautés mentales, de négligences lourdes et d'abus sexuels. Il a des séquelles physiques et des troubles psychologiques ;
- **enfant en risque de danger** : pas de manifestations corporelles (pas de plaies, bleus, etc.), conditions de vie qui risquent de compromettre son développement psychoaffectif, sa santé et/ou sa sécurité ;
- **l'expression « enfant en danger »** regroupe les enfants maltraités et les enfants à risque.

Il est difficile d'évaluer le nombre d'enfants qui **meurent** de maltraitance chaque année, mais il serait de **plus d'un par jour**. Il y a peu de statistiques fiables sur la maltraitance infantile à cause d'un problème de détection. Ce manque de données chiffrées sur la maltraitance en France a été plusieurs fois condamné par l'UNICEF.
On estime à environ **100 000 le nombre d'enfants en risque de danger.** La violence physique a tendance à diminuer mais pas la violence psychologique et les violences par négligence (privation de soins, d'amour, d'hygiène, de nourriture, etc.) qui sont les plus courantes.
Les violences contre les enfants s'exercent très majoritairement **au sein de la famille.** Ainsi, 80 % des violences sexuelles sont commises par le père de l'enfant, les mères sont majoritairement responsables des négligences graves et les violences graves sont partagées entre père et mère. Presque tous les homicides infantiles sont le fait du ou des parents.

De plus, la **violence conjugale** est aussi une violence sur l'enfant, même s'il n'est pas directement une victime physique, sachant qu'il y a 225 000 femmes victimes de violences conjugales par an, dont beaucoup de mères. Dans 15 % des cas de féminicides, les enfants ont assisté à la scène. En 2016, 25 enfants ont été tués dans un contexte de violence conjugale.

Concernant les **enfants placés,** seuls 13 % préparent le bac, contre 51 % pour l'ensemble des jeunes du même âge. 70 % des enfants placés sortent du système sans aucun diplôme. 25 % des personnes sans domicile fixe sont d'anciens enfants placés.

Pendant le premier **confinement** du printemps 2020, une **hausse de 35 % des signalements** pour enfants en danger a été constatée.

Conséquences et prévention

Les séquelles sont toujours importantes :

- **conséquences physiques** : fractures, dénutrition, manque d'hygiène, etc. ;
- **conséquences psychologiques :** important retard de développement psychomoteur et intellectuel, troubles du comportement (agressivité, déficit d'attention et de concentration, difficulté à sociabiliser), troubles affectifs et psychologiques (angoisses, etc.).

Les conséquences sont aussi très présentes **à l'âge adulte** :

- avoir subi des violences dans l'enfance est une des principales causes de décès précoce à l'âge adulte ;
- la quasi-totalité des victimes de violences dans l'enfance souffrent de **problèmes mentaux** : anxiété, idées suicidaires, dépression, phobies, troubles alimentaires, etc. ;
- ces adultes sont aussi plus largement touchés par les maladies chroniques et beaucoup plus sujets **aux comportements à risque et aux addictions.**

Si la plupart des enfants maltraités ne deviennent pas des parents maltraitants, 80 % des parents maltraitants ont été d'anciennes victimes.

Pendant longtemps, les violences faites aux enfants sont restées **taboues**. L'Observatoire national de l'enfance en danger estime que seulement une femme sur quatre ayant été victime de maltraitances sexuelles pendant l'enfance a été accompagnée. On estime à 3 % le nombre de Français victimes d'inceste.

L'un des axes importants est donc la **détection des violences**, avec plusieurs dispositifs :

- la création du **119**, numéro d'appel gratuit, en 1997 ;
- la création de la protection maternelle et infantile **(PMI) en 1945** dont l'une des missions est de réaliser des visites à domicile auprès des futurs et des nouveaux parents qui auront pu être repérés comme à risque du fait de leur âge, de leur isolement ou de leur situation économique ;
- l'**aide sociale à l'enfance** (ASE) qui intervient au domicile sous la forme de prévention et/ou d'enquêtes sociales et qui peut héberger (centre éducatif, assistance familiale) les mineurs retirés à leur famille par décision du juge des enfants ;
- **cinq visites médicales gratuites et obligatoires durant la scolarité** qui permettent de repérer d'éventuels signes de maltraitance. En réalité, d'après un rapport de la Cour des comptes (mai 2020), seul 1 élève sur 5 bénéficie de cette visite. L'école a un rôle très important et est à l'origine de 1 signalement sur 4, mais ils sont surtout le fait des enseignants et pas des médecins scolaires qui sont en trop faible nombre (1 médecin scolaire pour 12 728 élèves) ;
- un **plan interministériel** de mobilisation et de lutte contre les violences faites aux enfants (2017–2019) avec quatre axes : « améliorer la connaissance et comprendre les mécanismes de violences, sensibiliser et prévenir, former pour mieux repérer, accompagner les enfants victimes de violence ».

L'ADOLESCENT

Définitions

- « Période de la vie entre l'enfance et l'âge adulte, pendant laquelle se produit la puberté et se forme la pensée abstraite » (*Larousse*).
- « L'adolescence est la période de croissance et de développement humain qui se situe entre l'enfance et l'âge adulte, entre les âges de 10 et 19 ans » (OMS).

Chiffres clés

- 4 millions de jeunes de 15 à 19 ans en France.
- 1,3 milliard d'adolescents dans le monde.

Une période de changements importants

La puberté

L'adolescence correspond à la puberté, c'est-à-dire le **développement des caractères sexuels** : pilosité, mue, début des règles, développement des seins, du pénis, etc.
L'adolescence est aussi marquée par une **poussée de croissance** importante : entre 8 et 10 centimètres au plus fort. Au-delà de ces traits communs, la puberté reste cependant très variable en intensité et en durée d'un individu à l'autre. On remarque néanmoins une puberté de plus en plus précoce depuis le xxe siècle.

La construction de soi

Les changements sont aussi **cérébraux et psychologiques**. Les fonctions exécutives s'affinent au niveau de l'attention, de la mémoire, de la vitesse de traitement et de la métacognition. La pensée se fait plus abstraite, avec une meilleure réflexivité (« penser que l'on pense »).
Du point de vue social, les adolescents **questionnent les normes et les règles**, parfois jusqu'à la remise en cause de l'autorité, qu'elle soit familiale, scolaire ou même institutionnelle. Leur jugement moral se développe.
L'adolescence est une période charnière pour la **construction de l'identité** : les goûts et les opinions s'affinent. Pour cela, les adolescents ont tendance à se détourner de leur famille pour privilégier le temps passé avec leurs amis. La **pression sociale** venant des pairs peut être forte et influencer les comportements sur des sujets anodins (vêtements, musique...) ou plus graves (gang, délinquance, drogues...).
Certains adolescents traversent une véritable **crise**, surtout lorsque l'environnement familial ou scolaire n'est pas favorable.

Les risques sanitaires et sociaux

Les comportements à risque

L'entourage est déterminant dans le comportement de l'adolescent. La pression de ses pairs conjuguée à un goût pour le risque et une remise en question de l'autorité peuvent l'amener à des **expérimentations** : excès d'alcool, drogues (y compris le tabac), relations sexuelles non protégées, défis... Leur manque d'expérience et de discernement, normal à cet âge, peut aussi les rendre **influençables**.

Quelques chiffres clés

(INSEE, 2013 et Mission interministérielle de lutte contre les drogues etles conduites addictives, 2017)

- Presque 1 jeune de 17 ans sur 3 fume quotidiennement ;
- 1 sur 2 a été ivre au moins une fois au cours de l'année ;
- la consommation de **cannabis** est en baisse : 39 % des jeunes de 17 ans en ont déjà fumé (contre 50 % en 2002) ;
- 12 % des enfants de 7 à 17 ans ont déjà participé à un « **jeu dangereux** » : non-oxygénation, agression, défi, notamment sur les réseaux sociaux (enquête TNS-Sofres, 2007) ;
- les accidents de la circulation sont la première cause de décès chez les 15–24 ans.

Les IST

Les jeunes de 15 à 24 ans sont les plus touchés par les infections sexuellement transmissibles (IST). Ils représentent **40 % des personnes infectées**, toutes IST confondues : VIH, syphilis, gonocoque et chlamydia.
Les jeunes femmes sont particulièrement concernées par les chlamydias, et les jeunes hommes ayant des relations sexuelles par les autres IST.
L'un des leviers d'action est l'**éducation à la sexualité** dans les lycées. Malheureusement, c'est encore trop peu généralisé malgré la présence dans les programmes.

Les troubles mentaux

Les jeunes sont particulièrement touchés par les troubles alimentaires, l'anxiété et les tentatives de suicide. Voir pages XXX pour le détail de ces affections.

Quelques chiffres clés

- Environ **8 %** des 12–18 ans souffrent de **dépression** (Haute Autorité de santé [HAS]) ;
- **2,9 %** des jeunes de 17 ans ont déjà été hospitalisés pour une tentative de **suicide** (Observatoire français des drogues et des toxicomanies [OFDT], 2020), le suicide est la 2e cause de décès chez les jeunes ;
- les **troubles alimentaires** (y compris dans les formes légères) touchent 1 adolescente sur 4 et 1 adolescent sur 5. L'anorexie mentale concerne moins de 1 % des filles et la boulimie 1,5 % (Santé publique France).

Les conduites addictives

Leur développement cérébral n'étant pas terminé, les adolescents sont plus **vulnérables** aux substances psychoactives des drogues et de l'alcool. Les risques cognitifs, psychiatriques et de dépendance sont ainsi plus élevés que chez les adultes.
Ainsi, commencer à boire de l'alcool au début de l'adolescence (avant 14 ans) multiplie par deux le risque d'alcoolodépendance à l'âge adulte.
La consommation de cannabis durant l'adolescence a des conséquences néfastes sur le développement des neurones et sur les fonctions cognitives en général. Elle peut ainsi compromettre la réussite scolaire et réduire les chances. De plus, le cannabis consommé à l'adolescence peut déclencher des troubles psychotiques, notamment schizophréniques.
L'addiction aux jeux vidéo (officiellement reconnue par l'OMS) est encore très peu étudiée en France. Ailleurs dans le monde, 27 études menées dans 14 pays montrent qu'environ 4,5 % de la population est concernée.

LA PERSONNE ÂGÉE

Définitions

Les notions de « personne âgée », « senior » ou encore « 3e âge » recouvrent des **réalités très variées**.
L'OMS utilise le terme « 3e âge » pour désigner les plus de 60 ans, mais en France, les problèmes liés à l'âge concernent assez peu les moins de 70 ans.
On utilise aussi le terme « personne très âgée » ou « 4e âge » pour les plus de 80 ans.

Chiffres clés

1 personne sur 4 (23 %) a **plus de 60 ans** (11 % dans le monde).
L'espérance de vie est de 85 ans pour les femmes et 79 ans pour les hommes (en 1900 : 45 ans).
Les **centenaires** sont de plus en plus nombreux : 20 000 aujourd'hui et environ 300 000 en 2050. Le vieillissement de la population est donc un enjeu de société crucial : en 2050, la France comptera plus de 22 millions de personnes de plus de 60 ans.

Le vieillissement de la population

Deux types de progrès expliquent ce vieillissement :
- les **progrès médicaux** (accès aux soins, traitements, médicaments, prévention) ;
- les **progrès sociaux** (meilleures hygiène et alimentation, meilleures conditions de vie en général, travail moins dangereux et moins rude).

Conséquences sociales

Le vieillissement de la population pose un problème de **cotisations pour les retraites**. Si en 1970 on comptait trois cotisants pour un retraité, en 2040 ce sera trois cotisants pour deux retraités. Les réformes des retraites mises en place ou proposées par les gouvernements successifs

(dont François Fillon en 2010 avec l'augmentation du nombre d'années de cotisation et Édouard Philippe en 2018 avec la réforme des retraites des cheminots) suscitent de nombreux débats et polémiques. Les solutions ne font pas l'unanimité : diminution des pensions, fin des régimes spéciaux, âge de départ repoussé, changement de principe (retraite par capitalisation et plus par répartition), augmentation des cotisations.
Le vieillissement pose aussi le problème de l'**adaptation du système de soins** et des structures sanitaires et sociales. Les places manquent dans les structures, le maintien à domicile n'est pas encore assez développé, le nombre de soignants est en baisse par rapport aux besoins, les transports ne sont pas toujours adaptés, l'aide à domicile pas toujours accessible, etc. Le travail des seniors est aussi à prendre en compte : en 2020, 17 % des travailleurs auront entre 55 et 64 ans, ce qui implique des adaptations de leur poste de travail mais aussi une meilleure considération par les entreprises.
Le vieillissement est un enjeu majeur car les **différences générationnelles** peuvent avoir un impact sur la société et la politique. Par exemple, lors du référendum sur le Brexit, les moins de 30 ans ont voté à 60 % pour que la Grande-Bretagne reste dans l'Union européenne (UE), alors que les plus de 55 ans ont voté à 60 % pour la sortie de l'UE.
Les seniors d'aujourd'hui sont la **génération du baby-boom** des Trente Glorieuses, habitués à la consommation, aux loisirs, aux voyages, etc. Ils possèdent 60 % du capital immobilier en France et une bonne partie du capital boursier. Ils représentent un marché économique important, la *silver* économie est l'ensemble des produits et services destinés au 3e âge.
Socialement et familialement, les seniors peuvent être un **soutien fort** (matériel, financier, affectif, culturel, associatif, etc.) et les échanges intergénérationnels sont à renforcer afin de ne pas créer de fracture et parce que tous ont à y gagner.
Depuis 2016 est entrée en vigueur la **loi relative à l'adaptation de la société au vieillissement** qui contient plusieurs axes parmi lesquels des mesures concrètes pour améliorer le quotidien des personnes âgées, la reconnaissance et le soutien aux aidants, la prévention de la perte d'autonomie, une meilleure transparence des établissements d'hébergement pour personnes âgées dépendantes (EHPAD), la réaffirmation des droits et libertés des personnes âgées.

Les conséquences du vieillissement sur la santé

Il n'y a **pas de personne âgée type** : le vieillissement n'est pas le même pour tout le monde et dépend des prédispositions génétiques, du mode de vie, des parcours de vie, de l'état psychologique, etc.
Les conséquences du vieillissement sur la santé sont nombreuses et se cumulent à mesure que la personne vieillit.

troubles physiques	diminution des sens (audition, vue, cataracte, etc.), troubles de la mobilité (arthrose, perte musculaire, douleurs articulaires et dorsales, etc.), troubles du métabolisme, problèmes cardiaques, hypertension, incontinence, etc.
impact mental et cognitif	pertes de mémoire, troubles de la concentration, désorientation, baisse de la vigilance et des fonctions cognitives, etc.

La maladie d'Alzheimer touche plus de **800 000 personnes** (diagnostiquées) et ce nombre est en augmentation (400 000 personnes de plus seraient touchées mais pas encore diagnostiquées). Alzheimer est **la démence la plus fréquente** de la personne âgée : elle touche 23 % des plus de 80 ans.
La **perte d'autonomie** est la principale conséquence du vieillissement : la personne devient dépendante quand elle ne peut plus accomplir seule les actes de la vie quotidienne (se lever, s'habiller, manger, se déplacer, etc.).

Enfin, l'**exclusion sociale** dont sont victimes les personnes âgées a un impact psychologique : la solitude (veuvage, éloignement des enfants, déconsidération dans la société, etc.) est un facteur de dépression.

La prise en charge de la personne âgée

La question des EHPAD

Les établissements d'hébergement pour personnes âgées dépendantes (EHPAD) sont reconnus par les agences régionales de santé (ARS) avec qui ils signent une convention. Les EHPAD accueillent les plus de 60 ans dont l'autonomie est réduite pour des raisons physiques et/ou psychiques. C'est **une structure d'accueil médicalisée** : les résidents y reçoivent des soins et un suivi médical, en plus d'autres aides et services, comme l'accompagnement dans les tâches quotidiennes (lever, toilette, etc.), la restauration, les animations, etc. Certains EHPAD sont spécialisés, par exemple dans la maladie d'Alzheimer.
On en compte un peu plus de **7 000**. Mais il manque actuellement 10 000 places avec en **moyenne huit mois d'attente** pour obtenir une place dans un EHPAD public. Compte tenu du vieillissement de la population et de l'accroissement prévu de 50 % du nombre de personnes âgées, il faudrait doubler le nombre de places d'ici 2040. De plus, il y a une forte **inégalité géographique** : on trouve beaucoup plus d'EHPAD dans les zones rurales. Par exemple, la Lozère a une moyenne de 162 places pour 1 000 personnes alors que la moyenne de Paris n'est que de 39.

Chiffres clés

- 730 000 résidents en EHPAD ;
- 85 ans : âge moyen à l'entrée ;
- 44 % d'EHPAD publics, 31 % d'EHPAD privés associatifs et 25 % d'EHPAD privés commerciaux ;
- plus de 1 résident sur 2 est dans une situation de forte dépendance, 8 sur 10 ne sont plus autonomes ;
- 1 950 euros par mois : coût médian en 2016 (avec d'importantes variations selon les établissements qui s'expliquent par le statut juridique, la localisation et l'ancienneté).

Plusieurs **aides publiques** existent : l'aide au logement, l'allocation personnalisée d'autonomie (APA) en établissement, l'aide sociale à l'hébergement (ASH) et une réduction d'impôt pour les personnes imposables.
D'**autres structures** existent : il y a 450 maisons de retraite non EHPAD, 2 300 logements-foyers, 600 unités de soins de longue durée (USLD) (soit 30 000 places).
L'arrivée en institution peut être compliquée pour les personnes âgées qui **se sentent seules** malgré l'aspect collectif. Elles ont perdu leurs repères, leur mobilier, leur animal de compagnie, leur quartier, etc. La détresse psychique est assez fréquente.
Depuis quelques années, les dénonciations de **maltraitance** se multiplient dans les EHPAD, ce qui en fait un enjeu de société et de santé publique. Parmi ces différentes formes de maltraitance, on peut citer :

- les violences **physiques** : coups, contraintes (y compris l'usage abusif des contentions/sangles qu'on ne peut normalement utiliser que sur prescription médicale), etc. ;

- les violences **morales et psychologiques** : injures, non-respect de la vie privée, humiliations, infantilisation, chantage, etc. ;
- les **négligences** : douche une fois par semaine, pas d'aide à l'alimentation ou pour aller aux toilettes (couches imposées), etc. ;
- l'emploi inadapté des **médicaments** : absence de traitement, excès de calmants, etc. ;
- les violations des **droits civiques et libertés fondamentales** : enfermement, contentions, interdictions de quitter l'EHPAD, etc. En 2012, le contrôleur général des lieux de privation de liberté avait déposé un avant-projet de loi pour que ses compétences soient étendues aux EHPAD, cette demande a été renouvelée en 2018 par son successeur qui souhaite pouvoir inspecter ces lieux en toute indépendance et espère ainsi y faire respecter les droits des résidents.

Bien souvent, les soignants regrettent cette maltraitance qu'ils attribuent au manque de moyens, de temps et surtout de personnel. Le sous-effectif entraîne un manque de surveillance et de bienveillance. Le manque de formation est aussi problématique. On parle de **maltraitance institutionnelle**. Le 30 janvier 2018, puis de nouveau trois mois plus tard, a eu lieu une **grève nationale** des personnels des maisons de retraite pour alerter sur le malaise des soignants et des résidents et pour réclamer des moyens humains leur permettant de prendre soin « dignement » des personnes âgées.

Plus de **500 000 personnes** travaillent en EHPAD, près de 9 employés sur 10 sont des femmes et leurs conditions de travail sont souvent précaires et très difficiles : le taux d'**accidents du travail et de maladies professionnelles** est de 9,4 % (soit plus que dans le bâtiment et travaux publics [BTP] : 6 %) et ce taux a connu une hausse de 45 % en 10 ans. Le **taux d'encadrement** est d'à peine plus de 1 soignant pour 2 résidents alors que dans les pays nordiques, il est de 1 soignant pour 1 résident. C'est une moyenne qui se traduit dans les faits, par exemple par des toilettes à la chaîne et sommaires (la toilette « VMC » dans le jargon : « visage-mains-cul ») avec 50 résidents pour 4 aides-soignants. Les EHPAD peinent à recruter du personnel qualifié, notamment à cause des **conditions de travail** et du **manque de reconnaissance salariale et morale**.

Avec la crise du COVID-19, les résidents des EHPAD ont payé un très lourd tribut : à l'automne, on dénombrait déjà 14 000 décès sur les 42 200 au total, soit 1 mort sur 3. Les résidents non malades ont aussi été des victimes indirectes à cause de l'isolement dû à l'interdiction des visites qui a entraîné une détresse psychique massive et un phénomène de glissement.

Le maintien à domicile

Neuf Français sur dix souhaiteraient rester chez eux jusqu'à la fin de leur vie, même s'ils deviennent dépendants. Les personnes âgées sont souvent contraintes (par la famille, les soignants) de quitter leur domicile et leur consentement est forcé, non explicite. C'est parfois le cas lorsqu'il y a un héritage à se partager (vente de la propriété, etc.). **Un tiers des plus de 90 ans vit encore à domicile.**

Le maintien à domicile permet de conserver ses activités sociales, le lien avec le voisinage, les habitudes de quartier, et surtout de garder sa liberté. La perte d'autonomie est mieux vécue lorsque la personne reste chez elle. Le maintien à domicile est souvent moins coûteux pour la personne et la collectivité.

Généralement, le maintien à domicile dépend du degré d'**autonomie** et des aménagements mis en place. Le degré d'autonomie, appelé groupe iso-ressources (**GIR**), est évalué ainsi par les pouvoirs publics.

Pour que le maintien au domicile se passe correctement, pour éviter les chutes et garantir la sécurité et le confort, il faut mettre en place des moyens à plusieurs niveaux :

- adapter le **logement** : douche à l'italienne, principales pièces à vivre de plain-pied, poser un monte-escalier, installer des barres d'appui près des toilettes et dans la salle de bains, placards à la bonne hauteur, plaques de cuisson spécifiques, etc. ;

- installer une **téléassistance** : téléalarme portée au cou ou au poignet avec un bouton d'appel et un capteur en cas de chute ;
- faire venir des **intervenants extérieurs** : aide ménagère, livraison de repas, aides à domicile, aides-soignants, soins infirmiers.

Les aidants familiaux jouent aussi un rôle important, de soutien moral et logistique notamment. Dans le cas des soins ou des aides à l'autonomie (lever, repas, etc.), il est souvent préférable de laisser faire des professionnels formés car la dépendance peut être psychologiquement difficile à vivre pour les enfants aidants comme pour la personne âgée diminuée.

Là aussi, les maltraitances sont possibles, de la part de la famille (aidants épuisés et/ou mal formés) et parfois des intervenants extérieurs.

S'ENTRAÎNER

QUESTION 1

En France, combien de personnes vivent seules ?

☐ **a.** 2 millions
☐ **b.** 7 millions
☐ **c.** 10 millions
☐ **d.** 15 millions

QUESTION 2

Quels sont les principaux rôles que peut jouer la famille pour un individu ?

☐ **a.** La transmission d'un capital économique et d'un capital culturel
☐ **b.** L'insertion dans la vie professionnelle
☐ **c.** La socialisation des individus en lien avec d'autres institutions

QUESTION 3

En quelle année le droit au mariage pour les couples de même sexe a-t-il été promulgué ?

☐ **a.** 2010
☐ **b.** 2011
☐ **c.** 2013
☐ **d.** 2015

QUESTION 4

Le PACS existe depuis :

☐ **a.** 1975
☐ **b.** 1989
☐ **c.** 1999
☐ **d.** 2005

QUESTION 5

À propos des enfants et des jeunes, on peut dire que :

☐ **a.** 20 % des enfants sont pauvres
☐ **b.** les enfants pauvres ont beaucoup plus de risques de devenir des jeunes non qualifiés
☐ **c.** le taux de chômage des moins de 25 ans atteint 45 % dans les zones urbaines sensibles
☐ **d.** grandir dans la pauvreté cause un manque de confiance dans les institutions

QUESTION 6

Quelles sont les conséquences du vieillissement de la population ?
- ☐ **a.** Les cotisants ne vont plus être assez nombreux par rapport aux retraités
- ☐ **b.** Les infrastructures ne sont pas assez adaptées à la démographie vieillissante
- ☐ **c.** Les jeunes vont être davantage au chômage parce qu'il y aura trop de seniors sur le marché du travail
- ☐ **d.** C'est une opportunité économique (*silver* économie)

QUESTION 7

Cochez les propositions correctes.
- ☐ **a.** En France, une personne sur quatre a plus de 75 ans
- ☐ **b.** En France, une personne sur dix a plus de 60 ans
- ☐ **c.** Les plus de 75 ans font partie du 4e âge
- ☐ **d.** En 2050, il y aura plus de 22 millions de Français de plus de 60 ans

QUESTION 8

À propos des conséquences du vieillissement, on peut dire que :
- ☐ **a.** les troubles physiques sont forcément accompagnés de troubles cognitifs
- ☐ **b.** les troubles locomoteurs peuvent entraîner des chutes, fréquentes chez les personnes âgées
- ☐ **c.** la perte d'autonomie se définit comme une impossibilité de se déplacer
- ☐ **d.** elles sont aggravées par l'exclusion sociale et l'âgisme

QUESTION 9

À propos des EHPAD, cochez les propositions vraies.
- ☐ **a.** Ils accueillent les personnes dépendantes mais seulement à partir de 65 ans
- ☐ **b.** Toute structure d'accueil des personnes âgées dépendantes est un EHPAD
- ☐ **c.** Les EHPAD publics ont un coût fixe uniforme sur le territoire
- ☐ **d.** Il y a trois types d'EHPAD : publics, associatifs et privés commerciaux

QUESTION 10

Cochez les propositions correctes.
- ☐ **a.** Deux enfants sur trois ne bénéficient pas de mode de garde (individuel ou collectif)
- ☐ **b.** L'école à 2 ans permettrait de corriger certaines inégalités sociales
- ☐ **c.** Parmi les enfants qui ont un mode de garde, la plupart sont accueillis en crèche
- ☐ **d.** Moins de 5 % des professionnels de la petite enfance sont des hommes

QUESTION 11

Cochez les propositions correctes.
- ☐ **a.** Le jeu sur écran, à condition qu'il soit adapté à l'âge de l'enfant, est aussi bénéfique que le jeu réel
- ☐ **b.** Idéalement, un enfant de 6 ans doit dormir 8 heures par nuit
- ☐ **c.** Il faut impérativement consulter un pédiatre si un enfant de 14 mois ne marche pas encore
- ☐ **d.** Le déficit de sommeil dans la petite enfance augmente le risque de problèmes scolaires

QUESTION 12

À propos de la CIDE :
- ☐ **a.** elle a été votée en 1789
- ☐ **b.** elle signifie « Charte internationale des droits de l'enfant »
- ☐ **c.** elle énonce 12 droits clés
- ☐ **d.** elle est respectée en France

QUESTION 13

D'après l'UNICEF, la France ne respecte pas les droits de l'enfant dans les cas suivants :

□ **a.** la mise en place de tribunaux correctionnels pour les mineurs jugés comme des adultes
□ **b.** une absence de réelle politique de l'enfance
□ **c.** la discrimination raciale à l'égard des enfants roms
□ **d.** l'absence de données chiffrées sur la maltraitance

QUESTION 14

À propos du vocabulaire utilisé pour parler des violences sur enfants :

□ **a.** les expressions « enfant en danger », « enfant maltraité » et « enfant à risque » sont synonymes
□ **b.** un enfant maltraité est un enfant en danger
□ **c.** un enfant à risque est un enfant en danger
□ **d.** un enfant maltraité est un enfant à risque

QUESTION 15

En ce qui concerne les violences sur enfants, on peut dire que :

□ **a.** dans huit cas sur dix, les parents sont responsables
□ **b.** les violences conjugales concernent le conjoint et ne sont donc pas des violences sur enfants
□ **c.** les violences physiques ont plus de conséquences à l'âge adulte que les violences seulement morales et psychologiques
□ **d.** elles affectent durablement la santé mentale et physique des individus

CORRIGÉS

QUESTION 1

c. 10 millions

QUESTION 2

a. La transmission d'un capital économique et d'un capital culturel
b. L'insertion dans la vie professionnelle
c. La socialisation des individus en lien avec d'autres institutions

QUESTION 3

c. 2013

QUESTION 4

c. 1999

QUESTION 5

a. 20 % des enfants sont pauvres
b. Les enfants pauvres ont beaucoup plus de risques de devenir des jeunes non qualifiés
c. Le taux de chômage des moins de 25 ans atteint 45 % dans les zones urbaines sensibles
d. Grandir dans la pauvreté cause un manque de confiance dans les institutions

QUESTION 6

a. Les cotisants ne vont plus être assez nombreux par rapport aux retraités
b. Les infrastructures ne sont pas assez adaptées à la démographie vieillissante
c. Les jeunes vont être davantage au chômage parce qu'il y aura trop de seniors sur le marché du travail

QUESTION 7

d. En 2050, il y aura plus de 22 millions de Français de plus de 60 ans

QUESTION 8

a. Les troubles physiques sont forcément accompagnés de troubles cognitifs
b. Les troubles locomoteurs peuvent entraîner des chutes, fréquentes chez les personnes âgées
d. Elles sont aggravées par l'exclusion sociale et l'âgisme

QUESTION 9

d. Il y a trois types d'EHPAD : publics, associatifs et privés commerciaux

QUESTION 10

a. Deux enfants sur trois ne bénéficient pas de mode de garde (individuel ou collectif)
b. L'école à 2 ans permettrait de corriger certaines inégalités sociales
d. Moins de 5 % des professionnels de la petite enfance sont des hommes

QUESTION 11

d. Le déficit de sommeil dans la petite enfance augmente le risque de problèmes scolaires

QUESTION 12

c. Elle énonce 12 droits clés

QUESTION 13

a. La mise en place de tribunaux correctionnels pour les mineurs jugés comme des adultes
b. Une absence de réelle politique de l'enfance
c. La discrimination raciale à l'égard des enfants roms
d. L'absence de données chiffrées sur la maltraitance

QUESTION 14

b. Un enfant maltraité est un enfant en danger
c. Un enfant à risque est un enfant en danger

QUESTION 15

a. Dans huit cas sur dix, les parents sont responsables
d. Elles affectent durablement la santé mentale et physique des individus

CHAPITRE 5

Les grandes questions de société

LES INÉGALITÉS SOCIO-ÉCONOMIQUES

Définition

La notion d'inégalités prend en compte les **richesses matérielles** (revenus financiers, patrimoine) mais aussi **immatérielles** (santé, culture, éducation, etc.).

Chiffres clés

- Les 10 % les plus riches reçoivent 27,3 % des revenus (après déduction des impôts et des prestations sociales) et possèdent 47 % du patrimoine immobilier.
- **8,9 millions de personnes vivent sous le seuil de pauvreté** (soit plus de 14 % de la population), c'est-à-dire qu'elles touchent moins de 1015 euros par mois.

Données clés

En principe, la démocratie permet la mobilité sociale, c'est-à-dire la possibilité pour une personne qui s'en donne les moyens de s'élever socialement. Dans les faits, « l'ascenseur social est en panne » : les inégalités de départ sont très fortes et perdurent d'une génération à l'autre (reproduction sociale). La « **mobilité sociale** » est très compliquée et laisse peu de place au mérite.

Quelques chiffres du rapport 2017 de l'Observatoire des inégalités et de l'Institut national de la statistique et des études économiques (INSEE) 2018 :

- une famille monoparentale sur trois est en situation de pauvreté ;
- 25 % des agriculteurs vivent sous le seuil de pauvreté, c'est la catégorie socioprofessionnelle la plus touchée ;
- 12 % des emplois sont précaires et 32 % des temps partiels n'ont pas été choisis ;
- il y a **20 % de chômage chez les ouvriers** et 4 % chez les cadres supérieurs ;
- seuls **10 % des ouvriers partent en vacances** ;
- 12 % des habitants de 18 à 29 ans des zones urbaines sensibles sont en situation d'illettrisme (c'est quatre fois plus que dans le reste de la population) ;
- plus d'un inscrit sur trois à Pôle emploi ne perçoit aucune allocation chômage parce que ses droits sont épuisés ou qu'il n'a pas assez cotisé.

Dans les années 1970, un foyer de retraités sur trois vivait sous le seuil de pauvreté ; aujourd'hui, ils ne sont plus que 8 % grâce à des cotisations plus longues et au minimum vieillesse.

Près de 300 000 personnes sont sans domicile fixe en 2020 d'après la Fondation Abbé Pierre.

C'est deux fois plus qu'en 2012 et trois fois plus qu'en 2001. Pour l'INSEE, « une personne est qualifiée de "sans-domicile" un jour donné si la nuit précédente elle a eu recours à un service d'hébergement ou si elle a dormi dans un lieu non prévu pour l'habitation (rue, abri de fortune) ».
La pauvreté entraîne **plusieurs formes d'exclusion** : exclusion de la consommation, exclusion du logement, exclusion du travail, exclusion de la santé et exclusion de l'éducation.
Avec la crise du *Coronavirus Disease 2019* (COVID-19), les associations de lutte contre la pauvreté ont indiqué qu'elles estimaient qu'un million de personnes étaient entrées dans la pauvreté en 2020. Le Secours populair e a ainsi constaté une augmentation des bénéficiaires de 45 %.

Les mécanismes de compensation

Les dispositifs d'assistance sont **de moins en moins nombreux** : l'État se désinvestit des prestations sociales, l'école française reste la plus inégalitaire de l'OCDE, les syndicats perdent des adhérents et donc du pouvoir dans les luttes sociales, les liens sociaux (pratiques religieuses, solidarités familiales et de voisinage, etc.) se distendent.
Les principales **aides gouvernementales** sont : les allocations familiales, le revenu de solidarité active (RSA), les aides au logement, l'allocation aux adultes handicapées, la couverture maladie universelle complémentaire (CMU-C) et les bourses scolaires. La région et le département octroient également des aides spécifiques.
Mais 20 à 35 % des personnes qui auraient le droit de bénéficier de ces aides sociales n'en font pas la demande à cause d'une méconnaissance de leurs droits, de la complexité des démarches ou par honte. On appelle cela le **non-recours aux aides sociales** (Rapport parlementaire, 2016).
Les aides non gouvernementales sont apportées par des **associations humanitaires** ou caritatives qui peuvent être religieuses (Secours catholique, Emmaüs, etc.) ou laïques (Secours populaire, Médecins sans frontières, etc.). Certaines travaillent en lien direct et étroit avec les institutions qui leur délèguent la mise en place de certaines politiques publiques.

Pour combattre les clichés sur la pauvreté

La fraude aux prestations sociales des plus pauvres existe mais elle est marginale : 0,36 % des bénéficiaires sont concernés, sachant que la Caisse nationale d'allocations familiales (CNAF) comptabilise dans ce nombre les oublis (de déclaration de changement de situation par exemple) et les personnes qui se sont trompées dans leur déclaration trimestrielle du RSA. D'ailleurs, la CNAF n'a porté plainte que pour 5 % de ces 0,36 %. **La fraude aux prestations sociales représente 1,5 milliard d'euros par an, ce qui est 60 à 80 fois moins que la fraude fiscale.**
La France n'est **pas** le pays européen qui dépense le plus pour les aides sociales (rapportées au pouvoir d'achat), elle se classe même 8e derrière les Pays-Bas, le Danemark, la Suède (les fameux pays nordiques dont le modèle socio-économique est souvent montré en exemple) ou encore l'Allemagne. 0,6 % du produit intérieur brut (PIB) français est consacré à l'exclusion sociale.
Les familles au RSA ne gagnent pas plus d'argent que les familles au salaire minimum interprofessionnel de croissance (SMIC) (même si seulement l'un des deux travaille dans le couple). Les bénéficiaires du RSA et les travailleurs pauvres peuvent souvent prétendre aux mêmes aides, sans forcément être au courant de l'existence de ces dispositifs (non-recours).
Il ne suffit pas de vouloir travailler pour trouver un emploi : la mondialisation et la désindustrialisation ont créé un chômage de masse qui touche les moins qualifiés et les plus précaires. En effet, entre 2008 et 2015, plus d'un million d'emplois accessibles sans diplôme ont disparu. Parmi les inscrits à Pôle emploi, 3,4 millions de personnes ne travaillent pas du tout (catégorie A) et plus de 2 millions de personnes ont une activité réduite (contrats précaires à temps partiel, intérim, etc.), la plupart du temps subie, et qui ne leur permet pas de sortir de la pauvreté.

Seul un contrat à durée déterminée (CDD) sur cinq se transforme en contrat à durée indéterminée (CDI) et sept contrats signés sur dix sont des CDD de moins d'un mois, souvent chez le même employeur. Si on ajoute les personnes non inscrites à Pôle emploi, on estime qu'il manque 8 millions d'emplois en France.

LES PRINCIPALES VICTIMES DE L'EXCLUSION ET DE LA PRÉCARITÉ

Définition

Précarité : « l'absence d'une ou plusieurs des sécurités permettant aux personnes et aux familles d'assumer leurs responsabilités élémentaires et de jouir de leurs droits fondamentaux. L'insécurité qui en résulte peut être plus ou moins étendue et avoir des conséquences plus ou moins graves et définitives. Elle conduit le plus souvent à la grande pauvreté quand elle affecte plusieurs domaines de l'existence, qu'elle tend à se prolonger dans le temps et devient persistante, qu'elle compromet gravement les chances de reconquérir ses droits et de réassumer ses responsabilités par soi-même dans un avenir prévisible » (Conseil économique social et environnemental).
Seuil de pauvreté : « le seuil de pauvreté est déterminé par rapport à la distribution des niveaux de vie de l'ensemble de la population. Eurostat et les pays européens utilisent en général un seuil à 60 % de la médiane des niveaux de vie » (INSEE).

Chiffres clés

- 1 enfant français sur 5 vit sous le seuil de pauvreté.
- 2 immigrés sur 5 vivent sous le seuil de pauvreté.
- 90 % des demandes d'asile sont refusées.

Tous les chiffres de cette partie proviennent de l'INSEE et de sources ministérielles.

Les enfants et les jeunes

État des lieux

36 % des personnes qui vivent sous le seuil de pauvreté sont mineures, soit 3 millions d'enfants, c'est-à-dire **un sur cinq**. De plus, **30 000 enfants vivent dans la rue** (INSEE, 2016). La pauvreté des enfants est en augmentation constante depuis quinze ans.
50 % des enfants pauvres ont au moins un parent qui travaille mais souvent de manière précaire (temps partiel subi, intérim, CDD à la chaîne, etc.) et au SMIC.
La pauvreté a un impact important sur la **santé** des enfants. Les logements insalubres, mal isolés et mal chauffés causent des problèmes sanitaires (notamment respiratoires), la promiscuité est source de tensions familiales et favorise les difficultés scolaires.

Un avenir compromis

Grandir dans une famille pauvre augmente fortement le **risque d'échec scolaire**, 60 % des enfants d'ouvriers non qualifiés ne vont pas jusqu'au baccalauréat. Or, les emplois accessibles sans diplôme diminuent et ces enfants deviennent des jeunes qui peinent à trouver un travail. 16 % des jeunes de 15 à 34 ans ne sont ni à l'école, ni en emploi, ni en formation.

Même issus de familles non pauvres, les jeunes sont particulièrement touchés par la pauvreté et d'abord par **le chômage qui est deux fois plus élevé** que la moyenne nationale si bien qu'un jeune sur quatre est au chômage. Cela s'explique par un problème de formation, de manque d'emplois et d'insertion dans le monde du travail : les entreprises demandent toujours plus d'expérience, même pour un premier emploi, les jeunes se voient proposer de moins en moins de CDI (44 % des jeunes sont en CDI alors que la moyenne des actifs est de 85 %).

Parallèlement, l'offre de **stages** (souvent non rémunérés et parfois assimilables à un emploi déguisé) a été multipliée par trois en dix ans. Les stagiaires sont juridiquement peu protégés ; pourtant, ils représentent plus de 1 salarié sur 20 en France. Seuls 10 % des stages débouchent sur une embauche.

Les **étudiants** sont aussi particulièrement touchés par la pauvreté : un sur cinq vit sous le seuil de pauvreté. Presque un sur deux travaille pendant ses études et dans 19 % des cas, cet emploi étudiant indispensable menace leurs études (rapport annuel de l'Union nationale des étudiants de France [UNEF] 2016). Le coût de la vie étudiante ne cesse d'augmenter, notamment à cause du prix des logements.

Grandir dans la pauvreté a également des conséquences psychologiques et sur la construction de la personne : angoisse, honte, culpabilisation, rapport faussé au plaisir et à la frustration à cause des privations, dévalorisation, colère contre la société.

Les immigrés, les demandeurs d'asile et les sans-papiers

Différents statuts

Un **immigré** est une personne qui vit en France mais qui est née étrangère, hors de France. Un immigré peut avoir la nationalité française.

Les **demandeurs d'asile** doivent demander une autorisation provisoire de travail (qui peut être refusée par le préfet), renouvelée tous les six mois, et ils ne peuvent postuler qu'aux métiers pour lesquels il y a un manque de travailleurs (répertoriés par région). Les migrants en situation irrégulière n'ont en principe pas le droit de travailler, mais ils peuvent pourtant être régularisés s'ils ont travaillé et qu'ils sont sur le territoire depuis plus de cinq ans...

Il existe une allocation pour demandeur d'asile (ADA) d'environ 8,40 euros par personne et par jour. Les demandeurs d'asile et les migrants en situation irrégulière ne peuvent percevoir ni les allocations familiales, ni le RSA.

Les **sans-papiers** sont des migrants sur le territoire en situation irrégulière à partir du moment où leur demande d'asile a été rejetée. 90 % des demandes d'asile sont refusées (la France en accorde moins de 20000 par an) mais beaucoup restent quand même, soit parce qu'ils n'ont pas d'autre endroit où aller (pays en guerre et dangereux, plus de famille, etc.), soit parce qu'ils sont insérés dans la société (certains travaillent, ont fondé une famille, scolarisé leurs enfants, etc.).

Vulnérabilité à la pauvreté

Deux immigrés sur cinq vivent sous le seuil de pauvreté : c'est presque **quatre fois plus** que le taux national. Le niveau de vie mensuel d'un foyer immigré est inférieur de 30 % à celui d'un foyer non immigré. La situation est pire pour les immigrés nés en Afrique que pour ceux d'une autre origine.

Le taux de chômage des immigrés est deux fois supérieur au taux national. Cela s'explique souvent par un manque de qualifications puisque 40 % des immigrés n'ont pas dépassé le brevet des collèges ou le certificat d'études primaires (contre 26 % en France). Mais même lorsqu'ils sont diplômés, ils sont **trois fois plus victimes de chômage que les Français de même niveau**

scolaire. Cela s'explique par un manque de réseau dans le monde du travail, par une interdiction d'accéder à un emploi sur cinq réservé aux nationaux (fonction publique mais aussi buraliste ou architecte) et surtout par une forte **discrimination** à l'embauche.
Les immigrés sont aussi plus **victimes du mal-logement** que les autres. Contrairement aux idées reçues, ils sont peu présents dans les logements sociaux **(habitation à loyer modéré [HLM]) : plus de 80 % des locataires sont français de naissance**. Pour accéder à un logement social, il faut avoir la nationalité française ou avoir un titre de séjour en cours de validité. Les sans-papiers ne peuvent donc pas prétendre à un appartement en HLM, ni aux hébergements d'insertion. Ils peuvent être hébergés dans des structures comme les centres d'accueil de demandeurs d'asile (CADA) ou les centres d'accueil et d'orientation (CAO), dans des conditions souvent peu faciles (dortoirs, lieux grillagés, etc.).

LES DISCRIMINATIONS

Les 23 critères de discrimination

La loi interdisant la discrimination définit 23 critères : l'âge, le sexe, l'origine, l'appartenance ou la non-appartenance vraie ou supposée à une ethnie ou une nation ou une prétendue race, la grossesse, l'état de santé, le handicap, les caractéristiques génétiques, l'orientation sexuelle, l'identité de genre (transgenre), les opinions politiques, les activités syndicales, les opinions philosophiques, les croyances (religieuses), la situation de famille (parent isolé, par exemple), l'apparence physique, le patronyme, les mœurs (être fumeur, par exemple), le lieu de résidence, la situation économique vulnérable (être domicilié dans une association, par exemple), la domiciliation bancaire et la langue utilisée.

Le racisme

La **Convention internationale sur l'élimination de toutes les formes de discrimination raciale** donne cette **définition** : « Toute distinction, exclusion, restriction ou préférence fondée sur la race, la couleur, l'ascendance ou l'origine nationale ou ethnique, qui a pour but ou pour effet de détruire et de compromettre la reconnaissance, la jouissance ou l'exercice, dans des conditions d'égalité, des droits de l'homme et des libertés fondamentales dans les domaines politique, économique, social et culturel, ou dans tout autre domaine de la vie publique.»
En 2017, le ministère de l'Intérieur a recensé 518 faits racistes, 311 faits antisémites et 131 faits antimusulmans. Cependant, ces chiffres ne reflètent pas fidèlement la réalité car il s'agit du nombre de plaintes déposées. Or, l'immense majorité des actes racistes (insultes, discrimination au logement et à l'embauche, etc.) ne font pas l'objet d'un dépôt de plainte.
9 % des Français jugent qu'il existe des « races » et qu'elles ne sont pas toutes égales et presque un Français sur deux reconnaît être « plutôt/un peu/pas très » raciste. Le racisme est plutôt indirect aujourd'hui, beaucoup de personnes se cachent derrière un autre vocabulaire (« différences culturelles, coutumes, religion, etc. ») pour justifier leurs opinions racistes et rejeter la faute sur l'autre (« ils ne s'intègrent pas »).
Toutes les populations immigrées, quel que soit le pays d'accueil et quelle que soit l'époque, sont **victimes de ces préjugés**. Ce que l'on appelle le « communautarisme » (regroupement avec ses semblables) est un réflexe normal qui s'explique par le contexte culturel, la barrière de la langue et le rejet. C'est aussi un réflexe de protection dans les périodes de crise (lors d'une exacerbation

des opinions racistes, par exemple). De plus, il ne faut pas confondre « **intégration** » (garder sa culture d'origine en respectant les lois et coutumes du pays d'accueil) et « acculturation » ou « **assimilation** » (perdre sa culture d'origine, c'est-à-dire sa langue et ses traditions).
Mais le racisme n'est pas que le fait d'individus intentionnellement racistes, il peut aussi être **involontaire** (dans le cas des stéréotypes et préjugés) ou institutionnel (les sociologues parlent de «**racisme systémique** ») : en France, les personnes non blanches sont peu représentées dans les institutions et les postes à responsabilité. Le fonctionnement des institutions et les rapports sociaux ne permettent pas aux personnes victimes de racisme de profiter des mêmes droits que les autres.

La place des femmes

Chiffres issus du rapport sur l'égalité hommes-femmes du ministère des Affaires sociales, 2015.

- **Éducation** : les filles sont meilleures que les garçons en français et en sciences à la fin du collège (85 % maîtrisent le français et 77 % les sciences, contre 73 % pour les garçons dans les deux matières), mais elles ne sont que 27 % en écoles d'ingénieurs et 30 % en prépa scientifique. Cet écart s'explique par les préjugés et l'autocensure (elles se pensent moins douées ou ne s'imaginent pas avoir un métier que la société considère comme « masculin »).
- **Emploi** : 30 % des femmes travaillent à temps partiel contre 7 % des hommes. Les temps partiels sont souvent subis et les emplois précaires. Les femmes sont aussi victimes du « plafond de verre », c'est-à-dire que même lorsqu'elles sont majoritaires dans un domaine, elles n'accèdent pas (ou peu) aux postes à responsabilité. Par exemple, il y a 61 % de femmes dans la fonction publique, mais elles ne représentent que 28 % des cadres. Elles ne sont que 30 % dans les conseils d'administration des entreprises du CAC 40 et 6 % dans les présidences.
- **Revenus** : l'écart de salaire moyen entre hommes et femmes à poste égal est de 10,5 % mais si on tient compte des équivalents temps plein, les femmes du secteur privé touchent 20 % de moins que les hommes et entre 10 et 15 % de moins dans la fonction publique.
- **Représentativité** : tous médias confondus, 80 % des personnalités invitées sont des hommes. En 2017, l'Assemblée nationale compte 38,8 % de femmes ; pourtant, leur temps de parole n'est que de 3,58 %.
- **Espérance de vie :** celle des femmes est supérieure de 7 ans par rapport aux hommes, mais l'espérance de vie en bonne santé est en fait la même pour les hommes et les femmes (63 ans).
- **Violences** : une femme meurt tous les trois jours de violences conjugales (un homicide sur cinq). On estime à plus de 200 000 le nombre de femmes victimes de violences conjugales, seules 15 % d'entre elles portent plainte. On estime à environ 84 000 le nombre de viols par an, mais c'est une estimation basse. Seules 10 % des victimes portent plainte et 10 % de ces plaintes débouchent sur une condamnation. Dans neuf cas sur dix, la victime est agressée par un homme qu'elle connaît.

D'autres discriminations spécifiques

L'âgisme

« L'âgisme est sans doute aujourd'hui plus répandu encore que le sexisme ou le racisme. L'âgisme, c'est-à-dire la discrimination en fonction de l'âge, a de graves conséquences sur les personnes âgées et la société au sens large. L'âgisme peut prendre de nombreuses formes : comportements fondés sur des préjugés, pratiques discriminatoires ou politiques tendant à perpétuer les croyances de ce type. Il peut entraver l'élaboration de politiques adaptées et saper la qualité des soins de santé et des services sociaux destinés aux personnes âgées » (source : Organisation mondiale de la santé [OMS]).

La grossophobie

Le mot est entré dans le dictionnaire en 2018 avec cette définition (*Le Robert*) : « Attitude de stigmatisation, de discrimination envers les personnes obèses ou en surpoids. » Selon une étude du Défenseur des droits de 2016, 34 % des femmes obèses et 25 % des hommes obèses ont été victimes de **discrimination** à l'embauche. Les femmes sont plus touchées que les hommes car la pression sociale sur leur apparence est plus forte. La grossophobie s'explique par les préjugés (faux, donc) associés au surpoids : paresse, gourmandise, manque de volonté ou de dynamisme, etc. Elle persiste souvent après l'embauche : postes sous-qualifiés, peu d'évolution professionnelle, etc.
Cette discrimination est aussi dénoncée dans le **monde médical** : matériel inadapté (brassards pour la tension, tables d'auscultation, machines IRM, etc.), infantilisation et culpabilisation de la part de certains médecins, attribution de tous les problèmes médicaux à l'obésité, manque de formation des soignants à ce sujet.

L'homophobie et la transphobie

« Homophobie : Rejet de l'homosexualité, hostilité systématique à l'égard des homosexuels » (*Larousse*).
« Transphobie : Aversion pour les personnes transsexuelles ou transgenres » (*Larousse*).
Chiffres du ministère de l'Intérieur de mars 2020 portant sur l'année 2019 :

- augmentation de 36 % des injures et agressions homophobes et transphobes ;
- 1 870 victimes, dans 28 % des cas pour des violences physiques et sexuelles.

Ces chiffres ne concernent que les personnes ayant porté plainte et sont donc certainement très en dessous de la réalité. Les différentes enquêtes (dont l'Institut français d'opinion publique [IFOP], 2018) estiment que 80 % des victimes ne portent pas plainte.
D'après une enquête IFOP de 2019, 78 % des agresseurs sont des hommes, blancs dans 9 cas sur 10, dans 61 % des cas ils agissent en groupe (21 % des victimes ont été rouées de coups par plusieurs personnes en même temps).
D'après cette même enquête, ce climat de discrimination entraîne des stratégies d'évitement (et donc une forme de réduction des libertés dans l'espace public) : 37 % des personnes LGBT évitent de se rendre dans certaines zones, plus de 60 % évitent les comportements affectueux en public (se tenir la main, embrasser).
Le taux de tentatives de suicide chez les personnes lesbiennes, gays, bisexuelles et transgenres (LGBT) est de 24 %, contre 7 % dans la population générale. Celui des personnes trans se situe entre 40 et 45 % selon les sources.

Les discriminations liées à la santé mentale

On parle aussi de **psychophobie**. Les médias et l'opinion propagent souvent l'image de malades mentaux dangereux (« fou », « déséquilibré »...) et selon les sondages, presque la moitié des Français pensent qu'un schizophrène est dangereux.
Dans les faits, c'est faux : moins de 5 % des actes de violence sont commis par des personnes ayant des troubles mentaux. En revanche, les malades mentaux sont 7 à 17 fois plus susceptibles d'être **victimes de violences** (Haute Autorité de santé). Ils sont donc bien plus en danger qu'ils ne représentent un danger. Ces préjugés ont des **conséquences réelles** : isolement des personnes malades (alors que l'on sait que cela aggrave les troubles), discrimination à l'emploi et au logement, dévalorisation, réticences à demander de l'aide, etc.
Selon la Fédération mondiale de la psychiatrie, la France fait partie des pays du monde qui stigmatisent le plus la schizophrénie, notamment à cause du **traitement médiatique**, et cela est valable pour les autres maladies mentales.
Ainsi, selon une étude de 2015, 99 % des articles employant le mot « schizophrène » l'ont utilisé hors contexte médical et associé à des préjugés (violence, dédoublement de la personnalité, etc.).
Le choix des mots est un outil important pour lutter contre la stigmatisation : *contradictoire* et *hypocrite* plutôt que *schizophrène*, *introverti* plutôt qu'*autiste* ou *lunatique* plutôt que *bipolaire*.

LES GRANDES QUESTIONS DE BIOÉTHIQUE

Définition

Bioéthique : « Étude des problèmes moraux soulevés par la recherche biologique, médicale ou génétique et certaines de ses applications » (Larousse).
Des États généraux de la bioéthique se sont tenus en 2018 et une loi est en cours d'élaboration et de vote pour début 2021.

La fin de vie

L'encadrement légal

La fin de vie est la période précédant la mort pendant laquelle le mauvais état de santé est devenu incurable. Les soignants ne sont alors plus là pour guérir la personne mais pour **préserver sa qualité de vie et l'accompagner physiquement et psychiquement**. On appelle « modèle Kübler-Ross » les cinq étapes du deuil chez la personne en fin de vie : déni, colère, marchandage, dépression, acceptation. (C'est un modèle indicatif mais toutes les personnes expérimentent au moins deux de ces étapes.)

Charte des **soins palliatifs** (dernière mise à jour, 2006) : « Les soins palliatifs sont des soins actifs dans une approche globale de la personne atteinte d'une maladie grave, évolutive ou terminale. Leur objectif est de soulager les douleurs physiques ainsi que les autres symptômes et de prendre en compte la souffrance psychologique, sociale et spirituelle. Le traitement de la douleur et des autres symptômes est un préalable. L'accompagnement est un ensemble d'attitudes et de comportements adaptés à l'état du malade, souvent angoissé physiquement et moralement. »

Trois lois encadrent la prise en charge de la fin de vie :

- la **loi Kouchner** de 2002 : les malades ont le droit de décider eux-mêmes de la poursuite ou de l'arrêt des traitements ;
- la **loi Leonetti** de 2005 : l'acharnement thérapeutique est interdit et les médecins sont autorisés, dans certaines conditions, à limiter ou arrêter les traitements ;
- la **loi Leonetti-Claeys** de 2016 : « Toute personne a droit à une fin de vie digne et apaisée. Les professionnels de santé mettent en œuvre tous les moyens à leur disposition pour que ce droit soit respecté » (développement des soins palliatifs).

L'euthanasie comme « assistance médicalisée active à mourir » est illégale en France. Mais la loi autorise une « sédation profonde et continue jusqu'au décès » dans et sous certaines conditions.

La fin de vie de la personne âgée

À domicile, la personne peut être accompagnée par les services de soins infirmiers à domicile (SSIAD) ou des infirmiers libéraux. Ils peuvent mettre en place des soins palliatifs à domicile qui sont intégralement pris en charge par l'assurance maladie. Une hospitalisation à domicile (HAD) est aussi possible lorsqu'il y a des soins plus techniques ou plus complexes à réaliser. L'aidant familial salarié a droit à un congé de solidarité familiale (non rémunéré) de trois mois maximum, renouvelable une fois, pour accompagner un proche en fin de vie. Il peut aussi percevoir durant ce congé une allocation journalière d'accompagnement d'une personne en fin de vie de vingt et un jours maximum.

Les soignants en établissements d'hébergement pour personnes âgées dépendantes (EHPAD) sont formés pour apporter des soins de confort adaptés aux personnes âgées en fin de vie et une surveillance renforcée. L'établissement doit aussi permettre aux familles qui le souhaitent d'accompagner leur proche. Cependant, d'après l'étude nationale 2013 de l'Observatoire national de la fin de vie, la qualité de l'accompagnement est assez inégale sur le territoire. Ainsi, un EHPAD sur quatre n'a aucun lien avec les réseaux de soins palliatifs et 85 % des EHPAD n'ont pas de personnels infirmiers de nuit. 90 000 personnes meurent chaque année en EHPAD, soit plus de 1 par mois en moyenne dans chaque établissement, et un quart d'entre eux meurent sans avoir vu leurs proches dans les jours qui précèdent ou le jour même.

La PMA et la GPA

La procréation médicalement assistée (PMA)

La procréation médicalement assistée représente **3 % des naissances**. Elle permet à des couples qui ne peuvent pas avoir d'enfants ou qui sont porteurs d'une anomalie congénitale de concevoir un enfant. On distingue plusieurs techniques :

- la **fécondation in vitro** : elle existe depuis 1978. L'ovule est fécondé en laboratoire puis transplanté un à trois jours plus tard. Depuis le milieu des années 1980, plus de 200 000 enfants sont nés d'une fécondation *in vitro* ;
- l'**insémination artificielle intraconjugale** : le sperme du conjoint est placé dans l'utérus par le médecin, après une stimulation ovarienne de la femme. En France, il est interdit pour une femme de se faire inséminer le sperme de son conjoint s'ils se sont séparés ou si celui-ci est décédé. Mais la législation n'est pas la même partout en Europe ;
- l'**insémination avec donneur** : soit l'ovule, soit le sperme est étranger au couple et a fait l'objet d'un don gratuit (c'est la loi : le corps humain ne peut faire l'objet d'aucun commerce ni titre de propriété) et anonyme (pour éviter l'eugénisme).

En 2020, la loi de bioéthique a été discutée à l'Assemblée nationale et doit repasser devant le Sénat courant 2021. L'ouverture de la PMA à toutes les femmes a été adoptée mais les conditions sont encore en débat : les sénateurs souhaitent que seuls les cas d'infertilité soient remboursés par la sécurité sociale, ce qui exclue les couples de femmes.

La gestation pour autrui (GPA)

La **gestation pour autrui (« mère porteuse »)** est interdite en France. Deux cas de figure existent :

- l'enfant a été conçu par insémination artificielle avec l'ovule de la mère porteuse et le sperme du père d'intention, la mère porteuse renonce à ses droits parentaux sur le bébé (c'est le cas le plus rare) ;
- la mère porteuse reçoit un embryon conçu *in vitro* par les parents génétiques du bébé (parfois après un don d'ovocytes).

La GPA pose un problème légal en France car les enfants de parents français conçus de cette manière à l'étranger n'ont pas de reconnaissance juridique.

Les interrogations sur la génétique

Les **thérapies géniques** germinales agissent sur les cellules reproductrices et modifient le patrimoine génétique. Elles permettraient d'éradiquer certaines maladies génétiques graves (héréditaires incurables), mais le risque d'eugénisme est très grand : ne risque-t-on pas de modifier les gènes non pas pour des raisons simplement médicales, mais aussi idéologiques (handicap, « défaut », etc.) ?

Les **empreintes génétiques** (acide désoxyribonucléique [ADN]) sont utilisées dans la police scientifique mais la base de données dans laquelle elles sont stockées pourrait être détournée à d'autres fins (lutte contre le terrorisme, fichage abusif, surveillance accrue, etc.) qui remettent en cause les libertés individuelles.

Le **clonage** est de deux types :

- **reproductif** : reproduire un être complet à partir d'un autre (comme la brebis Dolly qui fut le premier mammifère cloné). Le clonage humain (inédit jusqu'à présent) constitue la plus grave inquiétude bioéthique ;
- **thérapeutique** : on ne travaille que sur des cellules souches que l'on transforme en cellules spécifiques qui sont ensuite réimplantées ou greffées. Les bénéfices médicaux sont très importants : pas de rejet de greffe, lutte contre les maladies dégénératives comme Alzheimer ou Parkinson, bientôt traitements des cancers, etc. Mais pour beaucoup, le clonage thérapeutique est vu comme une première étape dans la dérive vers le clonage reproductif. De plus, certains voient un problème moral dans le fait d'utiliser des cellules souches, c'est-à-dire embryonnaires.

S'ENTRAÎNER

QUESTION 1

Comment est déterminé le seuil de pauvreté ?

□ **a.** Par rapport aux conditions de vie
□ **b.** Par rapport au niveau de vie moyen
□ **c.** Par rapport aux revenus perçus avant impôt
□ **d.** Par rapport au niveau de vie médian

QUESTION 2

Quel est le taux d'ouvriers qui partent en vacances ?

□ **a.** 1 sur 10
□ **b.** 1 sur 5
□ **c.** 1 sur 3
□ **d.** 1 sur 2

QUESTION 3

La pauvreté concerne surtout les plus jeunes. Quelles sont les affirmations vraies ?

□ **a.** 1 enfant sur 10 vit sous le seuil de pauvreté
□ **b.** 1 enfant sur 5 vit sous le seuil de pauvreté
□ **c.** 3 000 enfants vivent dans la rue
□ **d.** 30 000 enfants vivent dans la rue

QUESTION 4

Combien de demandes d'asile sont refusées par an ?

□ **a.** 1 sur 2
□ **b.** 2 sur 3
□ **c.** 3 sur 4
□ **d.** 9 sur 10

QUESTION 5

À propos de la fraude, cochez les affirmations vraies.

□ **a.** La fraude aux prestations sociales concerne 5 % des bénéficiaires
□ **b.** La fraude aux prestations sociales représente 15 milliards d'euros
□ **c.** La fraude aux prestations sociales est plus élevée que la fraude fiscale
□ **d.** La fraude fiscale est en moyenne 70 fois plus importante que la fraude aux prestations sociales

QUESTION 6

Selon un rapport de l'OCDE de 2018, combien faut-il de générations pour sortir de la pauvreté en France ?

□ **a.** 1
□ **b.** 3
□ **c.** 5
□ **d.** 6

QUESTION 7

Concernant la place des femmes, on peut dire que :

□ **a.** L'égalité a été atteinte
□ **b.** Leur présence majoritaire dans un secteur suffit à rendre ce secteur égalitaire
□ **c.** Elles ont plus de difficultés à accéder aux postes à responsabilité
□ **d.** Elles souffrent de discrimination à l'embauche

QUESTION 8

La PMA :

a. Existe depuis 40 ans
b. Dépend de l'orientation sexuelle
c. Peut être pratiquée suite au don d'ovocytes d'un proche du couple

QUESTION 9

Quelles sont les techniques médicales déjà pratiquées légalement en France ?

□ **a.** Le fichage génétique de certains délinquants
□ **b.** Le clonage reproductif humain
□ **c.** Les thérapies géniques
□ **d.** Le clonage thérapeutique

QUESTION 10

La personne âgée en fin de vie :

□ **a.** a droit à des soins palliatifs à domicile
□ **b.** ne bénéficie pas de la même qualité de prise en charge selon les EHPAD
□ **c.** meurt sans avoir vu sa famille dans un cas sur quatre
□ **d.** peut bénéficier d'une HAD

QUESTION 11

À propos du cadre légal relatif à la fin de vie, on peut dire que :

□ **a.** La loi Kouchner interdit l'acharnement thérapeutique
□ **b.** La loi Leonetti-Claeys incite au développement des soins palliatifs
□ **c.** Le suicide assisté est illégal
□ **d.** La loi Leonetti permet aux malades de décider d'arrêter leurs traitements

CORRIGÉS

QUESTION 1

d. Par rapport au niveau de vie médian

QUESTION 2

a. 1 sur 10

QUESTION 3

b. 1 enfant sur 5 vit sous le seuil de pauvreté
d. 30 000 enfants vivent dans la rue

QUESTION 4

d. 9 sur 10

QUESTION 5

d. la fraude fiscale est en moyenne 70 fois plus importante que la fraude aux prestations sociales

QUESTION 6

d. 6

QUESTION 7

c. Elles ont plus de difficultés à accéder aux postes à responsabilité
d. Elles souffrent de discrimination à l'embauche

QUESTION 8

a. Existe depuis 40 ans
c. Peut être pratiquée suite au don d'ovocytes d'un proche du couple

QUESTION 9

a. Le fichage génétique de certains délinquants
c. Les thérapies géniques
d. Le clonage thérapeutique

QUESTION 10

a. a droit à des soins palliatifs à domicile
b. ne bénéficie pas de la même qualité de prise en charge selon les EHPAD
c. meurt sans avoir vu sa famille dans un cas sur quatre
d. peut bénéficier d'une HAD

QUESTION 11

b. La loi Leonetti-Claeys incite au développement des soins palliatifs
c. e suicide assisté est illégal

CHAPITRE 6

La santé publique

L'ORGANISATION DU SYSTÈME DE SANTÉ EN FRANCE

Définitions

« Le système de santé est l'ensemble des organisations, des institutions, des ressources et des personnes dont l'objectif principal est d'améliorer la santé » (OMS).

Depuis 1953, le Code de la santé publique détermine les lois et les réglementations du système de santé. Son dernier remaniement profond date de 2005. Il regroupe le droit des personnes en matière de santé, le droit relatif à certaines maladies et addictions, le droit des professionnels de santé (y compris le code de déontologie), le droit des produits de santé (dont les médicaments) et le droit des établissements et structures de santé (hôpitaux, EHPAD, centres médico-sociaux, etc.).

Trois niveaux

Le système de santé est organisé sur trois niveaux.

Au niveau national, le ministère des Solidarités et de la Santé et l'assurance maladie ont trois rôles :

- un rôle décisionnaire : choisir et mettre en œuvre les politiques de santé publique ;
- un rôle de supervision des structures de soins et de la formation des professionnels de santé ;
- un rôle financier : aider les établissements sanitaires et médico-sociaux et veiller à la maîtrise des dépenses publiques.

Au niveau régional, les agences régionales de santé (ARS) sont chargées d'appliquer les politiques nationales en :

- tenant compte des spécificités de la population ;
- gérant convenablement les ressources allouées ;
- s'assurant que les différents acteurs de santé travaillent ensemble.

Pour cela, chaque ARS définit un projet régional de santé (PRS). Les ARS sont aidées dans leurs missions par les directions régionales de la jeunesse, des sports et de la cohésion sociale (DRJSCS) et par les caisses d'assurance maladie et de retraite (caisse primaire d'assurance maladie [CPAM] et caisse d'assurance retraite et de la santé au travail [CARSAT]).

Au niveau local, on distingue deux types de structures :

- les structures de ville (dites aussi ambulatoires) qui regroupent les cabinets et les maisons ou centres de santé ;
- les établissements hospitaliers ou médico-sociaux (EHPAD, maison départementale des personnes handicapées [MDPH], centre local d'information et de coordination [CLIC], permanence d'accès aux soins de santé [PASS], etc.).

Assurance maladie et protection sociale

Un système de redistribution avantageux pour tous

L'assurance maladie est l'une des quatre branches de la Sécurité sociale. Elle a été créée en 1945 par le Conseil national de la résistance.

Elle est divisée en deux régimes principaux :

- général (4 Français sur 5) ;
- agricole (Mutualité sociale agricole [MSA]).

Entre **janvier 2018 et 2020**, la protection sociale des indépendants (régime social des indépendants [RSI]) a été intégrée au **régime général.** Il existe aussi des régimes dits spéciaux : celui de la Société nationale des chemins de fer français (SNCF), des avocats ou encore celui des députés et sénateurs, par exemple.

L'assurance maladie est composée d'un siège social (Caisse nationale d'assurance maladie des travailleurs salariés [CNAMTS]), de 101 caisses primaires (CPAM) en France métropolitaine, 16 caisses régionales (CARSAT) et 4 caisses générales pour les outre-mer (caisse générale de sécurité sociale [CGSS]).

C'est un **système de redistribution** qui est financé à 48 % par les cotisations sociales que paient les employeurs, à 36 % par les salariés (contribution sociale généralisée [CSG]) et à 11 % par d'autres sources, comme les taxes sur l'alcool et le tabac.

La progression des dépenses de santé est comparable à celle du produit intérieur brut (PIB), autour de + 2 % par an. La France environ **11,3 % de son PIB** à la santé, comme en Suède ou en Allemagne. En 2017, le déficit de la Sécurité sociale était de 5,1 milliards d'euros (en 2009, il était de 10,6 milliards). En **2020**, à cause de l'épidémie de *Coronavirus Disease 2019* (**COVID-19**), le déficit de la Sécurité sociale est estimé à **50 milliards** d'euros.

En 2019, la consommation de soins et biens médicaux a coûté 208 milliards d'euros, ce qui représente en moyenne **3 100 euros par habitant.** Toujours en moyenne, il reste à la charge de chaque Français environ 200 euros en frais de santé. Pour mémoire, un accouchement sans césarienne coûte environ 2 500 euros et une chimiothérapie coûte entre 5 000 et 31 200 euros.

Les autres couvertures maladies solidaires

Il existe deux autres couvertures maladie pour les personnes qui ne sont pas couvertes par l'assurance maladie : la protection universelle maladie (PUMA), à laquelle peut s'ajouter la couverture maladie universelle complémentaire (CMU-C) et l'aide médicale d'État (AME).

AME, PUMA et CMU-C ne représentent que 1,4 % du financement des soins en 2016.

FIGURE 6.1. **Consommation des soins et biens médicaux par secteur en milliards (chiffres : DREES 2019).**

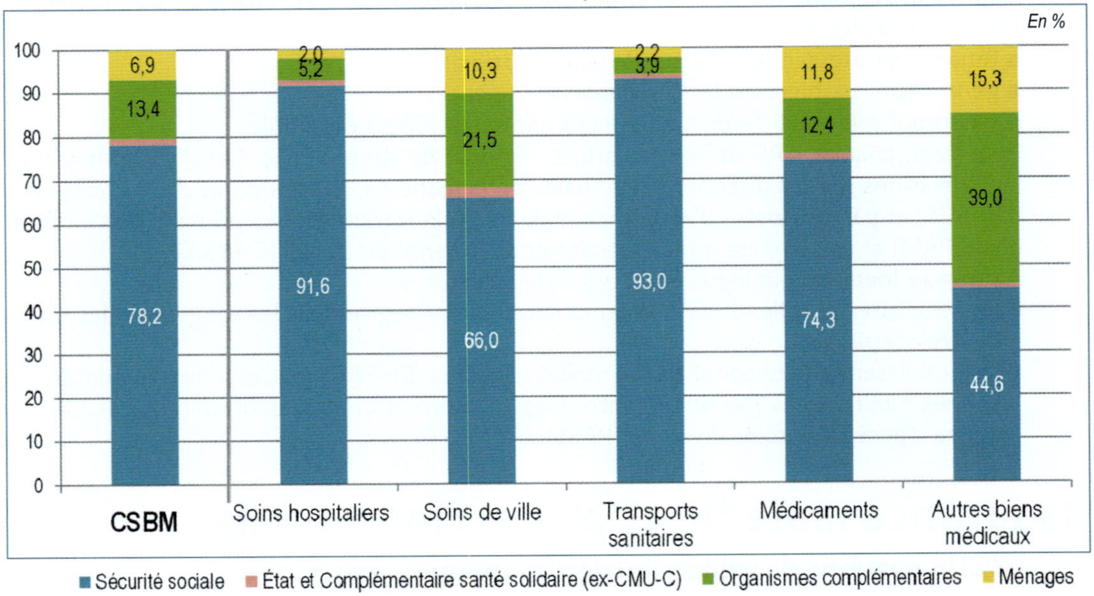

En 2016, la PUMA a remplacé la couverture maladie universelle (CMU), créée en 2000 sous le ministère de l'Emploi et de la Solidarité de Martine Aubry, qui avait suivi les conclusions d'une étude de ATD Quart Monde. Elle concerne les personnes de **nationalité française ou en situation régulière** depuis plus de trois mois. Ni les migrants ni les sans-papiers ne peuvent donc y avoir accès. Elle est gratuite ou payante (8 % des revenus) selon la situation de l'assuré. La PUMA peut être complétée par la CMU-C (C pour Complémentaire) pendant une année maximum et sous condition de ressources (moins de 727 euros de revenus par mois pour une personne seule). La PUMA couvre 2 millions de personnes en France.

L'AME est la couverture maladie des personnes en garde à vue (même si elles sont Françaises), des **étrangers** en rétention administrative et des étrangers en situation irrégulière. Pour que les soins soient remboursés, il faut **que le besoin médical soit qualifié d'important** (pour traiter ou prévenir une maladie). Sont pris en charge par exemple : le virus de l'immunodéficience humaine (VIH), la tuberculose, la grossesse, les urgences et les vaccins. En revanche, les enfants sont pris en charge à 100 %. En 2015, l'AME a concerné 300 000 personnes et a coûté 814 millions d'euros (soit **0,4 % des dépenses de santé** en France).

Les chiffres clés de l'offre de soins

Effectifs des professionnels de santé.

Médecins	Infirmiers	Aides-soignants	Sages-femmes	Pharmaciens
220 000	660 000	390 000	22 000	75 000
Orthophonistes	**Psychomotriciens**	**Ergothérapeutes**	**Kinésithérapeutes**	**Dentistes**
25 000	11 000	10 500	85 000	42 000

On compte aussi parmi les professionnels de santé : les opticiens, les diététiciens, les orthoptistes, les podologues, etc.

On parle de premier recours pour les généralistes, de deuxième recours pour les spécialistes et de troisième recours pour les établissements.

Ces professionnels exercent dans des cabinets ou dans un des **3 000 établissements de santé** qui sont de plusieurs types.

Les différents types d'établissements de santé.

Établissements publics (65 % des capacités)	CHU (convention entre un centre hospitalier et une université de médecine) : • missions d'enseignement et de recherche • experts dans les maladies rares et bénéficient d'équipements technologiques de pointe • missions d'intérêt général : urgences, centres antipoison, centres de médecine légale, etc. • grands secours en cas de catastrophe naturelle, d'accident ou d'attentat
	Centres hospitaliers et centres hospitaliers spécialisés (par exemple en psychiatrie)
	Hôpitaux locaux : • en zone rurale • beaucoup de gériatrie • soins de médecine générale
	EHPAD, structures médico-sociales, etc.

Les différents types d'établissements de santé.

Établissements de santé privés à but non lucratif ou PSPH (15 % des capacités)	• Aussi appelés « privés associatifs » • Mêmes obligations et mêmes fonctionnement et financement que les établissements publics • Personnels salariés d'association, de fondation, mutuelle, etc. • Souvent spécialisés, notamment dans la rééducation, la psychiatrie, la lutte contre le cancer et les toxicomanies
Établissements de santé privés à but lucratif (20 % des capacités)	• Cliniques ou hôpitaux privés • Surtout pour la chirurgie et l'obstétrique • À l'origine, établissements de petite taille mais aujourd'hui de plus en plus de concentration de cliniques pour créer des établissements de taille importante dotés de plateaux techniques sophistiqués

Plus de **30 millions** de consultations externes sont réalisées chaque année dans les hôpitaux. On dénombre aussi **12 millions** d'hospitalisations par an. Des **alternatives à l'hospitalisation complète** existent toutefois :

- hospitalisation de jour en soins dits ambulatoires ;
- hospitalisation de nuit (pour les dialysés, par exemple) ;
- hospitalisation à domicile.

Les enjeux du système de santé

Les déserts médicaux

Les professionnels de santé sont **inégalement répartis sur le territoire**, que ce soit à l'échelle régionale (peu de médecins en Picardie mais beaucoup en PACA) ou au sein même d'une région (zones rurales et zones urbaines sensibles où il y a jusqu'à trois fois moins d'infirmiers que la moyenne).

Les **jeunes soignants sont peu enclins à s'installer** dans ces zones qui sont isolées ou qui ont peu d'attrait culturel et économique pour eux et leur famille (emploi pour le conjoint, écoles pour les enfants, etc.). C'est un problème car **la moyenne d'âge des médecins est de 51 ans**, 28 % des médecins ont plus de 60 ans et sont donc proches de la retraite, souvent sans trouver de successeurs dans les zones rurales.

Les pouvoirs publics ont recours à des mesures incitatives plutôt que contraignantes : développement des maisons de santé (de 20 en 2008 à 900 en 2018), recours à des médecins retraités, télémédecine.

La crise des hôpitaux

Les personnels hospitaliers **dénoncent la dégradation de leurs conditions de travail et le manque de moyens financiers et humains**, ils reprochent aussi aux politiques publiques de chercher la rentabilité avec la privatisation progressive des soins de santé. Les causes sont multiples, entre autres :

- les fermetures de lits : de 2013 à 2018, 17 500 lits d'hospitalisation complète ont été fermés. D'autres fermetures sont annoncées pour 2021 ;
- la permanence des soins qui n'est plus assurée comme avant et force les gens à se tourner vers les urgences (dont la fréquentation a triplé en trente ans) ;
- la tarification à l'acte depuis 2005.

Le déficit des hôpitaux publics était de 1,5 milliard d'euros en 2017.

La crise du COVID-19 a fait exploser les déficits de l'hôpital public. En juin 2020, la France avait déjà dépensé 12 milliards d'euros en achat de masques, de tests, de respirateurs, trans-

fert de malades d'un hôpital à un autre, primes et heures supplémentaires. 12 milliards d'euros, c'est aussi le montant des **coupes budgétaires** dont les hôpitaux ont souffert ces dix dernières années.
Les soignants de l'hôpital public ont payé un **lourd tribut au COVID-19** : manque de matériel, notamment masques et blouses remplacés par des sacs-poubelles à certains endroits, taux de contamination supérieur à la moyenne générale. En octobre 2020, la Cour des comptes a révélé que **18,5 millions d'heures supplémentaires sont en attente d'être payées ou récupérées** dans l'hôpital public.
Le taux de **suicide des soignants est deux à trois fois supérieur** à la moyenne nationale. Un quart des soignants a déjà eu des pensées suicidaires et presque la moitié d'entre eux connaît un confrère ou une consœur qui a fait une tentative de suicide (chiffres : association Soins aux professionnels de santé [SPS], 2018). Les causes sont :

- la dégradation des conditions de travail ;
- la dévalorisation de leur travail (valeurs soignantes bafouées, pas de reconnaissance, notamment de la pénibilité) ;
- le décalage important entre la grille salariale et les responsabilités ;
- le burn out.

LA SANTÉ DES FRANÇAIS

Définition

Définition de l'Organisation mondiale de la santé (OMS) : « La santé est un état de complet bien-être physique, mental et social, et ne consiste pas seulement en une absence de maladie ou d'infirmité. »

Chiffres clés

Espérance de vie à la naissance : 85 ans pour les femmes, 79 pour les hommes
Espérance de vie en bonne santé : 64,9 ans pour les femmes, 62,6 pour les hommes

Des inégalités importantes

Par rapport aux pays riches équivalents, les Français sont plutôt en bonne santé. Leur état de santé continue de s'améliorer mais de manière plus lente qu'auparavant.
Leur espérance de vie est de **85 ans pour les femmes** et **79 pour les hommes**. Le taux de mortalité prématurée (avant 65 ans) est en baisse, notamment les décès liés aux comportements (tabac, alcool, etc.).
Ont également **diminué depuis 2000** : la mortalité des cancers, celle des maladies cardiovasculaires et des suicides. Les **cancers et les maladies cardiovasculaires** restent les deux premières causes de décès.
La population française vieillit : **18,8 % des habitants ont plus de 65 ans**, ce qui augmente le taux de maladies chroniques.

Principales disparités :

Par sexe

La mortalité prématurée est deux fois plus élevée chez les hommes.
Les cancers sont la première cause de mortalité des hommes (124 pour 100 000 contre 73 pour 100 000 chez les femmes), les maladies cardiovasculaires sont la première cause de mortalité des femmes.
La mortalité par suicide est trois fois plus élevée chez les hommes, mais les tentatives de suicide sont plus élevées chez les femmes.

Par âge

La maladie d'Alzheimer et les autres démences (maladie d'Alzheimer à transmission autosomique dominante [MAAD]) touchent 6 % des plus de 65 ans mais seulement 0,2 % des 40–65 ans.
Les accidents de la route sont la première cause de mortalité des jeunes et le suicide est la deuxième.

Géographiques

L'espérance de vie est plus élevée que la moyenne dans le sud de la France, en Île-de-France et en Martinique, mais elle est plus basse dans les Hauts-de-France, à Mayotte et en Guyane. Les disparités territoriales sont liées aux inégalités sociales.
En outre-mer, les inégalités sont nombreuses par rapport à la métropole : hormis en Martinique et à la Réunion, **l'espérance de vie est inférieure** (de 2 à 8 ans en moins). La **mortalité infantile** y est plus élevée, de même que le surpoids et l'obésité (50 % des habitants de la Guadeloupe). Connaissent également des taux plus importants : les **AVC**, le **VIH/sida**, les grossesses non désirées et la mortalité lors de l'accouchement (deux à trois fois plus élevée). La situation s'améliore aux Antilles et à la Réunion, mais Mayotte et la Guyane sont très en retard par rapport à la moyenne.
Plusieurs causes :

- l'accès aux soins (notamment pour les urgences) et le manque de structures ;
- le renoncement aux soins ;
- le manque de professionnels de santé (71 pour 100 000 habitants en Guyane alors que la moyenne nationale est de 201) ;
- le manque de prévention adaptée.

Par condition sociale

Un ouvrier vit en moyenne six ans de moins qu'un cadre.
Les ouvriers ont **13 fois plus d'accidents du travail** que les cadres et ont deux fois plus de risques de mourir d'un cancer.
Il y a 5 fois plus d'enfants obèses dans les familles ouvrières que chez les cadres. Cela s'explique par la qualité de vie, l'hygiène alimentaire et l'accès aux soins.

Quelques plans d'action nationaux

Les dates clés

2011 : scandale du Mediator.
2018 : 11 vaccins obligatoires pour les nouveau-nés.
2020 : épidémie de COVID-19.

- Le **plan maladies neurodégénératives** (2014-2019) concerne notamment les maladies d'Alzheimer (850 000 personnes), de Parkinson (150 000) et la sclérose en plaques (85 000). Trois axes sont mis en œuvre : améliorer le diagnostic et la prise en charge des malades, assurer la qualité de vie des malades et de leurs aidants, développer et coordonner la recherche.
- Le **plan autisme** (2018-2022) est centré sur cinq thématiques : l'inclusion scolaire et la formation professionnelle des jeunes, l'inclusion sociale (emploi, logement et citoyenneté), le soutien aux familles, la recherche et l'innovation, la formation des professionnels.
- Le **plan territoire de soins numériques** (2014) « vise à moderniser le système de soins en expérimentant, dans certaines zones pilotes, les services et les technologies les plus innovants en matière d'e-santé » (ministère de la Santé).

La politique vaccinale

Les vaccins permettent d'**éviter les épidémies** et même de faire complètement disparaître certaines maladies (la variole dans le monde, la poliomyélite en France). Depuis quelques années, les vaccins font l'objet d'une polémique, si bien que **la couverture vaccinale commence à reculer** en France, entraînant par exemple une recrudescence de la rougeole.

Certains vaccins sont **obligatoires**, d'autres sont seulement **recommandés**. Cela dépend de la profession (pour les professions médicales : hépatite B, diphtérie, tétanos, poliomyélite), des loisirs, des voyages (fièvre jaune), etc. Il existe également un vaccin contre la grippe saisonnière, dont la composition change chaque année en fonction des souches qui sont susceptibles d'être les plus répandues.

Pour qu'une couverture vaccinale soit efficace, il faut que le **seuil d'immunité de groupe** soit atteint : c'est le pourcentage minimum de personnes qui doivent être vaccinées pour que la collectivité soit protégée. Il varie selon les maladies : 80 % de vaccinés pour la diphtérie mais 95 % pour la rougeole. Le **vaccin protège la personne mais aussi, indirectement, tous ceux qui ne peuvent pas être vaccinés** pour des raisons médicales : les nourrissons trop jeunes, les personnes ayant des problèmes immunitaires, etc.

Pour les enfants nés à partir du 1er janvier 2018, **la liste de vaccins obligatoires est passée de 3 à 11** : à la diphtérie, le tétanos et la poliomyélite se sont ajoutés la coqueluche, les oreillons, la rougeole, la rubéole, l'hépatite B, le pneumocoque, le méningocoque C et la bactérie *Haemophilus influenzae*.

La France est le siège d'un **très important mouvement antivaccin**, alimenté par le complotisme et le développement des « médecines » parallèles.

Quelques crises sanitaires françaises majeures

- **L'hormone de croissance** : entre 1974 et 1988, près de 1 700 enfants ont été traités avec de l'hormone de croissance prélevée sur des cadavres. Certaines de ces hormones étaient infectées par la maladie de Creutzfeldt-Jakob, ce qui a causé 120 décès à ce jour. L'incubation de la maladie pouvant dépasser les trente ans, d'autres personnes pourraient développer la maladie.
- **L'affaire du sang contaminé (1991)** : environ 5 000 personnes (dont 50 % des hémophiles français) ont été infectées par le VIH en 1983-1985 à cause de lots de sang contaminé distribués par le Centre national de transfusion sanguine.
- **L'amiante** : interdit en France en 1997 et hautement cancérigène, il est à l'origine d'environ 35 000 morts ; d'ici 2025, les prévisions estiment que ce chiffre pourrait atteindre 100 000 morts, notamment parmi les ouvriers du bâtiment.

- **La canicule de 2003** a causé la mort de 15 000 personnes (surtout âgées) en France et 70 000 en Europe. Les hôpitaux sont débordés, de même que les services mortuaires : un hangar réfrigéré du marché de Rungis est réquisitionné pour y entreposer temporairement les corps des victimes. Le Gouvernement (et surtout le ministre de la Santé Jean-François Mattei) est accusé d'avoir sous-estimé, voire ignoré, l'ampleur de la crise.
- **Le Mediator®** : médicament antidiabétique, il a été prescrit largement comme coupe-faim à plus de 5 millions de personnes pendant trente ans. En 2007, le Dr Irène Frachon accuse ce médicament d'avoir causé la mort de 1 500 à 2 000 personnes suite à une pathologie cardiaque causée par le médicament. En 2017, la Cour de cassation reconnaît la responsabilité civile des laboratoires Servier.
- **La Dépakine®** : en 2011, des parents ont saisi la justice qui a condamné le laboratoire Sanofi en 2017 pour la défectuosité de son médicament. La Dépakine® est un médicament antiépileptique qui cause des malformations graves et des troubles neurologiques et du développement sur l'enfant s'il est pris durant la grossesse. On estime que depuis 1967, entre 2 000 et 4 000 enfants ont été touchés.
- **Le Levothyrox® (2017)** : pour certains, il s'agit d'une crise sanitaire. Le Levothyrox® est un médicament pris quotidiennement par 3 millions de Français qui ont des problèmes de thyroïde. Son dosage est très précis et difficile à trouver. L'Agence nationale de sécurité du médicament (ANSM) a demandé que le lactose contenu dans le Levothyrox® soit remplacé par un autre excipient, ce qu'a fait le laboratoire Merck. Or, l'information n'a pas été correctement communiquée aux médecins et pharmaciens et des milliers de patients ont vu apparaître des effets secondaires très gênants suite au changement de formule du médicament.
- **Les masques dans l'épidémie de COVID-19** : les restrictions budgétaires à partir de 2011 ont fait changer la politique sanitaire concernant les masques, dont la France avait jusque-là des stocks en grand nombre pour faire face à une épidémie. En 2015, un rapport du Sénat alerte sur la situation, sans effet. En 2018, une note informe le directeur général de la Santé, Jérôme Salomon, que l'État n'a pas assez de masques et que la plupart sont périmés. En 2020, il ne reste que l'équivalent de trois semaines de consommation hospitalière. De plus, la France est dépendante de l'étranger pour sa production. Jérôme Salomon dit le 4 mars, sur BFMTV : « Les masques n'ont aucun intérêt pour le grand public. » Tous les membres du Gouvernement tiennent ce discours de l'inutilité des masques pour tous jusqu'en début avril, où la doctrine change radicalement. Salomon déclare ainsi : « Si nous avons accès à des masques, nous encourageons effectivement le grand public, s'il le souhaite, à en porter. » L'obligation du port du masque se généralise à partir du confinement.

L'épidémie de COVID-19

Le COVID-19 est une pandémie, c'est-à-dire une épidémie à l'échelle mondiale.

La **pandémie de COVID-19** commence en novembre 2019 dans la ville chinoise de Wuhan. Elle est provoquée par le coronavirus *Severe Acute Respiratory Syndrome Coronavirus 2* (SARS-COV-2). L'OMS prononce l'état d'urgence de santé publique de portée internationale le 30 janvier 2020 et déclare qu'il s'agit d'une pandémie le 11 mars 2020.

Il s'agit d'une **maladie infectieuse se transmettant par l'air** (aérosolisation) et par le toucher. Elle touche principalement le système respiratoire mais peut également avoir des conséquences graves sur le système cardiaque ou cérébral. Certaines formes dites de « COVID long » existent également et peuvent durer plusieurs mois. La mortalité est plus élevée chez les personnes âgées et les personnes vulnérables, y compris les personnes asthmatiques et en situation d'obésité. En 2020, elle a fait plus de **60 000 morts** en France.

Le premier **confinement**, strict, du printemps a duré du 17 mars au 10 mai. Le second, plus souple puisque les écoles et certaines activités sont restées ouvertes, a duré du 30 octobre au 14 décembre.
La **campagne de vaccination** a débuté début janvier 2021, avec des accusations de mauvaise gestion au niveau de l'approvisionnement et de l'organisation.

QUELQUES GRANDS ENJEUX SANITAIRES

Chiffres clés

1 Français sur 3 souffre d'une maladie chronique.
150 000 morts du cancer par an, pour 400 000 nouveaux cas.

Les maladies chroniques

Définition du ministère de la Santé : « Une maladie chronique est une maladie de longue durée, évolutive, avec un retentissement sur la vie quotidienne. »
Les conséquences et difficultés rencontrées sont variables et multiples selon les maladies et les patients :

- diminution de la qualité de vie ;
- handicap ;
- souffrance physique et/ou morale ;
- difficultés d'accès à la scolarisation, à l'emploi, à un prêt bancaire ;
- problèmes d'accessibilité ;
- espérance de vie réduite ;
- détérioration de l'état ;
- perte d'autonomie, etc.

Cela concerne près d'**un Français sur trois**.

- Maladies **cardiaques** et vasculaires : angine de poitrine, cardiopathies, hypercholestérolémie, hypertension, insuffisance cardiaque, etc.
- **Cancers** : les plus fréquents sont les cancers du sein, du côlon, de la prostate et du poumon.
- Maladies **endocriniennes** : maladies de la thyroïde, diabète, insuffisance pancréatique, etc.
- Maladies **respiratoires** et oto-rhino-laryngologiques (ORL) : asthme, emphysème, bronchite chronique, mucoviscidose, etc.
- Maladies du système **digestif** : colopathie fonctionnelle, hépatites, maladie cœliaque, recto-colite hémorragique, ulcère duodénal, etc.
- Maladies **rhumatologiques** : polyarthrite rhumatoïde, spondylarthrite ankylosante, etc.
- Maladies **neurologiques** et musculaires : antécédent d'AVC, chorée de Huntington, Parkinson, sclérose en plaques, syndrome de Guillain-Barré, etc.
- Maladies **psychiatriques** et psychologiques : autisme, schizophrénie, trouble bipolaire, anorexie, etc.
- Maladies **rénales**, urinaires ou génitales : endométriose, insuffisance rénale chronique, polykystose rénale, etc.
- Maladies de la **peau** : maladie de Verneuil, sclérodermie, vitiligo, etc.
- Maladies des **yeux** : dégénérescence maculaire liée à l'âge, rétinopathie, décollement de rétine, etc.
- Maladies **systémiques** : lupus, sarcoïdose, maladies auto-immunes diverses, etc.

- Maladies **infectieuses** chroniques : endocardite, VIH/sida, maladie de Lyme, etc.
- Maladies **hématologiques** : aplasie médullaire, troubles de la coagulation, drépanocytose, hémochromatose, hémophilie, etc.

Les cancers

État des lieux

En France, 3 millions de personnes ont déjà été touchées par un cancer au cours de leur vie. Il y a environ **400 000 nouveaux cas et 150 000 morts par an**. Les cancers les plus fréquents sont ceux de la prostate, du sein, du côlon-rectum et du poumon. Le nombre total de cancers s'est stabilisé depuis 2005 et la mortalité baisse d'environ 1 % par an depuis 1980. Cependant, on distingue des **différences selon les types** :

- le nombre de cas et la mortalité ont diminué pour les cancers de l'estomac, de l'œsophage et du col de l'utérus ;
- le nombre de cas et la mortalité ont augmenté pour les cancers du système nerveux central, du poumon chez la femme (7 depuis trente ans) et pour le mélanome cutané ;
- le nombre de cas a augmenté mais la mortalité a diminué pour les cancers du sein et de la prostate (depuis quelques années, la communauté scientifique débat du possible surdiagnostic et surtraitement de ces deux cancers).

La **survie à cinq ans** est très variable selon les types de cancers, par exemple chez les femmes de 7 (pancréas) à 98 % (thyroïde). Mais en moyenne, 50 % des patients guérissent aujourd'hui contre seulement 30 % il y a vingt ans.

Les cancers représentent un quart de l'activité globale des hôpitaux.

Les facteurs de risque de cancers

Externes	Internes	Génétiques
• Environnementaux : exposition à des agents cancérigènes (amiante, bisphénol A, etc.), virus et bactéries (papillomavirus, hépatite B, etc.), pollution, etc. • Modes de vie : tabac, alcool, alimentation, sédentarité, exposition au soleil, etc.	Âge : les cancers sont plus courants après 60 ans mais certaines formes touchent plus particulièrement certaines tranches d'âge (ex. : les leucémies chez les enfants et les adolescents)	Mutations héritées : les plus connues sont les mutations des gènes BRCA1 et BRCA2 qui augmentent de manière importante les risques de cancers du sein et des ovaires (d'où les cancers du sein touchant plusieurs femmes d'une même famille). Une étude de 2003 a identifié 57 000 personnes porteuses d'une mutation génétique.

La prise en charge des cancers par la Sécurité sociale est de 100 %. En France, 930 établissements sont habilités à traiter les cancers et les professionnels de la cancérologie (oncologues et radiothérapeutes) sont de plus en plus nombreux. La prise en charge est pluridisciplinaire, tous les types de soignants peuvent être amenés à y participer : généraliste, oncologue, anesthésiste, psychologue, infirmier, aide-soignant, nutritionniste, ergothérapeute, kinésithérapeute, etc.

La prévention primaire comprend l'information relative aux modes de vie (meilleure alimentation, limitation de l'exposition au soleil, lutte contre le tabac, l'alcool, etc.).

La prévention secondaire est le dépistage car plus le cancer est détecté tôt, meilleures sont les chances de guérison. Les pouvoirs publics ont mis en place des programmes de dépistage organisé pour le cancer du sein (mammographies pour les femmes de 50 à 74 ans) et le cancer colorectal (pour les hommes et femmes de 50 à 74 ans). Le taux de participation reste faible : 50 % pour le sein et 30 % pour le colorectal.

La prévention tertiaire concerne les mesures pour éviter les rechutes.

Les traitements mélangent souvent plusieurs approches : chirurgie, chimiothérapie (de plus en plus souvent par voie orale à domicile), radiothérapie, immunothérapie, hormonothérapie. Dans tous les cas, les effets secondaires sont souvent difficiles à vivre, voire handicapants. Le soutien psychologique est indispensable. Les patients ont souvent un programme personnalisé de soins (PPS).

La recherche scientifique travaille à mieux comprendre, prévenir, détecter et soigner les cancers, par la recherche fondamentale et la mise en œuvre d'essais cliniques (48 000 patients en 2005). Elle est pilotée par l'Institut national du cancer (INCA) et par d'autres agences sanitaires et associations ou fondations. En 2015, son budget était de 158 millions d'euros.

Conséquences sociales et psychologiques

Le cancer est source d'angoisses et de discriminations dans la société. Les personnes touchées sont particulièrement vulnérables : les soins sont contraignants, l'image de soi peut être atteinte (mammectomie, perte des cheveux, perte ou prise de poids, etc.), la peur de la douleur et la perspective de la mort entraînent des **troubles psychologiques** (anxiété, dépression, etc.).

Le cancer est une maladie chronique qui a également un impact social : le maintien d'une activité professionnelle est compliqué (deux ans après le diagnostic, le taux d'emploi des malades passe de 82 à 61 %), les banques refusent souvent des prêts aux personnes qui ont eu un cancer (même en rémission totale). Il peut aussi être compliqué de maintenir une **vie sociale** et une bonne qualité de vie.

De plus, c'est une maladie qui touche aussi **les proches**, qui parfois deviennent des aidants lorsque le cancer devient très invalidant. Eux aussi peuvent connaître des répercussions sociales et psychologiques.

Le VIH/sida et les autres infections sexuellement transmissibles (IST)

Le VIH/sida

Le VIH est le virus de l'immunodéficience humaine. Les personnes qui en sont porteuses (dites séropositives) ne développent pas immédiatement **la maladie du sida** (syndrome de l'immunodéficience acquise) qui est le dernier stade de l'infection à VIH. Les symptômes peuvent mettre cinq ou dix ans à se déclarer. Des médicaments appelés antirétroviraux permettent de ralentir l'évolution de la maladie mais *il n'existe aucun vaccin et on ne guérit pas du VIH*. De plus, les traitements (trithérapies) sont lourds, très contraignants et provoquent des effets secondaires importants. La prise en charge doit être **médicale et psychosociale** et la discrimination est souvent forte.

Le VIH se transmet par les **rapports sexuels non protégés** (anaux et vaginaux), la transfusion de sang contaminé, l'échange de seringues contaminées. Il se transmet également de la mère à l'enfant lors de la grossesse, l'accouchement ou l'allaitement.

Dans le monde, 37 millions de personnes sont contaminées. En France, on estime qu'il y a entre **150 000 et 200 000 séropositifs** avec autour de 6 000 nouveaux cas découverts par an. Grâce au dépistage et aux traitements, moins de 1 000 personnes par an développent la maladie du sida.

Les contaminations se font quasi exclusivement par les rapports sexuels, avec une répartition à peu près égale entre rapports homosexuels (51 %) et rapports hétérosexuels (48 %), et 1 % par l'échange de seringues (drogues). La contamination diminue avec les années chez

les hétérosexuels mais pas chez les homosexuels et elle est même **en augmentation chez les jeunes hommes homosexuels**.
Le dépistage est essentiel pour la santé publique : 30 000 personnes ne savent pas qu'elles sont porteuses du VIH en France et ne sont donc pas traitées, ce qui accroît les risques de transmission dans la population. Il s'écoule environ 18 mois entre la contamination et la découverte de la séropositivité.
La **prévention** comprend le préservatif (masculin et féminin), le dépistage (test sanguin classique, test rapide, autotest), le traitement post-exposition (traitement d'urgence pris dans les vingt-quatre heures après l'exposition et pendant un mois), le traitement comme prévention (plus de neuf personnes traitées sur dix ont une charge virale indétectable, c'est-à-dire un risque infime ou inexistant de transmettre le virus).
Le sida se définit par l'arrivée d'une ou plusieurs **maladies opportunistes** (qui « profitent » de la fragilité du système immunitaire), dont la tuberculose (la plus mortelle dans le monde), la toxoplasmose, la candidose et différents virus (infections à cytomégalovirus, herpès, zona, etc.).

Histoire du virus

Le VIH est né dans les années 1920 en Afrique centrale, à la suite d'une mutation d'un virus du singe. Mais les premières publications datent de 1981, suite à l'apparition de maladies inhabituelles au sein de la population homosexuelle. Il est d'abord appelé *Gay Related Immune Deficiency* (GRID) : immunodéficience liée à l'homosexualité.
Le VIH est formellement **identifié en 1983** par des chercheurs français de l'Institut Pasteur qui recevront le prix Nobel. Les années 1980 sont des années noires : l'épidémie se propage et la stigmatisation nourrie par l'homophobie est très importante, la maladie est surnommée le « cancer gay ». Les malades sont traités comme des pestiférés (certains sont rejetés par leur famille, des soignants refusent de les traiter, etc.).
À partir de 1986, le Gouvernement autorise la **publicité pour le préservatif et la vente libre de seringues** pour enrayer la contamination. Les trithérapies font leur apparition en 1996, avant d'être peu à peu perfectionnées. Pendant les « années sida » (1983–1995), 30 000 Français sont décédés (et 30 millions de personnes dans le monde depuis 40 ans). En France, l'interdiction des soins funéraires aux personnes séropositives n'a été levée qu'en 2017.

Les autres IST

Il existe plus d'une trentaine de virus, bactéries et parasites qui se transmettent par voie sexuelle, mais les plus fréquentes sont **la syphilis, la gonorrhée, la chlamydiose, la trichomonase** (traitables par antibiotiques) ainsi que **l'hépatite B, l'herpès, le VIH et le papillomavirus** humain (tous incurables). Dans le cas des infections qu'on ne peut pas guérir, des traitements existent pour contrôler les symptômes.
Chaque jour, un million de personnes dans le monde sont contaminées par une IST. La plupart du temps, il n'y a pas de symptômes ou bien ils sont bénins, si bien que beaucoup de personnes ignorent qu'elles sont contaminées.

Estimation du nombre de cas par an en France.

Chlamydiose	Gonococcies	Syphilis	Hépatite B	Papillomavirus
77 000	15 000	10 000- 20 000	1 400	50 000

Les IST sont en **augmentation** dans la population, en particulier chez les hommes homosexuels et les jeunes de moins de 30 ans à cause d'un relâchement de la prévention et peut-être d'une banalisation. Pourtant, sans traitement, certaines de ces IST peuvent avoir des **conséquences**

graves sur la santé : cancer du col de l'utérus (papillomavirus), cirrhose ou cancer du foie (hépatite B), atteintes du système nerveux et cardiovasculaire (dernier stade de la syphilis), stérilité et grossesse extra-utérine (chlamydiose), etc. Les IST favorisent aussi la transmission du VIH.
La **prévention** se concentre d'abord sur les comportements : éducation sexuelle, incitations à l'utilisation du préservatif, information sur les modes de transmission, campagnes de sensibilisation ciblées (travailleurs du sexe, adolescents, homosexuels, etc.), lutte contre les tabous, dépistage régulier. Il existe également deux vaccins : contre les papillomavirus et contre l'hépatite B.
Non seulement les personnes bien informées courent moins de risques en se protégeant, mais en plus elles savent reconnaître les premiers symptômes et consulter rapidement pour obtenir un traitement.

LE HANDICAP

Chiffres clés

6 catégories de handicap.
1975 : 1re politique publique sur le handicap.
2 fois plus de chômage pour les personnes porteuses d'un handicap.
2017 : bilan négatif de l'Organisation des Nations unies (ONU) sur le handicap en France.

Données clés

Certaines de ces maladies chroniques sont reconnues comme invalidantes, comme des handicaps, physiques ou mentaux.
En droit français, la **définition du handicap** est la suivante : « Toute limitation d'activité ou restriction de participation à la vie en société subie dans son environnement par une personne en raison d'une altération substantielle, durable ou définitive d'une ou plusieurs fonctions physiques, sensorielles, mentales, cognitives ou psychiques, d'un polyhandicap ou d'un trouble de santé invalidant. »
On dénombre **six catégories de handicap** : moteur, visuel, auditif, psychique, intellectuel et maladies invalidantes. On réduit souvent le handicap au fauteuil roulant, mais 80 % des handicaps sont invisibles.
Dans le monde, **1 personne sur 7** est porteuse d'un handicap. Parmi elles, 70 millions ont besoin d'un fauteuil roulant (seules 10 % y ont accès) et 360 millions souffrent de déficiences auditives modérées à profondes. Selon les critères pris en compte pour les recenser, on compte **entre 1,8 et 9,6 millions** de personnes handicapées en France (INSEE, 2007), dont 380 000 enfants. De plus en plus de personnes sont porteuses de handicaps à cause du vieillissement de la population et de l'augmentation des maladies chroniques.
Ces personnes sont souvent confrontées à des **difficultés multiples** : l'accès à la scolarisation, à la formation et à l'emploi (deux fois plus de chômage), l'accessibilité des lieux publics et privés (dont le logement), y compris pour l'exercice de la citoyenneté, des loisirs, des sports et de la culture.

Le cadre législatif

En 1975 est créée pour la première fois une **politique publique sur le handicap**, sous l'impulsion de la ministre de la santé Simone Veil.

Cette loi rappelle que l'accès aux droits doit être le même pour les personnes en situation de handicap, notamment sur trois aspects : **le travail, un minimum de ressources garanti et l'intégration scolaire et sociale.**

Plus précisément, cette loi :

- rappelle l'importance de la prévention et du dépistage du handicap ;
- oblige que tous les enfants et adolescents handicapés puissent être accueillis en milieu scolaire (ordinaire ou adapté) ;
- souligne le droit d'accès à toutes les institutions et le maintien dans un cadre ordinaire de travail et de vie ;
- oblige les entreprises privées et publiques à embaucher des travailleurs handicapés ;
- crée et/ou réorganise tout un système : commissions départementales (Commission technique d'orientation et de reclassement professionnel [COTOREP]), ateliers protégés et centres d'aide par le travail (créés en 1957), allocations et aides sociales.

La loi de 2005 est le principal texte sur les droits des personnes en situation de handicap. En plus de définir légalement le handicap, elle apporte de grandes avancées.

- La prestation de compensation du handicap (PCH) qui répond à un plan personnalisé et est destinée à financer cinq types d'aide : humaine, technique, animalière (chien d'assistance), aménagement du logement et du véhicule, aides spécifique et exceptionnelle.
- Le projet personnalisé de scolarisation et la favorisation de l'insertion en milieu scolaire ordinaire.
- Le principe de non-discrimination au travail est réaffirmé avec l'obligation pour toute entreprise de plus de 20 salariés d'employer au moins 6 % de travailleurs handicapés.
- L'accessibilité généralisée des locaux d'habitation neufs ou rénovés et des lieux publics : « la chaîne du déplacement, qui comprend le cadre bâti, la voirie, les aménagements des espaces publics, les systèmes de transport et leur intermodalité, est organisée pour permettre son accessibilité dans sa totalité aux personnes handicapées ou à mobilité réduite ».
- La création des maisons départementales des personnes handicapées (MDPH) qui accueillent, informent, conseillent et accompagnent les personnes handicapées et leurs familles. Toutes les demandes de droits ou de prestations passent par les MDPH qui centralisent toutes les compétences (caisse d'allocations familiales [CAF], CPAM, emploi...).

En pratique : un bilan plutôt négatif

Si en théorie la loi garantit les mêmes droits aux valides et non-valides, dans les faits la situation est très différente.

Les discriminations et la question de l'accessibilité

L'accès à la scolarisation est loin d'être assuré pour tous. Ainsi, d'après le Fonds des Nations unies pour l'enfance (UNICEF), en France **20 000 enfants en situation de handicap ne sont pas scolarisés**, y compris 80 % des jeunes autistes. Ce « mauvais départ » a bien sûr un impact sur le diplôme. Sans compter que les ¾ des enfants scolarisés le sont en milieu ordinaire, ce qui est théoriquement une avancée mais qui peut, en pratique, être un frein lorsque les moyens d'une bonne inclusion ne sont pas donnés : il manque ainsi plusieurs milliers d'assistants de vie scolaire dans les écoles...

Le niveau de diplôme est plus bas chez les personnes handicapées : 81 % ont un niveau de diplôme inférieur au bac (contre 56 % de la population totale) et seulement **7 % ont un diplôme de niveau bac + 2** ou plus (contre 27 % de la population totale). En 2012, **moins de 1 % des étudiants inscrits à l'université** étaient porteurs d'un handicap. L'accessibilité est un des facteurs de cette proportion si faible.

L'accès à l'emploi est compliqué par le manque de formation initiale mais aussi, et peut-être surtout, par les préjugés du monde du travail. Certes, d'après la loi, les entreprises de plus de 20 employés doivent avoir au moins 6 % de travailleurs handicapés mais cette loi peut être contournée par des accords de branche ou par le versement d'une contribution financière à l'Association de gestion du fonds pour l'insertion des personnes handicapées (AGEFIPH). Si bien que dans les faits : **1 entreprise sur 2 ne respecte pas le quota, seuls 3 % des travailleurs du secteur privé sont handicapés et 4,6 % dans la fonction publique**. Le chômage est 2 fois plus élevé et beaucoup plus long pour les personnes handicapées.

L'obligation d'accessibilité qui est dans la loi 2005 est sans cesse repoussée. La loi sur l'évolution du logement, de l'aménagement et du numérique (ELAN) de 2018 lui a même fait faire un important bond en arrière : seuls 20 % des logements neufs devront être obligatoirement accessibles aux personnes handicapées, au lieu de 100 %... Il ne s'agit pas seulement de penser à l'habitat principal mais aussi aux déplacements quotidiens : moins d'accessibilité des logements neufs signifie plus de difficultés pour une personne en fauteuil roulant de rendre visite à des amis, pour un enfant polyhandicapé d'être gardé par ses grands-parents...

Le handicap peut aussi arriver au cours de la vie (l'AVC est la première cause de handicap acquis) et obliger alors à déménager parce que le logement n'est pas adapté. Lorsqu'on regarde les chiffres de l'accessibilité (Association des paralysés de France, 2014), il est évident que **l'inclusion est encore loin d'être une réalité** : à peine plus de la moitié des écoles et seulement 42 % des réseaux de bus sont accessibles, de même que moins de la moitié des commerces de proximité et des cabinets médicaux et paramédicaux.

La sévère critique de l'ONU

Bien qu'il y ait eu des progrès depuis vingt ans, **l'ONU a dressé en 2017 un bilan négatif, voire sévère**, de la prise en charge du handicap en France. La Rapporteuse spéciale sur les droits des personnes handicapées a ainsi soulevé les problèmes suivants dans ses observations préliminaires du 13 octobre 2017 :

- « **Un manque cruel de données et de statistiques sociodémographiques** ventilées par handicap. À titre d'exemple, le recensement national ne comporte aucune question sur le handicap et la dernière enquête Handicap-Santé remonte à 2008, les données relatives aux personnes autistes en France sont limitées, voire inexistantes. »
- « L'accent est mis sur la déficience de l'individu et non pas sur la transformation de la société et de l'environnement pour assurer des services accessibles et inclusifs ainsi qu'un accompagnement de proximité. Non seulement ce type de réponses isolées perpétue **la méprise selon laquelle les personnes handicapées seraient "objets de soins" et non pas "sujets de droits"**, mais il accentue leur isolement face à la société et entrave et/ou retarde les politiques publiques visant à modifier l'environnement de façon radicale et systématique pour éliminer les obstacles, qu'ils soient physiques, comportementaux ou liés à la communication. »
- « Il est préoccupant de constater un usage très limité de la LSF sur le terrain, notamment dans les services de base. De plus, **les campagnes de sensibilisation essentielles**, qu'il s'agisse de la prévention du cancer et des maladies transmissibles, de santé publique ou de droits reproductifs, **ne sont généralement pas accessibles à l'ensemble des personnes handicapées**, notamment aux personnes sourdes-aveugles, autistes ou avec handicaps intellectuels. »
- **L'institutionnalisation** fréquente en France est notamment sévèrement condamnée par la communauté internationale : « J'aimerais insister sur le fait qu'il n'existe pas de "bons établissements" dans la mesure où tous imposent un mode de vie donné, qui entrave la capacité de l'individu à mener une vie décente sur la base de l'égalité avec les autres. Les personnes handicapées, y compris celles nécessitant un fort accompagnement, doivent pouvoir vivre en société et choisir elles-mêmes leur lieu et mode de résidence. À cet égard, **j'exhorte le Gouvernement à adopter un plan d'action concret pour assurer**

la fermeture progressive de tous les établissements existants et transformer l'offre actuelle de services pour personnes handicapées en solutions d'accompagnement et de logements de proximité. La désinstitutionnalisation des enfants handicapés doit constituer une priorité politique et le Gouvernement devrait envisager un moratoire pour suspendre toute nouvelle admission. »

Le validisme (ou capacitisme)

Le « validisme » (*ableism* en anglais) est une notion née dans les années 1980, en écho aux revendications contre les discriminations, quelles qu'elles soient. Il consiste notamment à considérer **la personne valide comme une norme** indépassable. Mais le validisme n'entraîne pas que des préjugés négatifs et du rejet (**handiphobie**), il est aussi associé à des stéréotypes (glorification de l'effort et de la douleur) et à de la pitié. Lorsqu'il s'agit de préjugés liés à la maladie mentale, on parle plutôt de **psychophobie**.

Le Collectif lutte et handicaps pour l'égalité et l'émancipation (CLHEE), mené entre autres par l'avocate Elisa Rojas, définit le validisme ainsi :

« Le validisme se caractérise par la conviction de la part des personnes valides que leur absence de handicap et/ou leur bonne santé leur confère une position plus enviable et même supérieure à celle des personnes handicapées. Il **associe automatiquement la bonne santé et/ou l'absence de handicap à des valeurs positives** telles que la liberté, la chance, l'épanouissement, le bonheur, la perfection physique, la beauté.
Par opposition, il **assimile systématiquement le handicap et/ou la maladie à une triste et misérable condition**, marquée entre autres par la limitation et la dépendance, la malchance, la souffrance physique et morale, la difformité et la laideur. Le validisme suppose que la plupart des personnes handicapées se consument dans la plainte, l'aigreur, la frustration ou le regret de ne pas être valides.
Il se traduit par des discours, actions ou pratiques **paternalistes, condescendants et dénigrants** à l'égard des personnes handicapées, qui les infériorisent, leur nient toute possibilité d'être satisfaites de leur existence et leur refusent le droit de prendre en main leur propre vie.
Il exige de surcroît que les personnes handicapées fassent preuve de docilité, de déférence et de reconnaissance à l'égard des personnes valides, en particulier lorsque ces dernières leur apportent une aide quelconque ou s'intéressent à leur sort. »

S'ENTRAÎNER

QUESTION 1

Combien le système de santé en France compte-t-il de niveaux ?
- ☐ **a.** Deux : national, local
- ☐ **b.** Trois : national, régional, local
- ☐ **c.** Trois : soins de ville, hôpitaux publics, hôpitaux privés

QUESTION 2

Quelles sont les affirmations vraies ?
- ☐ **a.** La France dépense plus pour la santé que l'Allemagne
- ☐ **b.** Un traitement du cancer peut coûter jusqu'à 30 000 euros, entièrement pris en charge par la Sécurité sociale
- ☐ **c.** Tous les soins des étrangers en situation irrégulière sont remboursés par la Sécurité sociale
- ☐ **d.** Les couvertures maladies solidaires (AME, PMU, CMU-C) représentent environ 1,5 % du financement des soins

QUESTION 3

En moyenne, combien de temps en moins vit un ouvrier par rapport à un cadre ?

☐ **a.** 1 an
☐ **b.** 3 ans
☐ **c.** 6 ans
☐ **d.** 10 ans

QUESTION 4

On trouve aussi des déserts médicaux dans les zones très peuplées.

☐ **a.** Vrai
☐ **b.** Faux

QUESTION 5

Cochez les affirmations vraies.

☐ **a.** La fréquentation des urgences a triplé en 30 ans
☐ **b.** Le taux de suicide des soignants est 2 à 3 fois supérieur à la moyenne nationale
☐ **c.** 18,5 millions d'heures supplémentaires sont en attente d'être payées ou récupérées dans l'hôpital public
☐ **d.** Les hôpitaux ont perdu 1 milliard de budget en 10 ans

QUESTION 6

Pour quelles propositions la mortalité a-t-elle diminué ?

☐ **a.** les cancers
☐ **b.** le suicide
☐ **c.** les maladies cardiovasculaires

QUESTION 7

Quelle est la première cause de mortalité chez les femmes ?

☐ **a.** les cancers
☐ **b.** le suicide
☐ **c.** les maladies cardiovasculaires
☐ **d.** les accidents domestiques

QUESTION 8

Où parmi ces trois régions en France l'espérance de vie est-elle la plus basse ?

☐ **a.** en Île-de-France
☐ **b.** en Martinique
☐ **c.** dans les Hauts-de-France

QUESTION 9

Quels vaccins font partie de la liste des 11 obligatoires pour tout enfant né à partir du 1er janvier 2018 ?

☐ **a.** La grippe
☐ **b.** Le COVID-19
☐ **c.** L'hépatite B
☐ **d.** Les oreillons

QUESTION 10

Lequel de ces médicaments à l'origine d'un scandale sanitaire cause des malformations graves et des troubles neurologiques et du développement sur l'enfant s'il est pris durant la grossesse ?

☐ **a.** le Mediator®
☐ **b.** le Levothyrox®
☐ **c.** la chlorexiquine
☐ **d.** la Dépakine®

QUESTION 11

Combien y a-t-il de catégories du handicap ?

☐ **a.** 3
☐ **b.** 4
☐ **c.** 4
☐ **d.** 6

QUESTION 12

En matière de handicap, qu'est-ce que le rapport 2017 de l'ONU reproche à la France ?

☐ **a.** Un manque cruel de données et de statistiques sociodémographiques
☐ **b.** Le refus de droits
☐ **c.** Le choix d'institutionnaliser plutôt que d'accompagner
☐ **d.** Un manque d'accès des campagnes de sensibilisation (notamment en LSF)

CORRIGÉS

QUESTION 1

b. Trois : national, régional, local

QUESTION 2

b. Un traitement du cancer peut coûter jusqu'à 30 000 euros, entièrement pris en charge par la Sécurité sociale
d. Les couvertures maladies solidaires (AME, PMU, CMU-C) représentent environ 1,5 % du financement des soins

QUESTION 3

c. 6 ans

QUESTION 4

a. Vrai

QUESTION 5

a. La fréquentation des urgences a triplé en 30 ans
b. Le taux de suicide des soignants est 2 à 3 fois supérieur à la moyenne nationale
c. 18,5 millions d'heures supplémentaires sont en attente d'être payées ou récupérées dans l'hôpital public

QUESTION 6

a. Les cancers
b. Le suicide
c. Les maladies cardiovasculaires

QUESTION 7

c. Les maladies cardiovasculaires

QUESTION 8

c. Dans les Hauts-de-France

QUESTION 9

c. L'hépatite B
d. Les oreillons

QUESTION 10

d. la Dépakine®

QUESTION 11

d. 6

QUESTION 12

a. Un manque cruel de données et de statistiques sociodémographiques
b. Le refus de droits
c. Le choix d'institutionnaliser plutôt que d'accompagner
d. Un manque d'accès des campagnes de sensibilisation (notamment en LSF)

CHAPITRE 7

La santé mentale

LES TROUBLES MENTAUX

Définition

Santé mentale : « Un état de bien-être dans lequel la personne peut se réaliser, surmonter les tensions normales de la vie, accomplir un travail productif et fructueux et contribuer à la vie de sa communauté » (Organisation mondiale de la santé [OMS]).
DSM : *Manuel diagnostique et statistique des troubles mentaux*, en anglais, *Diagnostic and Statistical Manual of Mental Disorders*. Actuellement dans sa cinquième édition (2013) et publié par l'Association américaine de psychiatrie. Il ne fait pas l'unanimité mais reste la référence internationale.

Chiffres clés

3 types de facteurs : biologiques, psychologiques et sociaux.
1 personne sur 3 connaîtra un trouble ou une maladie mentale au cours de sa vie (OMS)

Qu'appelle-t-on maladie mentale ?

Il n'y a **pas une seule définition du trouble mental**, notamment parce que la distinction entre « normalité » et pathologie n'est pas toujours facile à identifier. De plus, les spécialistes ne sont pas toujours d'accord sur les **critères** et la notion même **de « normalité » évolue** : l'OMS a ainsi gardé l'homosexualité sur sa liste des maladies mentales jusqu'en 1992 !

L'appellation « maladie mentale » recouvre **des réalités variées** qui vont du stress post-traumatique à la schizophrénie, de l'anorexie mentale à l'autisme, de la bipolarité aux troubles de la personnalité. Les **causes sont complexes** et parfois difficiles à déterminer. On trouve trois types de facteurs : biologiques, psychologiques et sociaux. Les premiers signes apparaissent en général **entre 15 et 25 ans**. Ces maladies touchent davantage les femmes et les jeunes.

L'**espérance de vie** des personnes souffrant de troubles psychiatriques est en moyenne **inférieure de neuf ans à la moyenne nationale,** essentiellement à cause d'un mauvais suivi de l'état général. Les personnes souffrant de troubles mentaux ont un moins bon accès aux soins et sont en général plus concernées par une mauvaise alimentation et la consommation excessive de tabac et d'alcool.

La maladie mentale, selon son degré et son type, peut avoir des **répercussions** sur la vie professionnelle (c'est la deuxième cause d'arrêt de travail en France), scolaire, sociale et familiale.

Quelques troubles à connaître

Les troubles bipolaires

C'est une maladie mentale **chronique dont on ne guérit pas** et qui concerne plus d'**1 million** de personnes en France. Elle est considérée comme un handicap par l'OMS.
On l'appelle encore parfois « maniaco-dépression » car elle fait se succéder des **phases d'euphorie** (ou phases « maniaques ») et des **phases de dépression** sévère, de durée variable selon les différents types, de quelques jours à quelques mois.
Dans la vie quotidienne, cette maladie cause des problèmes parfois très invalidants de sommeil, hyperémotivité, troubles de l'attention et de la mémoire, fatigue extrême, etc.
Il faut en moyenne **dix ans pour poser un diagnostic**, ce qui retarde la prise en charge qui est pourtant essentielle car 20 % des bipolaires non traités se donnent la mort.
De plus, les **comportements et conduites à risque** sont fréquents dans la bipolarité : alcoolisme, addictions, mise en danger lors des phases maniaques, etc. Le traitement mêle médicaments, psychothérapie et hygiène de vie.

La schizophrénie

Elle touche **600 000 personnes** en France de tous les profils. Elle se déclare généralement à l'adolescence ou chez les très jeunes adultes. L'OMS la classe parmi les maladies invalidantes.
Elle se manifeste par des **crises mais des symptômes plus modérés sont souvent présents en continu** : hallucinations, idées délirantes, troubles cognitifs et émotionnels, modifications du comportement, désorganisation de la pensée et du langage, etc. Contrairement aux croyances, la schizophrénie n'est pas un dédoublement de la personnalité.
La schizophrénie cause une grande **souffrance psychique** (40 % des malades commettent une tentative de suicide) et a souvent des **répercussions majeures** sur l'insertion professionnelle et sociale.
Les causes sont méconnues. Néanmoins, les médecins ont identifié deux types de facteurs : des prédispositions génétiques et la consommation de stupéfiants (cannabis notamment).
La prise en charge est totale (affection longue durée [ALD]) et combine médicaments (antipsychotiques, neuroleptiques) et suivi psychosocial.

L'autisme

Il existe en fait une grande variété de cas et on parle plutôt de « troubles du spectre autistique » (TSA), notamment depuis la dernière édition du *DSM* en 2013. Cette appellation recouvre des **manifestations très diverses**, c'est pourquoi on parle de « spectre ». **Une personne sur cent** serait atteinte de TSA qui se manifestent par des troubles de la communication, des interactions sociales, du comportement et des intérêts.
Les personnes atteintes de TSA peuvent l'être de **manière très différente et à des degrés variés**, c'est pourquoi on parle de « spectre ». Par exemple, le syndrome **d'Asperger** (reconnu seulement depuis 1993) n'entraîne aucun déficit cognitif ou langagier alors que d'autres formes, dites **profondes**, sont marquées par un retard intellectuel et une incapacité à communiquer. Pour certaines de ces formes, on parle simplement de **neuroatypisme**, et pour d'autres de **handicap**. Les TSA peuvent s'accompagner d'autres neuroatypismes : haut quotient intellectuel (QI), trouble du déficit de l'attention avec ou sans hyperactivité (TDAH).
Les causes sont génétiques et la prise en charge privilégiée aujourd'hui est éducative et pédagogique.
Les personnes atteintes de TSA sont **très vulnérables aux violences sociales (harcèlement, agressions...) et aux discriminations** car leur atypisme est mal compris : difficultés à décoder les expressions faciales et à adapter sa communication, regard fuyant, gestes stéréotypés (en anglais : *stim*), hypersensibilité aux stimuli...

LES TROUBLES DES COMPORTEMENTS ALIMENTAIRES

Chiffres lés

600 000 personnes environ en France présentent un trouble du comportement alimentaire (TCA).
3 formes : anorexie mentale, boulimie, troubles atypiques.
3 facteurs de risque : psychologiques, familiaux, socioculturels (pression sociale, idéalisation de la minceur dans les médias, etc.).
Entre 14 et 18 ans : âge auquel se déclarent la plupart des TCA.
+ 98 % des individus touchés par la boulimie et l'anorexie mentale sont des filles et des femmes.
Les mécanismes des TCA, surtout ceux de la boulimie, sont proches de ceux de l'addiction : besoin et satisfaction, perte de contrôle du comportement, déni de la gravité. Les TCA sont un trouble mental.

L'anorexie mentale

0,5 % des jeunes filles sont touchées (et 0,03 % des garçons), dans toutes les classes sociales.
Le diagnostic est posé à partir des **signes** suivants :

- l'alimentation (restrictions, refus de manger, phases de boulimie) ;
- certains comportements (se faire vomir, prendre des laxatifs) ;
- un indice de masse corporelle (IMC) inférieur à 17,5 ;
- une vision déformée de son corps (dysmorphophobie) ;
- un problème d'estime de soi ;
- une absence de règles depuis au moins trois mois.

On retrouve souvent **d'autres symptômes associés** comme le ralentissement de la croissance et le surinvestissement scolaire. Presque une personne sur deux présente en plus des **troubles psychiatriques** comme l'anxiété, des phobies, des troubles obsessionnels compulsifs (TOC), etc.
Les **conséquences** sont essentiellement liées à la dénutrition et aux vomissements : problèmes **cardiovasculaires** pour neuf patients sur dix, absence de règles quasi systématique, problèmes hématologiques comme **l'anémie**, troubles divers du **métabolisme** (reins, cholestérol...), perte des cheveux, etc. À long terme, les os et les dents sont les plus atteints.
Psychologiquement, l'anorexie s'accompagne d'habitudes de plus en plus rigides (**rituels**) et entraîne **l'isolement**.
Une phase anorexique dure **entre 18 mois et 3 ans** et **deux personnes sur trois guérissent** en moins de 5 ans mais les **rechutes** sont fréquentes. Si la maladie se poursuit au-delà de cette période, on parle d'**anorexie mentale chronique**.
5 % des patients en décèdent : dans plus de la moitié des cas de complications physiques (arrêt cardiaque) et dans un quart des cas de suicide. L'anorexie est la maladie mentale qui connaît **le plus fort taux de suicide**. La prise en charge précoce est déterminante dans la guérison.
La prise en charge est pluridisciplinaire, c'est-à-dire **psychologique et médicale**, pour retrouver un poids acceptable, pallier les conséquences sociales et relationnelles, apporter un soulagement psychique, permettre un retour à une alimentation normale.

Il faut obligatoirement prendre en compte l'**entourage**, par exemple avec une thérapie familiale. L'hospitalisation est souvent nécessaire en début de prise en charge.
Entre 30 et 50 % des adolescents souffrant d'anorexie mentale commencent à alterner phases d'anorexie et phases de boulimie avec vomissements autour de 18 ans.

La boulimie

3 à 4 % des femmes (et 0,1 à 0,5 % des hommes) entre 15 et 35 ans seraient concernées, soit environ **400 000 personnes**.
La boulimie touche dix fois plus les femmes que les hommes et arrive un peu plus tard que l'anorexie, vers 18 ans. Les critères diagnostiques sont :

- crises avec consommation de grandes quantités de nourriture sur un temps très court et sans pouvoir se contrôler ;
- stratégies de compensation (vomissements, laxatifs, exercice physique excessif, etc.) ;
- attention anormale portée à l'apparence dont l'estime de soi dépend trop (culpabilisation, dégoût et haine de soi).

Les personnes souffrant de boulimie ont souvent d'autres **troubles associés** : dépression, anxiété, autres addictions, automutilation.
Les **conséquences** physiques sont surtout liées à la **sphère gastrique** (inflammation de l'œsophage, estomac dilaté, douleurs abdominales), mais on trouve aussi des carences et une érosion de l'émail dentaire ainsi que des caries à cause des vomissements. Psychologiquement, la personne malade est souvent dans l'obsession vis-à-vis de la nourriture et dans le contrôle en public, l'**estime de soi est très dégradée** et les répercussions sur la vie sociale sont réelles.
Le repérage est assez tardif à cause de la **méconnaissance des troubles** par les infirmiers scolaires et les professionnels de santé et parce que les personnes ont souvent très **honte** de leur maladie. La prise en charge est nutritionnelle, sociale, psychiatrique (psychothérapie) et médicale (antidépresseurs, etc.).

Les autres troubles du comportement alimentaire

L'hyperphagie : ingestion de quantités importantes de nourriture sans faim mais avec un sentiment de plaisir, pas de stratégies de compensation. Trois personnes atteintes sur dix sont des hommes.
L'orthorexie : besoin obsessionnel de se nourrir sainement (ou ce que l'on pense être sainement) qui entraîne un contrôle excessif de l'alimentation avec un rejet total de tout ce qui pourrait être mauvais pour la santé (graisses, protéines animales, additifs, colorants, etc.) et donc un isolement social (refus de manger à l'extérieur, d'adapter son alimentation à des situations ponctuelles).
Le grignotage compulsif ou pathologique : souvent révélateur d'un état dépressif ou d'une anxiété généralisée. Les quantités sont petites mais ingérées tout au long de la journée, ce qui entraîne un surpoids.

LA DÉPRESSION

Chiffres clés

300 millions de personnes dans le monde.
1 Français sur 5 connaîtra la dépression au cours de sa vie.
70 % des personnes qui se donnent la mort souffrent d'une dépression.

Qu'est-ce que la dépression ?

Pour l'OMS, il existe **neuf symptômes** de la dépression (le diagnostic exige qu'au moins cinq d'entre eux soient présents) :

- tristesse quasi permanente ;
- anhédonie (perte de plaisir) ;
- dévalorisation excessive ;
- idées morbides ;
- grande fatigue ;
- ralentissement général ;
- perte d'appétit ;
- troubles du sommeil ;
- troubles de l'attention / de la concentration / de la mémoire.

La dépression n'est **pas la déprime** : ces symptômes doivent apparaître depuis au moins quinze jours, presque tous les jours et presque toute la journée. Elle est la cause d'une **grave souffrance psychique** et a des **répercussions** sur la vie professionnelle ou scolaire, sociale et familiale. La dépression peut également conduire au suicide.

Elle peut intervenir à tout âge et n'est pas la conséquence d'un manque de volonté ou d'une faiblesse de personnalité. Elle provient d'un **déséquilibre chimique** dans le cerveau et peut être indépendante de l'environnement (sans raison objective à la tristesse).

Les **femmes** sont deux fois plus touchées que les hommes, entre autres, parce que la **grossesse et l'accouchement** sont des facteurs de risque : 15 % des femmes enceintes connaissent un épisode dépressif majeur et 7 % des mères connaissent une dépression post-partum (qui est à différencier du baby-blues : une déprime passagère). Les **adolescents** représentent 14 % des malades.

Tous les individus n'ont pas la même résistance face au risque de dépression. Il existe des **prédispositions génétiques** auxquelles peuvent se lier des **facteurs extérieurs** dont les plus courants sont : accidents de la vie (deuil, perte d'emploi, etc.), maladie (cancer, maladie chronique, etc.) et traumatisme dans l'enfance (notamment en cas d'agression sexuelle). La dépression mélange donc des **facteurs sociaux, psychologiques et biologiques**.

Prise en charge

Le diagnostic est déterminant car la majorité des personnes qui se suicident lors d'une dépression n'ont pas été **diagnostiquées** ou suivies. Parfois, d'**autres troubles** sont associés : anxiété généralisée, dépendance à certaines substances, comme l'alcool, les anxiolytiques ou les psychotropes (que les personnes utilisent pour apaiser leurs angoisses).

Le traitement est indispensable et combine en général la prise de **médicaments** et la prise en charge psychologique (**psychothérapies**). Les antidépresseurs rétablissent un certain équilibre chimique dans le cerveau mais mettent plusieurs semaines à agir et le traitement doit durer

plusieurs mois (parfois plusieurs années), avec un arrêt progressif et encadré par le médecin. Ce traitement est **efficace dans presque 70 % des cas** quand il est bien suivi **mais 40 % des patients arrêtent** le traitement.
Lorsque la dépression est sévère ou résiste aux antidépresseurs et à la psychothérapie, il existe d'autres recours : l'**électroconvulsivothérapie** (électrochocs) qui est efficace dans 80 à 90 % des cas, et l'**hospitalisation** (le plus souvent de deux à trois semaines).
La **psychothérapie** est importante car, en permettant un travail sur soi en profondeur et des changements durables, elle sert à **prévenir les rechutes** qui sont fréquentes : 60 % des personnes ayant connu un épisode dépressif en referont un. Et plus on connaît d'épisodes dépressifs, plus la rechute est probable : si une personne a déjà connu trois épisodes dépressifs, elle risque à 90 % d'en connaître un nouveau.

LES ADDICTIONS

Définition

On parle d'addiction (ou de dépendance) quand on ne peut pas s'empêcher de répéter un comportement alors que l'on sait qu'il est nocif et qu'il a des conséquences négatives sur la santé mais aussi sur les activités sociales ou professionnelles. L'addiction est une maladie.
Selon l'OMS et sa classification des **maladies**, il existe six critères de la dépendance et au moins trois d'entre eux doivent exister en même temps pour que le diagnostic soit posé :
1. « un désir puissant ou compulsif d'utiliser une substance psychoactive ;
2. des difficultés à contrôler l'utilisation de la substance ;
3. un syndrome de sevrage quand le sujet diminue ou arrête la consommation ;
4. le sujet a besoin d'une quantité de plus en plus importante pour obtenir l'effet désiré ;
5. un abandon progressif d'autres sources de plaisir et d'intérêt ;
6. une poursuite de la consommation malgré des conséquences manifestement nocives ».

Les addictions aux substances psychoactives (alcool, tabac, drogues)

L'alcool

5 millions de Français consomment de l'alcool **tous les jours**. Or, au-delà de 2 verres quotidiens (pour les femmes) et 3 verres (pour les hommes), l'alcool devient dangereux pour la santé. Il est donc conseillé de limiter sa consommation.
L'alcool cause **49 000 décès** par an en France et est **à l'origine de plus de 200 maladies** et traumatismes, dont les cancers de la bouche, de la gorge, de l'œsophage, du côlon-rectum, la cirrhose, les maladies cardiovasculaires (MCV), les maladies psychiques, etc.
Les conséquences sont aussi **sociales** : problèmes professionnels et familiaux, violences conjugales, etc. Les **jeunes** alcoolisés sont particulièrement susceptibles de commettre des a**ctes de violence** ou d'être victimes **d'accident**.
Plus l'habitude de consommer de l'alcool est prise tôt, plus le risque de dépendance et de problèmes de santé est élevé. L'alcool peut aussi faire des victimes indirectes : le SAF ou **syndrome d'alcoolisation fœtale** (les mères qui ont bu pendant leur grossesse) est la première cause de handicap mental non génétique.
La **dépendance** se traite en plusieurs étapes : le sevrage (parfois lors d'une cure en milieu hospitalier) puis un accompagnement psychosocial et médical. Les centres de soins en addictologie proposent une **prise en charge pluridisciplinaire** anonyme et gratuite.

Le tabac

Avec **200 décès par jour**, le tabac est la première cause évitable de mortalité en France : c'est la première cause de cancer et la deuxième cause de MCV, si bien qu'**un fumeur sur deux meurt du tabac**. On compte 13,5 millions de fumeurs.

Le Programme national de réduction du tabagisme (2014–2019) et le Programme national de lutte contre le tabac (à partir de 2018) ont cependant commencé à prouver leur efficacité avec une **réduction de 1 million de fumeurs** entre 2017 et 2018 et 23 % de fumeurs en moins chez les moins de 17 ans depuis 2014.

Les principales mesures sont :

- hausse continue du prix du paquet ;
- mise en place du paquet neutre (2017) ;
- interdiction des arômes ajoutés ;
- remboursement des substituts nicotiniques (pour faciliter le sevrage) ;
- actions de sensibilisation comme le #MoisSansTabac.

Les drogues

Les principales drogues (ou stupéfiants).

	Cannabis	Cocaïne	Opiacés (héroïne, codéine, etc.)	Amphétamines (ecstasy, etc.)	Hallucinogènes (champignons, LSD, acide, etc.)
Nombre d'usagers	• 17 millions ont déjà expérimenté • 5 millions d'usagers dans l'année, dont 1,4 million d'usagers réguliers et 700 000 usagers quotidiens	• 2,2 millions ont déjà expérimenté • 450 000 usagers dans l'année	600 000 personnes ont déjà expérimenté	• 1,7 million de personnes ont déjà expérimenté • 400 000 usagers dans l'année	• LSD : 950 000 personnes ont déjà expérimenté • Champignons : 1,9 million de personnes ont déjà expérimenté
Conséquences	• Affaiblissement de la mémoire à court terme, troubles de la concentration et de la coordination, hallucinations, troubles anxieux • La consommation régulière est un facteur d'aggravation de toutes les maladies psychiatriques et favoriserait l'apparition de la schizophrénie	• Systématiquement, des lésions de la cloison nasale • À court terme : possible apparition de troubles délirants (hallucinations, paranoïa) • Complications cardiaques, neurologiques (AVC), pulmonaires • Infections bactériennes ou virales liées au matériel non propre ou partagé	• Dépendance très forte : besoin de doses de plus en plus élevées et fréquentes • L'overdose est le principal risque (surtout si associée à de l'alcool ou des calmants) : dépression respiratoire souvent fatale	• Crises d'angoisse, désorientation, hallucinations, symptômes dépressifs (phase de « descente ») • Troubles cardiovasculaires et sur certains organes (muscles, foie, reins, etc.)	• En général, peu de dépendance ou de tolérance (consommation ponctuelle), mais « *bad trips* » fréquents • Risques d'accidents, de mise en danger de soi ou des autres

AVC : accident vasculaire cérébral ; LSD : diéthyllysergamide.

Les moyens de lutte sont :

- la prévention (surtout en milieu scolaire et auprès des jeunes) ;
- les produits médicamenteux de substitution (méthadone et Subutex®) prescrits par un médecin ;
- les cures de sevrage ;
- les psychothérapies ;
- le suivi psychosocial.

De nombreuses **structures** existent, notamment les Consultations jeunes consommateurs (CJC), les équipes de liaison et de soins en addictologie (ELSA) en hôpital, les services de soins de suite et de réadaptation en addictologie (SSRA), les centres de soins, d'accompagnement et de prévention en addictologie (CSAPA), etc.

Les addictions sans substances ou comportementales

L'addiction aux jeux de hasard et d'argent

Cela concerne entre **200 000 et 400 000 personnes** en France selon les critères (joueurs excessifs ou joueurs « à risque »).

Dans plus de la moitié des cas, l'addiction comportementale est associée à un **autre trouble psychiatrique,** comme l'anxiété généralisée, les troubles de l'humeur ou de la personnalité.

Les conséquences sont **financières** (surendettement, faillite), **psychologiques**, **sociales** (familiales, professionnelles), allant souvent jusqu'à un isolement. Le jeu pathologique est souvent lié à d'autres addictions, comme l'alcool. La prise en charge est d'abord psychologique (psychothérapie comportementale), mais le malade peut aussi se voir proposer des médicaments en soutien. Certaines mesures de protection peuvent être prises, comme l'interdiction de casino ou l'interdit bancaire.

L'addiction aux jeux vidéo

L'**addiction aux jeux vidéo** (reconnue par l'OMS en juin 2018) est encore très peu documentée scientifiquement, notamment en France, et les critères diagnostiques ne sont pas unanimes.

En Espagne, 8,5 % des 8-18 ans ont des symptômes d'addiction aux jeux vidéo ; il est donc probable que le taux français soit identique.

Les autres addictions comportementales

D'autres addictions existent mais elles ne font pas l'objet d'une classification médicale indépendante : les achats compulsifs, la dépendance au sport (fréquent dans le bodybuilding), le travail pathologique (*workaholism*), la cyberdépendance, les troubles du comportement alimentaire, une personnalité dépendante (dépendance affective)...

LE SUICIDE

Chiffres clés

10 000 morts par an en France.

3e cause de mortalité en France.

16,2 suicides pour 100 000 habitants, bien plus que la moyenne européenne de 10,2.

Données épidémiologiques

Le suicide est la première cause de mortalité des 25-34 ans (20 % de la totalité des décès) mais le taux de mortalité par suicide **augmente avec l'âge**. Il est de 25 suicides pour 100 000 habitants chez les 45–57 ans et de 30 suicides pour 100 000 habitants chez les plus de 75 ans, soit trois fois la moyenne nationale. Les **hommes** représentent 75 % des morts par suicide.
Le nord et l'ouest de la France sont beaucoup plus touchés que le reste du territoire.
La pendaison est le mode de suicide le plus utilisé pour les deux sexes, suivie de l'arme à feu pour les hommes et des médicaments pour les femmes.
Les **agriculteurs** sont la population la plus touchée avec un suicide tous les deux jours pour cette catégorie professionnelle. Le taux de suicide dans les **prisons** françaises est l'un des plus élevés d'Europe.
On dénombre environ **200 000 tentatives de suicide** par an et 65 % d'entre elles sont commises par des femmes. La plupart d'entre elles ont entre 15 et 20 ans, puis entre 40 et 50 ans. Dans les cas de tentatives de suicide, la prise de médicaments est le premier mode utilisé.
Selon les statistiques de SOS Amitié, les souffrances évoquées lors des appels liés aux pensées suicidaires sont en priorité **l'isolement/la solitude, la dépression et la maladie physique**.

Prévention

La prévention prend en compte différents domaines : information du grand public, formation des professionnels de santé, prise en charge des personnes suicidaires et accompagnement des familles.
Les pouvoirs publics ont mis en œuvre un Programme national d'actions contre le suicide (2011–2014) avec 50 actions et 2 programmes spécifiques à destination des agriculteurs et des détenus. Depuis 2013, il existe un Observatoire national du suicide. Parmi les dispositifs mis en place : les lignes d'appel destinées aux personnes à risque en partenariat avec des associations (Suicide Écoute, SOS Amitié, SOS Suicide Phénix).
Pour l'OMS, une prévention efficace doit :

- cibler les personnes à risque ;
- apporter une prise en charge adaptée ;
- mener des actions de sensibilisation auprès de tous les publics ;
- travailler à déconstruire les préjugés et croyances sur le suicide (par exemple, il est faux de dire que parler de suicide encourage au suicide, c'est l'inverse !) ;
- limiter l'accès aux moyens de suicide (par exemple, rambardes et grillage sur les ponts) ;
- encourager les médias à mieux traiter du suicide, aider les familles qui ont perdu un proche par suicide.

LES PRÉJUGÉS SUR LA SANTÉ MENTALE

Définitions

« La **stigmatisation** relève d'une dévalorisation de la personne, tandis que la **discrimination** implique une action pour lui nuire ou la mettre à l'écart » (psycom.org, organisme public national).

Psychophobie : « Forme de discrimination et d'oppression à l'encontre d'un trouble psychique ou d'une condition mentale qu'une personne a ou est censée avoir » (Wiktionnaire). Terme pas encore entré dans *Le Robert* et le *Larousse* mais déjà utilisé par les associations de patients, la presse, la recherche...

Les « mythes »

Les médias et l'opinion propagent souvent l'image de malades mentaux dangereux (« fou », « déséquilibré », etc.) et selon divers sondages, presque la moitié des Français pensent qu'un schizophrène est dangereux.

Dans les faits, c'est faux : selon les statistiques, entre 1 et 5 % des actes de violence sont commis par des personnes ayant des troubles mentaux. En revanche, les malades mentaux sont 7 à 17 fois plus susceptibles d'être **victimes de violence** (source : OMS) et 120 fois plus susceptibles d'être victimes de vol. Ils sont donc bien plus **en danger** qu'ils ne représentent un danger.

Ces préjugés ont des conséquences réelles : isolement des personnes malades (alors que l'on sait que cela aggrave les troubles), discrimination à l'emploi et au logement, dévalorisation, réticences à demander de l'aide, etc.

La stigmatisation et les discriminations

Les discriminations sont le fait de **mécanismes inconscients collectifs**, propagés par les médias et par les préjugés répandus. Les **institutions** répercutent ces discriminations et entravent la vie quotidienne : refus d'un prêt bancaire à une personne schizophrène, difficultés d'accès au logement, scolarisation impossible d'un enfant avec TSA par manque de moyens, etc. Les **relations** entre les personnes sont aussi touchées : regards insistants, moqueries, harcèlement, agressions...

Ces trois niveaux (culture, institutions, relations) fonctionnent ensemble, dans un **cercle vicieux**.

Au-delà du trouble en lui-même, c'est bien souvent la stigmatisation et les discriminations associées qui compliquent gravement la vie de la personne atteinte d'un trouble psychique.

Le traitement médiatique

Selon la Fédération mondiale de psychiatrie, la France fait partie des pays du monde qui stigmatisent le plus la schizophrénie, notamment à cause du **traitement médiatique**, et cela est aussi valable pour les autres maladies mentales.

Par exemple, en 2017 le journal *La Provence* a titré en une « Comment la société les gère : les barjots, les schizos et les autres... » avec en illustration la photo d'un homme portant une camisole... Le sous-titre annonçait entre autres « Le point sur la situation après les deux attaques à Marseille... » en références aux attentats djihadistes. Pourtant, tous les experts, psychiatres et spécialistes du terrorisme affirment qu'il n'y a **pas de lien entre radicalisation et maladies mentales.**

L'Union nationale de familles et amis de personnes malades et/ou handicapées psychiques (UNAFAM) a également porté plainte pour injures publiques et discriminations contre France Télévisions pour une épreuve de *Fort Boyard* nommée « l'asile » et dans laquelle un homme en camisole était enfermé dans une chambre capitonnée. Dans une lettre publique, la présidente de l'UNAFAM s'interrogeait : « **Oserait-on monter une attraction sur le thème d'une autre maladie (sida, cancer, sclérose en plaques...) ?** »

Ainsi, selon une étude de 2015, **99 % des articles employant le mot « schizophrène » l'ont utilisé hors contexte médical et associé à des préjugés** (violence, dédoublement de la personnalité, etc.). Le choix des mots est un outil important pour lutter contre la stigmatisation : *contradictoire* et *hypocrite* plutôt que *schizophrène*, *introverti* plutôt qu'*autiste*, *lunatique* plutôt que *bipolaire*.

S'ENTRAÎNER

QUESTION 1

Le manuel de référence en psychiatrie est le :

☐ **a.** DMS
☐ **b.** MDSP
☐ **c.** DSM
☐ **d.** MDP

QUESTION 2

Quelles sont les affirmations vraies ?

☐ **a.** La frontière entre « normalité » et « trouble mental » évolue
☐ **b.** On peut généralement identifier une cause principale à la maladie mentale d'un individu
☐ **c.** Les femmes sont davantage touchées que les hommes
☐ **d.** Les personnes souffrant de maladie mentale sont moins bien suivies médicalement que les autres

QUESTION 3

Combien de temps faut-il en moyenne pour qu'un malade bipolaire soit diagnostiqué ?

☐ **a.** 1 an
☐ **b.** 3 ans
☐ **c.** 5 ans
☐ **d.** 10 ans

QUESTION 4

La schizophrénie est un dédoublement de la personnalité.

☐ **a.** Vrai
☐ **b.** Faux

QUESTION 5

Cochez les affirmations vraies à propos des TSA.

☐ **a.** L'expression TSA n'est officielle que depuis 2013
☐ **b.** Le terme « spectre » dans TSA signifie que certains de ces troubles sont invisibles, fantomatiques
☐ **c.** Les personnes avec un syndrome d'Asperger ont toutes un haut QI
☐ **d.** Les personnes avec un TSA ont des difficultés à décoder la communication non verbale

QUESTION 6

Cochez les affirmations vraies à propos des TCA.

☐ **a.** L'anorexie touche essentiellement les jeunes filles des classes sociales supérieures
☐ **b.** Les garçons représentent 15 % des patients avec TCA
☐ **c.** Les personnes boulimiques sont moins prises en charge que les personnes anorexiques
☐ **d.** On peut connaître plusieurs TCA au cours de sa vie (anorexie puis boulimie, par exemple)

QUESTION 7

Même s'il y a des facteurs extérieurs, la dépression est aussi une question de force de caractère et de volonté individuelle.

□ **a.** Vrai
□ **b.** Faux

QUESTION 8

Les femmes font plus de tentatives de suicide mais meurent moins de suicides que les hommes.

□ **a.** Vrai
□ **b.** Faux

QUESTION 9

Le tabac tue :

□ **a.** 1 fumeur sur 5
□ **b.** 1 fumeur sur 3
□ **c.** 1 fumeur sur 2

QUESTION 10

À partir de quelle quantité l'alcool devient-il dangereux pour la santé ?

□ **a.** 2 verres quotidiens pour une femme
□ **b.** 3 verres quotidiens pour un homme
□ **c.** un seul verre pendant la grossesse

QUESTION 11

À propos de la santé mentale, cochez les affirmations vraies.

□ **a.** Les malades mentaux sont surreprésentés parmi les auteurs de crimes
□ **b.** Les malades mentaux sont surreprésentés parmi les victimes de crimes
□ **c.** Les discriminations ne sont que le fait de comportements individuels répréhensibles
□ **d.** Utiliser du vocabulaire psychiatrique hors d'un contexte médical aggrave indirectement la situation des personnes malades

QUESTION 12

On peut dire que généralement la stigmatisation et la discrimination causent au moins autant d'effets néfastes pour la vie de la personne que le trouble psychique lui-même.

□ **a.** Vrai
□ **b.** Faux

CORRIGÉS

QUESTION 1

c. DSM

QUESTION 2

a. La frontière entre « normalité » et « trouble mental » évolue
c. Les femmes sont davantage touchées que les hommes
d. Les personnes souffrant de maladie mentale sont moins bien suivies médicalement que les autres

QUESTION 3

d. 10 ans

QUESTION 4

b. Faux

QUESTION 5

a. L'expression TSA n'est officielle que depuis 2013
d. Les personnes avec un TSA ont des difficultés à décoder la communication non verbale

QUESTION 6

c. Les personnes boulimiques sont moins prises en charge que les personnes anorexiques
d. On peut connaître plusieurs TCA au cours de sa vie (anorexie puis boulimie, par exemple)

QUESTION 7

b. Faux

QUESTION 8

a. Vrai

QUESTION 9

c. 1 fumeur sur 2

QUESTION 10

a. 2 verres quotidiens pour une femme
b. 3 verres quotidiens pour un homme
c. un seul verre pendant la grossesse

QUESTION 11

b. Les malades mentaux sont surreprésentés parmi les victimes de crimes
d. Utiliser du vocabulaire psychiatrique hors d'un contexte médical aggrave indirectement la situation des personnes malades

QUESTION 12

a. Vrai

CHAPITRE 8

Grandes questions d'actualité

L'URGENCE CLIMATIQUE

Définitions

COP : en anglais *Conference of Parties*, c'est-à-dire la Conférence des parties, également appelée Conférence des États signataires, est l'organe suprême de certaines conventions internationales et vérifie la bonne application des objectifs des conventions internationales adoptées.
GIEC : Groupe d'experts intergouvernemental sur l'évolution du climat, organisme intergouvernemental de l'Organisation des Nations unies (ONU).
Transition énergétique : passage progressif et programmé du modèle énergétique actuel, fondé essentiellement sur des énergies non renouvelables, à un bouquet énergétique conforme aux critères du développement durable (*Larousse*).

Le réchauffement climatique

Les causes

Depuis le XXe siècle, **la Terre se réchauffe anormalement vite à cause de l'activité humaine** et de l'augmentation des gaz à effet de serre dans l'atmosphère, surtout le dioxyde de carbone (CO_2) qui provient de la combustion des énergies fossiles : pétrole, gaz, charbon...
Depuis 1980, les températures moyennes ne cessent d'augmenter. Les **vingt premières années du XXIe siècle sont les plus chaudes** jamais enregistrées. L'année 2020 a été la plus chaude jamais enregistrée en France, avec des records de température battus plusieurs fois, notamment lors des deux canicules (août et septembre).
Les causes du réchauffement climatique sont multiples, notamment :

- les **activités industrielles** et les transports (voitures) qui consomment beaucoup d'énergies fossiles ;
- la **déforestation**, car grâce à la photosynthèse, les forêts stockent du carbone et dégagent de l'oxygène ;
- **l'agriculture** et l'élevage intensifs qui consomment beaucoup d'eau, rejettent du méthane (20 % de l'effet de serre) ;
- la **pollution** en général et sous toutes ses formes.

Les conséquences

Le dérèglement climatique a des conséquences dramatiques sur l'environnement et sur les populations.
Les **écosystèmes** sont gravement menacés et les **phénomènes météorologiques extrêmes** empirent : sécheresse, inondations, feux de forêts, invasion d'insectes, pluies diluviennes,

ouragans, acidification des océans... 40 à 70 % des espèces pourraient disparaître selon le 4e rapport du GIEC et la biodiversité océanique sera sans doute la plus touchée. Le réchauffement climatique a aussi ralenti le Gulf Stream à sa vitesse la plus basse en mille ans, il s'agit du courant qui amène les eaux chaudes vers l'Europe...
L'**élévation du niveau de la mer** à cause de la fonte des glaces, de 29 à 59 cm (4e rapport du GIEC), va causer des inondations, des submersions du littoral (où sont construites beaucoup d'infrastructures, y compris les centrales nucléaires, comme à Fukushima), une augmentation du niveau de sel dans les fleuves et rivières, etc.
Le bouleversement climatique et environnemental va également entraîner une **hausse des épidémies** et une **baisse des productions agricoles**. À terme, l'accès à l'eau potable deviendra un enjeu de survie. À cause de la pression sur les ressources qui se raréfient, le dérèglement climatique entraîne aussi des **conflits géopolitiques** et déstabilise certaines régions du monde.

La lutte contre le réchauffement climatique

Au niveau international, la lutte contre le réchauffement climatique a commencé avec la conférence de Kyoto en 1997 au Japon. Les pays signataires se sont engagés à réduire leurs rejets dans l'atmosphère d'au moins 5,2 % à l'horizon 2012. Mais les États-Unis, le plus gros pollueur à l'époque, refusent de signer. Les COP se sont enchaînées depuis, dont la **COP21 à Paris en 2015.**
Mais **les engagements ne sont pas tenus,** selon un rapport spécial alarmant du GIEC en 2018 et même s'ils l'étaient, la température augmentera dans tous les cas de 3 degrés d'ici 2100. Or, **2 degrés d'augmentation** est la limite fixée par les scientifiques pour éviter le basculement irréversible.
Des évolutions existent : la prise de conscience progresse, surtout au niveau individuel et au niveau local (400 grandes villes disent appliquer les accords de Paris). Certains pays émergents, comme la Chine, investissent dans les énergies renouvelables, même si leurs taux de pollution restent majeurs et continuent de faire augmenter la moyenne mondiale. En 2019, la France, l'Irlande, le Canada, l'Espagne et l'Union européenne ont déclaré **l'urgence climatique**.
La **transition énergétique** prend forcément du temps et doit concilier plusieurs domaines : la société, la politique, l'économie et les sciences et technologies.

Pollution et santé

La pollution de l'air

7 millions de morts par an à cause de la pollution de l'air, dont 48 000 en France (Organisation mondiale de la santé [OMS]).
Huit citadins sur dix dans le monde vivent dans un air pollué au-dessus des seuils recommandés.
La pollution de l'air est **toujours présente** et ses conséquences sur la santé sont réelles, même hors des périodes de « pics ». Les effets sur la santé dépendent de la nature des polluants, de la taille des particules (les particules fines sont particulièrement dangereuses), de notre état de santé, de la durée d'exposition. Cependant, il n'existe **pas de « seuil minimal »** en dessous duquel l'exposition serait sans risque.
Les principales sources de pollution sont l'agriculture (à 50 %), l'industrie, les transports et le chauffage.
Il y a des **conséquences à court terme** (par exemple, les crises d'asthme) **et à long terme** (par exemple, les cancers du poumon et cardiopathies). Parmi les effets de la pollution sur la santé, on trouve : des maladies respiratoires (pneumonie, asthme, etc.) et chroniques (cancers du poumon, bronchites chroniques), des maladies cardiovasculaires (MCV), des aggravations des allergies, notamment lors des pics de particules fines. Mais **d'autres organes sont touchés** : poumons, sphère de l'otorhinolaryngologie (ORL), cœur, sang, vaisseaux, cerveau.
En 2018, les scientifiques ont prouvé que la pollution de l'air était à l'origine d'un cas de diabète sur sept. Elle est aussi à l'origine de naissances prématurées, de petits poids de naissance, etc.

Ces effets sont **aggravés chez les personnes vulnérables,** comme les personnes âgées, les femmes enceintes et les enfants (entre autres parce que leurs poumons ne sont matures qu'à partir de 8 ans).

La solution se trouve dans les **politiques publiques d'urbanisation** (transports publics, vélo, circulation alternée, interdiction des voitures anciennes plus polluantes, etc.) et dans la **réglementation** des émissions des polluants atmosphériques (dans l'industrie et l'agriculture, notamment).

En France, les grandes villes les plus polluées sont Paris, Lyon, Fort-de-France (en Martinique), Marseille et Nice. Les moins polluées sont Vannes, Brest, Limoges, Pau ou encore Perpignan.

La pollution intérieure

Un logement sur dix a des niveaux élevés. Plusieurs sources sont identifiées : revêtements des sols, ordinateurs, peintures, produits d'entretien, bougies parfumées, désodorisants, insecticides, encens, moisissures, etc. Certaines de ces substances sont cancérigènes, comme le benzène et le formaldéhyde. L'intoxication au plomb est bien connue : le saturnisme touche environ 5 000 enfants de moins de 6 ans chaque année.

Les perturbateurs endocriniens

Ils sont présents dans les cosmétiques, les plastiques, les pesticides, les aliments, le tabac, les contenants alimentaires, etc. Les plus connus sont le bisphénol A (qui jusqu'à une loi européenne de 2011 était présent dans presque tous les biberons en plastique) et les phtalates. Ils causent des dysfonctionnements au niveau hormonal avec des conséquences sur la reproduction (infertilité), le développement (puberté précoce, malformations) ainsi que le développement de maladies (obésité, maladies de la thyroïde, cancers notamment hormono-dépendants).

La pollution de l'eau

Elle est causée par les rejets domestiques (par exemple, les médicaments consommés ne sont pas complètement biodégradables et il en reste des traces dans l'eau du robinet), les rejets industriels (métaux et polluants chimiques) et surtout les rejets agricoles (engrais, pesticides, etc.) qui sont à l'origine des deux tiers de la pollution de l'eau. Par exemple, en mai 2018, les pouvoirs publics ont interdit la consommation de tous les coquillages du bassin d'Arcachon en raison de la pollution.

LES NOUVEAUX ENJEUX DU MONDE DU TRAVAIL

Définitions

Ubérisation : « Remise en cause du modèle économique d'une entreprise ou d'un secteur d'activité par l'arrivée d'un nouvel acteur proposant les mêmes services à des prix moindres, effectués par des indépendants plutôt que des salariés, le plus souvent *via* des plateformes de réservation sur Internet » (*Larousse*).

Burn out : « Le syndrome d'épuisement professionnel, équivalent en français du terme anglais *burnout*, se traduit par un épuisement physique, émotionnel et mental qui résulte d'un investissement prolongé dans des situations de travail exigeantes sur le plan émotionnel » (Haute Autorité de santé [HAS]).

L'ubérisation

Des travailleurs en théorie indépendants

L'ubérisation repose en France sur le **statut d'autoentrepreneur** qui date de 2009, une forme simplifiée de création d'entreprise prévue au départ pour faciliter un lancement. En France, près de 1,5 million de personnes sont autoentrepreneurs mais environ **300 000** parmi eux travaillent pour des plateformes d'ubérisation.
L'ubérisation s'est développée en même temps qu'Internet et les **applications mobiles** qui mettent en relation des clients et des travailleurs en théorie indépendants. Les travailleurs ne signent aucun contrat avec la plateforme pour laquelle ils travaillent, ils sont, toujours en théorie, **libres. Ce modèle correspondrait mieux à la** flexibilité **du marché.**

Une précarisation du travail

Les travailleurs de l'ubérisation n'ont pas de protection sociale. Ainsi, les livreurs ne sont pas protégés en cas d'accident du travail, n'ont pas de congés payés, pas de salaire minimum, pas de filet de sécurité. Les tarifs à la course sont très faibles, il faut compter une cinquantaine d'heures de travail par semaine pour espérer atteindre un salaire minimum interprofessionnel de croissance (SMIC). Et dans le cas des livreurs, le matériel est à leur charge.
Les méthodes de management sont très largement critiquées par les travailleurs qui dénoncent du salariat déguisé, avec des exigences de rendement, des cadences impossibles, des contraintes fortes et, finalement, peu de liberté. Ce qui était, au départ, une forme d'économie collaborative est en réalité devenu des entreprises aux gros profits qui sont régulièrement épinglées pour leur fraude fiscale.
Des mouvements sociaux des travailleurs naissent un peu partout, ainsi que des actions en justice qui portent parfois leurs fruits. Début 2021, la Cour suprême du Royaume-Uni a statué que les chauffeurs Uber étaient, dans les faits, des salariés sans contrat. Et en Italie, Just Eat, Uber Eats, Glovo et Deliveroo ont été condamnés à une amende de 733 millions d'euros pour violation des droits sociaux et ils ont l'obligation de régulariser leurs 60 000 livreurs que la justice a reconnus comme des salariés et pas des travailleurs indépendants.

La souffrance au travail

Tous les risques psychosociaux sont en augmentation à cause de l'évolution des conditions et des organisations de travail (management, précarité...). Le burn out en lui-même n'est pas (encore ?) officiellement renconnu dans les textes médicaux de référence comme le *DSM-5* mais il se rapproche de la souffrance au travail ou des effets du stress lié au travail. 20 % des arrêts de travail moyens et 25 % des arrêts longs sont dus à des troubles psychologiques ou un épuisement professionnel.
« 12,6 % de la population active, soit 3,2 millions de personnes, présentent un risque élevé de burn out. Le pourcentage est plus élevé encore chez les agriculteurs exploitants (23,5 % de l'effectif), chez les artisans, commerçants et chefs d'entreprise (19,7 %) et les cadres et professions intellectuelles (19 %) » (Rapport parlementaire, 2017).
Les symptômes sont divers :

- émotionnels : anxiété, irritabilité, baisse d'estime de soi... ;
- comportementaux : isolement, addictions... ;
- physiques : insomnie, troubles musculo-squelettiques, troubles alimentaires, migraines...

En 2011, le ministère du Travail a demandé à un collège d'experts de mesurer les risques psychosociaux au travail. Leur rapport détaille six types de facteurs :

- intensité et organisation du travail (surcharge de travail, imprécision des missions, objectifs irréalistes, etc.) ;

- exigences émotionnelles importantes avec confrontation à la souffrance, à la mort, dissonance émotionnelle ;
- autonomie et marge de manœuvre ;
- relations dans le travail (conflits interpersonnels, manque de soutien du collectif de travail, management délétère, etc.) ;
- conflits de valeurs ;
- insécurité de l'emploi.

Les professions de santé et de travail social sont particulièrement vulnérables, à cause de la charge émotionnelle de leur travail (confrontation à des situations difficiles : détresse sociale, maladie, mort...) et des conditions (organisation du travail, surcharge, précarité...). Ces professionnels ont aussi plus de mal à reconnaître leur souffrance car il est difficile de passer du statut de soignant/aidant à celui de malade. Le déni fait partie des signes du burn out.

La prise en charge commence presque toujours par un arrêt de travail, dont la durée varie grandement selon la gravité des symptômes et le contexte socioprofessionnel. Les antidépresseurs ne sont utilisés que dans le cas de troubles dépressifs. Le traitement s'appuie plutôt sur la psychothérapie. En théorie, le médecin traitant doit contacter le médecin du travail pour l'alerter. Dans le cas d'un arrêt de plus de trois mois, le patient doit obligatoirement passer une visite avec la médecine du travail avant de reprendre le travail.

LA SANTÉ DANS LE MONDE

Chiffres clés

54 % : c'est la baisse de dons enregistrée en 2018 suite à la suppression de l'impôt sur la fortune, soit une perte de 150 millions d'euros.

2 000 : c'est environ le nombre d'associations jugées d'utilité publique par les préfets. Faire un don à l'une de ces entités autorise une réduction d'impôts de 66 % sur les sommes versées. Le fameux « amendement Coluche » permet de dégrever jusqu'à 75 % pour les dons destinés à la lutte contre les grandes exclusions.

130 millions de repas : c'est le nombre de repas distribués par Les Restos du cœur lors de la campagne 2016-2017. L'association peine à faire face et accuse chaque année un déficit chronique.

Les Français donnent par ordre croissant à :
- l'aide et la protection de l'enfance ;
- la lutte contre l'exclusion et la pauvreté ;
- l'aide aux personnes handicapées ;
- le soutien à la recherche médicale.

Inégalités de santé dans le monde

Données clés

L'espérance de vie mondiale est de 65 ans mais de moins de 55 ans en Afrique subsaharienne. Il y a de fortes disparités entre les pays en développement : en Chine, moins de 10 % des décès touchent les enfants de moins de 5 ans alors qu'en Afrique ce chiffre est de 40 %. Mais ces pays ont en général un taux de mortalité infantile et maternelle élevé.

Entre autres problèmes, ces pays souffrent de :

- malnutrition et sous-nutrition (plus d'un milliard de personnes) ;
- manque d'infrastructures médicales et de soignants ;
- manque de prévention et d'informations sanitaires ;
- coût élevé des traitements, etc.

Sur les 36 millions de **séropositifs** dans le monde, 26 millions vivent en Afrique subsaharienne. Les autres épidémies, infections et maladies parasitaires plus courantes dans les pays du Sud sont le **paludisme** (200 millions de malades dans le monde), la lèpre, la tuberculose ou encore le choléra et le virus Ebola.

Les pays en développement connaissent aussi les **mêmes maladies que les pays du Nord** (cancers, MCV, diabète, etc.), mais elles sont aggravées par les conditions de vie et le manque d'accès aux soins.

Exemple des cancers en Afrique

Officiellement, on dénombre 850 000 malades du cancer en Afrique, mais ce nombre est très en dessous de la réalité à cause du **manque de diagnostic** et de données dans certains pays.

Comme l'espérance de vie a augmenté, les pathologies du vieillissement sont plus présentes. L'augmentation des cancers est aussi due à la pollution environnementale très importante (exposition aux toxiques, pollution de l'air dans les villes, etc.) et aux maladies existantes comme le virus de l'immunodéficience humaine (VIH) et l'hépatite B.

En Afrique subsaharienne, 10 à 20 % des maladies chroniques sont des cancers. Les cancers féminins (sein, utérus) sont les plus nombreux et touchent les femmes de 45 à 55 ans, le **taux de mortalité est d'environ 60 % contre 20 % dans les pays du Nord.** Il existe aussi des cancers propres aux populations africaines : les mélanomes de la plante du pied et les cancers de la peau des albinos.

Les diagnostics sont souvent trop tardifs, les spécialistes trop peu nombreux, voire rares, le coût des traitements élevé, voire prohibitif, et la mortalité élevée.

Enjeux et solutions

Plusieurs leviers peuvent être activés pour améliorer la santé des pays du Sud :

- lutter contre la malnutrition et la sous-nutrition avec l'aide alimentaire pour les situations d'urgence et l'aide au développement de l'agriculture ;
- lancer des campagnes de vaccination, notamment en ce qui concerne les maladies infantiles, afin de limiter la mortalité infantile ;
- améliorer l'éducation à la santé par l'information et la prévention (infection sexuellement transmissible [IST], VIH, règles d'hygiène, etc.) ;
- favoriser le développement du système de santé, ce qui implique de former du personnel médical, de construire des infrastructures (les centres hospitaliers mais aussi les routes pour s'y rendre) et de faciliter l'accès aux soins.

Les **limites** sont cependant importantes : détournement de fonds, corruption, difficultés à coordonner les actions, manque de lieux de formation des soignants, instabilité politique, etc. Les **inégalités sont fortes au sein des pays du Sud** entre quelques élites qui peuvent aller se faire soigner au Nord et une population qui manque même parfois de soins primaires.

Action humanitaire

L'action humanitaire désigne toutes les formes de solidarités engagées en faveur des populations en détresse, que les personnes soient sinistrées, persécutées ou en situation de précarité sanitaire et sociale. Les actions sont prises en charge par des organisations (institutionnelles ou non gouvernementales) ayant pour objectif principal de porter secours aux victimes de catastrophes naturelles, de guerres ou de situations de famine.

Les différentes formes d'aide humanitaire

L'aide d'urgence est organisée dès que survient une catastrophe. C'est une aide ponctuelle pour soulager les victimes qui fait intervenir de nombreux bénévoles, volontaires ou salariés d'associations. Ces dernières envoient également de la nourriture, des médicaments, du personnel médical, du matériel, etc. Cette aide est malheureusement éphémère, parfois tardive, voire inefficace, à cause du manque de moyens ou des complications politiques sur le terrain : souvent, les convois sont détournés ou arraisonnés par les milices locales en guerre et l'aide est refusée par les autorités, soucieuses de préserver leur indépendance.

L'aide au développement est organisée pour être efficace sur le long terme : prévention, par exemple avec les campagnes de vaccination, formation de médecins, enseignants, travailleurs sociaux... L'aide au développement peut aussi être technique : aménagements urbains, constructions de bâtiments, canaux d'irrigation, etc.

Les différentes organisations humanitaires

Les ONG sont les grandes organisations non gouvernementales dont les plus connues sont :

- la Croix-Rouge (ou le Croissant-Rouge dans les pays musulmans), Prix Nobel de la paix 1917, qui vient en aide aux blessés, aux prisonniers de guerre, aux réfugiés, voire aux populations sinistrées ;
- Médecins sans frontières (MSF), Prix Nobel de la paix 1999, dont l'objectif est d'intervenir dans les situations d'urgence (catastrophes naturelles, guerres, exodes de réfugiés, etc.) pour assurer les besoins sanitaires immédiats, combattre les épidémies et la famine ;
- Amnesty International, Prix Nobel de la paix 1977, fondée en 1961 par l'avocat Peter Benenson, qui se donne pour mission de défendre les droits de l'homme partout dans le monde.

Les organisations gouvernementales sont des institutions relevant des États ou d'organisations, comme les Nations unies et l'Union européenne. Les principales sont :

- l'Organisation mondiale de la santé (OMS) agit sur la prévention et la lutte contre les maladies ;
- l'Organisation des Nations unies pour l'éducation, la science et la culture (UNESCO) favorise le développement culturel et éducatif, surtout dans les zones à fort taux d'analphabétisme ;
- le Haut Commissariat pour les réfugiés (HCR) est une institution qui vise à soutenir, protéger et assister les réfugiés sur l'ensemble de la planète ;
- l'Organisation internationale pour les migrations (OIM), créée en 1951 et qui a été intégrée dans les Nations unies en 2016, aide à la gestion des flux migratoires avec la conviction que « les migrations organisées, s'effectuant dans des conditions décentes, profitent à la fois aux migrants et à la société tout entière ».

Les dérives de l'action humanitaire

Sans parler de détournements, les ONG sont aujourd'hui structurées comme des entreprises commerciales avec frais de fonctionnement très lourds : stratégies publicitaires et marketing pour récupérer des fonds, des milliers de salariés... L'objectif initial peut être oublié et l'association cherche simplement à continuer d'exister pour elle-même.

Les associations ne sont pas toujours aussi indépendantes qu'elles l'aimeraient, surtout lorsqu'elles sont financées par des aides institutionnelles. Cet argent peut devenir un moyen de pression pour orienter l'action.

Sur le terrain, l'action humanitaire peut créer une économie totalement factice et provisoire. Il peut même arriver que cette économie serve involontairement les intérêts de la guerre, des milices, des guérillas...

L'utilisation des médias peut dériver du côté de la mise en scène de la misère, un « spectacle » humanitaire. La médiatisation est nécessaire pour gagner en efficacité et alerter la population, mais le voyeurisme et l'instrumentalisation de la misère posent un problème éthique. C'est un dilemme compliqué à résoudre.

SANTÉ ET NUMÉRIQUE

Chiffres clés

8 h 19 : c'est le nombre d'heures moyen que les 18-25 ans passent assis par jour
3 heures : c'est le temps moyen passé devant un écran pour les moins de 14 ans

Définitions

E-santé : « les services du numérique au service du bien-être de la personne et l'utilisation des outils de production, de transmission, de gestion et de partage d'informations numérisées au bénéfice des pratiques tant médicales que médico-sociales » (OMS).
Télémédecine : « forme de pratique médicale à distance fondée sur l'utilisation des technologies de l'information et de la communication. Elle a pour objectif d'améliorer l'accessibilité à l'offre de soins (notamment dans les territoires fragiles) et la qualité de vie des patients en permettant une prise en charge et un suivi sur leur lieu de vie. 5 catégories d'actes font partie de la télémédecine : la téléconsultation, la téléexpertise, la télésurveillance, la téléassistance et la régulation médicale » (HAS).

L'exposition aux écrans, source de sédentarité

Données clés

Pour l'OMS, est sédentaire toute personne passant **plus de huit heures par jour** en position assise ou couchée (hors temps de sommeil). La sédentarité n'a cessé de s'accroître ces dernières décennies. Cela s'explique par des activités professionnelles et domestiques plus sédentaires qu'autrefois et un manque d'activité physique : transports passifs, urbanisation qui limite les parcs, les espaces piétons et les infrastructures sportives, pollution dans les villes, etc.
Les Français sont assis en moyenne **7 h 24 par jour** (7 h 26 pour les Européens), mais les plus jeunes sont davantage concernés avec 8 h 19 pour les 18-25 ans. Les retraités pratiquent plus d'activité physique que les travailleurs actifs qui passent beaucoup de temps assis au bureau, surtout depuis la tertiarisation du travail.
Il est recommandé de pratiquer un minimum de **30 minutes d'activité physique par jour (une heure pour les enfants)** pour compenser cette sédentarité qui augmente les risques de maladies cardiovasculaires, obésité, diabète, cancers et dépression.
L'autre grande cause de la sédentarité croissante est l'**exposition aux écrans** qui a augmenté de 53 % sur les dix dernières années : le temps passé devant un écran est actuellement d'un peu plus de cinq heures par jour. Les conséquences sanitaires évoquées par les experts sont : risque accru de myopie, risque d'obésité, dérèglement du sommeil, troubles de l'humeur et de l'attention, augmentation des comportements à risque. Mais chez les enfants, l'impact sur la santé est encore plus important.

Le cas particulier des enfants et des jeunes

À cause de la sédentarité, les enfants d'aujourd'hui sont moins en forme que ceux d'autrefois : la Fédération française de cardiologie a constaté par des études que les collégiens mettent quatre

minutes à parcourir 800 mètres, soit une minute de plus qu'en 1971. C'est à relier au fait que quatre enfants sur dix ne jouent jamais dehors. Or, **plus ils passent de temps devant un écran, moins ils font d'activités en plein air et plus ils sont sujets à l'obésité**. Outre les écrans, les modes de vie expliquent cette hausse de la sédentarité : urbanisation et pollution qui limitent les jeux en extérieur, usage intensif de la poussette même lorsque l'enfant sait marcher, trajet maison-école en voiture, loisirs statiques le week-end, etc.
Les moins de 14 ans passent en moyenne **trois heures par jour devant un écran**. Chez les tout-petits, les conséquences peuvent être graves : les spécialistes constatent de plus en plus de cas de retard de langage et de développement chez des enfants exposés aux écrans et comparent ces symptômes à ceux du spectre autistique. Des retards importants de la motricité sont aussi remarqués chez de plus en plus de très jeunes enfants. Ces troubles diminuent lorsque l'écran est retiré du quotidien de l'enfant.
En France, on conseille de se fier aux **repères 3-6-9-12** :

- pas d'écrans avant 3 ans ;
- pas de jeux vidéo avant 6 ans ;
- pas d'accès internet avant 9 ans ;
- pas de réseaux sociaux avant 12 ans.

Les dangers des écrans sur le développement de l'enfant :

Extraits de la tribune parue dans *Le Monde* le 31 mai 2017
« Nous, **professionnels de la santé et de la petite enfance**, souhaitons alerter l'opinion publique des graves effets d'une exposition massive et précoce des bébés et des jeunes enfants à tous types d'écrans [...].
Nous recevons de très jeunes enfants stimulés principalement par les écrans, qui, à 3 ans, ne nous regardent pas quand on s'adresse à eux, ne communiquent pas, ne parlent pas, ne recherchent pas les autres, sont très agités ou très passifs [...].
Captés ou sans cesse interrompus par les écrans, parents et bébé ne peuvent plus assez se regarder et construire leur relation. Les explorations du bébé avec les objets qui l'entourent, soutenues par les parents, sont bloquées ou perturbées, **ce qui empêche le cerveau de l'enfant de se développer de façon normale** [...].
Des absences totales de langage à 4 ans, des troubles attentionnels prégnants : l'enfant ne réagit pas quand on l'appelle, n'est pas capable d'orienter son regard vers l'adulte ni de maintenir son regard orienté vers l'objet qu'on lui tend hormis le portable. Des **troubles relationnels** : l'enfant ne sait pas entrer en contact avec les autres. Au lieu de cela, il les tape, lèche, renifle... L'enfant est en contact permanent avec les écrans : de façon directe ou indirecte, quand un écran est allumé dans la pièce où l'enfant se trouve, ou lorsque le parent regarde son portable mais ne regarde plus son enfant. [...] Notre expérience de terrain nous montre que ce fait concerne tous les enfants, quel que soit le milieu social dont ils sont issus, leur origine culturelle. »

L'e-santé

De quoi parle-t-on ?

L'e-santé, ou santé numérique recouvre plusieurs domaines :

- La m-santé regroupe « **les pratiques médicales et de santé publique reposant sur des dispositifs mobiles** tels que téléphones portables, systèmes de surveillance des patients, assistants numériques personnels et autres appareils sans fil » (OMS). Il s'agit des 400 000 applications mobiles de santé.

- La santé connectée recouvre tous les objets connectés en rapport avec la santé : tensiomètres, traqueurs d'activité, dispositifs antichutes... Entre 2014 et 2020, le nombre de ces dispositifs médicaux connectés a été multiplié par trois.
- La télémédecine s'exerce essentiellement *via* les téléconsultations, la télésurveillance médicale ou la téléassistance médicale.
- Pour la Commission européenne, l'e-santé devrait permettre une meilleure prévention, plus de qualité de vie pour les malades, une plus grande efficience des soins et une responsabilisation des patients.
- Dans le cadre du plan Ma santé 2022, le Gouvernement a annoncé vouloir « accélérer le virage numérique en santé ». La feuille de route officielle 2019 a ainsi dégagé cinq axes :
  « –renforcer la gouvernance du numérique en santé,
  – intensifier la sécurité et l'interopérabilité des systèmes d'information en santé,
  – accélérer le déploiement des services numériques socles,
  – déployer au niveau national des plateformes numériques de santé,
  – soutenir l'innovation et favoriser l'engagement des acteurs » (source : esante.gouv.fr).

La crise du COVID-19 a fait exploser le recours à la télémédecine. Les téléconsultations ont ainsi été multipliées par cent lors du confinement. Cela a créé de nouvelles habitudes qui perdurent. De nouvelles réglementations ont été introduites à cette occasion, par exemple les orthophonistes ont le droit de faire des téléconsultations depuis la crise de 2020.

Les risques

Les risques de l'e-santé concernent essentiellement la question des données personnelles.
Dans son *Bulletin* 2020, l'OMS rappelle que les hôpitaux sont très vulnérables aux cyberattaques et que « le respect de la vie privée est une préoccupation majeure, en particulier concernant les données médicales qui pourraient avoir des conséquences sur la possibilité pour une personne d'être assurée ou de trouver un emploi ». Les données personnelles collectées par les objets connectés ou sur les dossiers médicaux numériques partagés sont extrêmement sensibles et peuvent être vendues, exploitées.
D'ailleurs Google, Apple, Facebook et Amazon (GAFA) développent des logiciels à destination des médecins et hôpitaux, dont la contrepartie est le recueil de nos données personnelles pour ensuite les monétiser : surveillance des traitements, applications santé, dossiers médicaux électroniques, etc. En France, la prise de rendez-vous pour la vaccination contre le COVID-19 a été sous-traitée au groupe privé Doctolib, ce qui soulève des questions éthiques.

S'ENTRAÎNER

QUESTION 1

À partir de quand date-t-on la lutte internationale contre le réchauffement climatique ?
☐ **a.** Séoul, 1992
☐ **b.** Tokyo, 1995
☐ **c.** Kyoto, 1997
☐ **d.** Pékin, 1999

QUESTION 2

À quel niveau d'augmentation les scientifiques considèrent-ils que les dommages seront irréversibles ?

□ **a.** 2 degrés
□ **b.** 3 degrés
□ **c.** 4 degrés
□ **d.** 5 degrés

QUESTION 3

Quelle est la principale source de pollution de l'air à l'échelle de la planète ?

□ **a.** L'agriculture
□ **b.** L'industrie
□ **c.** Les transports

QUESTION 4

Les effets de la pollution de l'air ne concernent que les poumons et les voies respiratoires en général :

□ **a.** Vrai
□ **b.** Faux

QUESTION 5

Cochez les affirmations vraies.

□ **a.** La pièce la plus polluée de la maison est souvent la chambre du petit enfant à cause des solvants sur les meubles et jouets neufs
□ **b.** On trouvait du bisphénol A, perturbateur endocrinien, dans presque tous les biberons en plastique jusqu'à son interdiction en 1995
□ **c.** L'agriculture est à l'origine des 2/3 de la pollution de l'eau par rejets

QUESTION 6

Sur quel dispositif repose l'ubérisation en France ?

□ **a.** Le droit du travail
□ **b.** Le statut d'autoentrepreneur
□ **c.** Le CDD

QUESTION 7

Dans cette liste, qu'est-ce qui peut être un symptôme d'épuisement professionnel ?

□ **a.** Le mal de dos
□ **b.** L'agressivité
□ **c.** L'isolement social
□ **d.** Les pensées suicidaires

QUESTION 8

Où vivent en majorité les personnes séropositives ?

□ **a.** En Amérique
□ **b.** En Asie
□ **c.** En Afrique

QUESTION 9

Dans cette liste, quelles sont les ONG ?

□ **a.** MSF
□ **b.** Amnesty
□ **c.** L'UNICEF
□ **d.** Le HCR

QUESTION 10

D'après les recommandations, les enfants devraient pratiquer... d'activité physique par jour :

□ **a.** 20 minutes
□ **b.** 30 minutes
□ **c.** 45 minutes
□ **d.** 1 heure

QUESTION 11

Quelles conséquences peut avoir l'exposition aux écrans des tout-petits ?

□ **a.** Retard de motricité (tourner les pages d'un livre, empiler des cubes...)
□ **b.** Retard de langage
□ **c.** Retard de développement

QUESTION 12

Lors du confinement du printemps 2020, par combien ont été multipliées les téléconsultations ?

□ a. 25
□ b. 50
□ c. 75
□ **d.** 100

CORRIGÉS

QUESTION 1

c. Kyoto, 1997

QUESTION 2

a. 2 degrés

QUESTION 3

a. L'agriculture

QUESTION 4

b. Faux

QUESTION 5

a. La pièce la plus polluée de la maison est souvent la chambre du petit enfant à cause des solvants sur les meubles et jouets neufs
c. L'agriculture est à l'origine des 2/3 de la pollution de l'eau par rejets.

QUESTION 6

b. Le statut d'autoentrepreneur

QUESTION 7

a. Le mal de dos
b. L'agressivité
c. L'isolement social
d. Les pensées suicidaires

QUESTION 8

c. En Afrique

QUESTION 9

a. MSF
b. Amnesty

QUESTION 10

d. 1 heure

QUESTION 11

a. Retard de motricité (tourner les pages d'un livre, empiler des cubes...)
b. Retard de langage
c. Retard de développement

QUESTION 12

d. 100

PARTIE

4 Épreuve orale d'admission

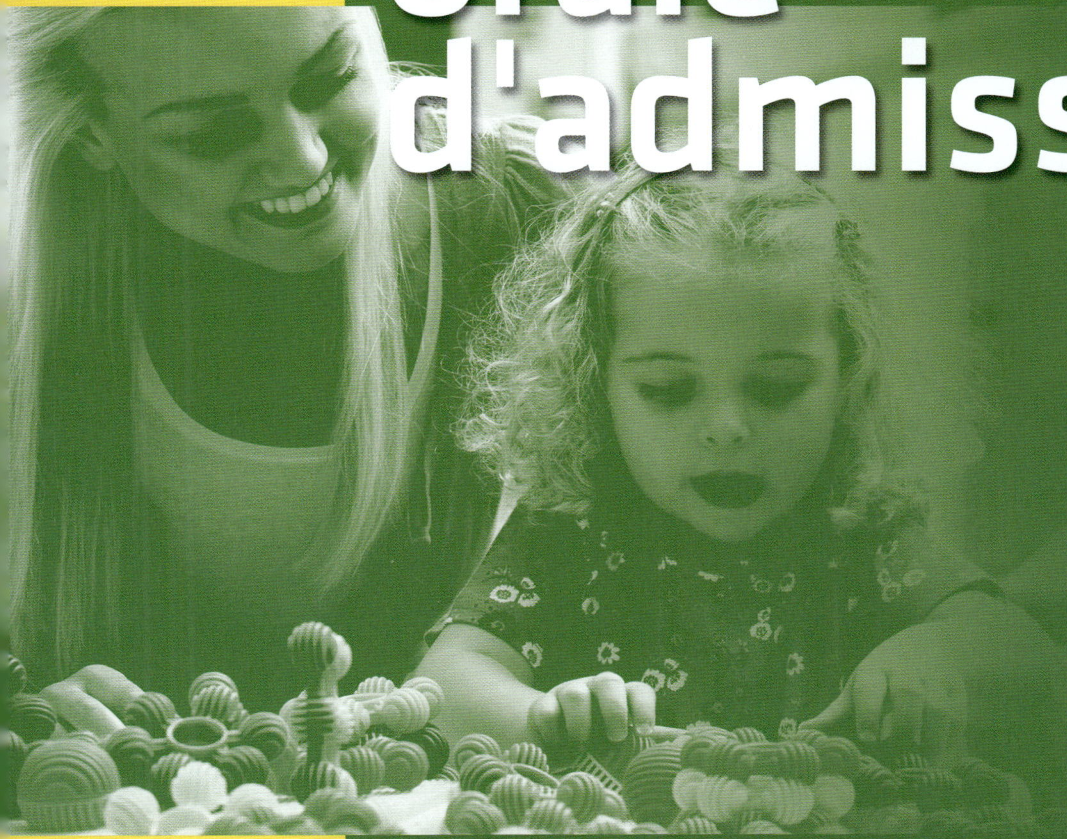

CHAPITRE 9

Objectifs généraux de l'épreuve orale et critères de sélection

CE QU'IL FAUT SAVOIR

L'épreuve écrite est importante pour vérifier votre capacité à raisonner et à rédiger, mais la sélection des futurs accompagnants éducatifs et sociaux ne pourrait se passer de l'épreuve orale. En effet, l'écrit ne permet pas d'évaluer la maturité du candidat ni son aisance relationnelle. Ces aspects sont pourtant essentiels pour devenir accompagnant éducatif et social (AES) puisque le métier s'exerce en contact direct et permanent avec un public varié auquel le professionnel doit savoir s'adapter.

Ainsi, après être parvenu à satisfaire aux exigences de l'épreuve écrite, vous pourrez accéder à l'épreuve orale. Notez cependant que si vous possédez certains diplômes, vous n'aurez pas d'écrits de sélection à passer et serez donc directement admissible à l'oral (*voir* chapitre 1).

L'entretien de sélection est l'ultime étape permettant de s'assurer que l'entrée en formation du candidat sera bénéfique pour les personnes qu'il sera amené à accompagner comme pour lui-même. Le jury cherche donc à repérer, parmi les candidats, ceux qui feront des professionnels accomplis.

Critères de sélection

L'épreuve orale dure trente minutes. Elle vise à sélectionner les candidats en fonction des qualités exigées par la profession. Toutes les trajectoires de vie sont possibles pour intégrer la formation, ce qui compte, c'est la capacité à démontrer la cohérence à son projet, à convaincre de sa maturité, de son empathie, de sa volonté d'œuvrer auprès des personnes et de son aptitude à travailler en équipe.

Durant cet entretien, l'attitude du jury est peu prévisible ; quelquefois très directif, posant de nombreuses questions, coupant même la parole au candidat, il semblera parfois plus lointain, mutique, laissant au candidat le soin d'argumenter sur ses motivations et sa personnalité. Il faudra être prêt à tous les cas de figure, démontrer de fortes capacités d'adaptation et avoir longuement réfléchi aux deux aspects fondamentaux sur lesquels vont porter les échanges : la dimension professionnelle (parcours, projet, connaissance du métier...) et la dimension personnelle (tempérament, caractère, sensibilité, relations et vie sociales...).

Dimension professionnelle

Le jury évalue le degré d'élaboration de votre projet et le réalisme de votre candidature. Il attend des futurs étudiants qu'ils sachent établir des liens entre leur parcours (professionnel, personnel ou bénévole) et leur projet professionnel. Pour vérifier cela, vous allez échanger avec le jury sur votre connaissance des lieux d'exercice, le travail quotidien, les publics pris en charge... Il sera

nécessaire de parvenir à formuler vos motivations dans un discours clair, cohérent et structuré. Il peut également vous interroger sur l'organisation des études, sur votre capacité à les financer et à vous investir, durant tout le temps de la formation, dans une démarche d'apprentissage et de construction de savoirs tant pratiques que théoriques.
Ainsi, lors de l'épreuve orale, vous chercherez à démontrer votre intérêt pour la profession mais aussi pour la formation et c'est sur ce dernier point que les candidats sont souvent plus en difficulté.

Dimension personnelle

Au-delà des connaissances à maîtriser sur le métier et les études, les instituts de formation sélectionnent également les candidats sur leur personnalité. Le métier d'accompagnant éducatif et social ne convient guère aux personnes égocentriques, uniquement tournées vers leurs intérêts et leurs problèmes. Il s'agit tout au contraire d'établir des liens tant avec les personnes prises en charge et leur famille qu'avec les autres membres de l'équipe. Le jury sera dès lors sensible aux indices de fragilité (émotivité incontrôlée...), de rigidité (manque d'écoute, attitude hautaine...) ou de manque de maturité que le candidat pourra manifester afin que les étudiants sélectionnés puissent s'épanouir dans leur vie professionnelle et remplir avec aisance les missions qui leur seront confiées.
Les examinateurs peuvent aborder de nombreux sujets. Ils peuvent vous interroger sur votre famille et l'éducation que vous avez reçue, votre enfance, des moments difficiles de votre vie, vos motivations à vouloir aider autrui, votre rapport au handicap et à la mort...
Pour devenir AES, il faut savoir conjuguer des aptitudes relationnelles (empathie, autonomie, maîtrise de soi, facultés d'adaptation, sens des responsabilités, capacité à travailler en équipe...) et des capacités techniques (rigueur, minutie, patience...).
Le repérage des atouts professionnels et personnels des candidats s'effectue durant cet entretien individuel et s'appuie sur des grilles d'évaluation qui permettent d'établir un classement. Le nombre de places est limité et les centres de formation veulent être sûrs de trouver des candidats qui n'abandonneront pas et qui pourront mener leur projet à bien.
L'évaluation de la dimension professionnelle et personnelle permettra de noter les candidats et d'établir un classement. Ceux qui ne sont pas sélectionnés ne doivent pas considérer qu'ils n'ont pas été à la hauteur... Cette épreuve n'a rien à voir avec une compétition ! Les personnes ne sont pas recalées parce qu'elles sont « nulles » mais parce que le jury estime qu'au moment où elles passent le concours, elles ne sont pas encore prêtes à entrer en formation. On n'entre pas en formation d'AES pour « essayer ». Le nombre de places est limité et les centres de formation veulent être sûrs de trouver des candidats qui n'abandonneront pas et qui pourront mener leur projet à bien.
Au bout du compte, pour devenir AES, il faut savoir conjuguer des aptitudes relationnelles (empathie, autonomie, maîtrise de soi, facultés d'adaptation, sens des responsabilités, capacité à travailler en équipe...) et des capacités techniques (rigueur, minutie, patience...). Le repérage de ces différents atouts s'effectue durant cet entretien individuel et s'appuie sur des grilles d'évaluation.

Comprendre les grilles d'évaluation

Influence des grilles d'évaluation

Chaque centre de formation établit une grille d'évaluation en fonction des critères qui lui semblent les plus importants pour la formation et l'exercice du métier. Certains recherchent des

candidats expérimentés qui ont pu démontrer leurs capacités d'adaptation à des publics variés à travers leurs emplois ou leurs engagements bénévoles. Ils attribueront alors de nombreux points au fait d'avoir côtoyé différents publics.
Pour d'autres, l'aisance orale, la capacité à communiquer et à s'adapter à la situation d'entretien pèseront grandement sur la note finale.
Ainsi, le profil recherché sert à définir les items à évaluer lors de l'oral, et cette grille de notation sera imposée aux jurys. Cela peut expliquer qu'un même candidat puisse obtenir des notes très différentes d'un concours à l'autre. La grille d'évaluation utilisée va également orienter les questions du jury puisqu'il doit être en mesure d'attribuer les points en fonction de chaque critère et de justifier ses choix à la fin du temps imparti. Par conséquent, plus il y a d'items à remplir dans la grille, plus les questions seront précises.

Quelques exemples de grilles d'évaluation

Grille d'évaluation laissant place à la subjectivité des jurys

Nom et prénom du candidat :		
Motivation par rapport au métier		**Commentaires**
Connaissance du travail social, du métier d'AES, projet d'orientation réaliste et réfléchi	/10	
Motivation par rapport à la formation		
Connaissance du dispositif de formation, envie d'apprendre et de se former, anticipation des exigences (organisation et travail personnels, financement...)	/6	
Capacités relationnelles et capacité à communiquer		
Clarté des propos, maîtrise de la situation orale (stress, émotivité, langage...), capacité à entrer dans l'échange.	/4	
Note finale	**/20**	

Grille d'évaluation fermée avec de nombreux critères

Évaluation de l'entretien individuel				
Nom et prénom du candidat :			Note globale : /20	
Expression orale				
Capacités	Importantes difficultés d'expression	Expression moyenne, hésitation, ne finit pas ses phrases...	Expression correcte, aptitude à la discussion et à l'argumentation	Grande aisance orale, clarté du propos
Note obtenue	0	1	2	3
Motivation personnelle en lien avec l'analyse de son histoire				
Capacités	Pas de motivation réelle, propos peu convaincants	Est attiré par le secteur en général	Motivé par le métier sans vraiment parvenir à le justifier	Analyse finement son parcours, argumente précisément son choix
Note obtenue	0	1	2	3

Grille d'évaluation fermée avec de nombreux critères

Projet professionnel				
Capacités	Pas ou peu de projets construits, difficultés à penser l'avenir	Présence d'un projet professionnel mais n'a pas défini de moyens d'action	A construit un projet réaliste à court et moyen termes, s'en donne les moyens	
Note obtenue	0	2	4	
Connaissance du métier				
Capacités	Représentations erronées sur le métier	Connaissance superficielle du métier	Bonne représentation du métier mais difficulté à le situer par rapport aux autres du secteur	Connaît les différents professionnels du secteur, leurs rôles respectifs
Note obtenue	0	1	2	3
Expérience du métier				
Capacités	Aucune expérience	Peu d'expérience, peu de rencontres	A réalisé des stages, des rencontres, mais en dit peu de chose	A réalisé des stages et des rencontres qu'il sait analyser finement
Note obtenue	0	1	2	3
Connaissance de la formation				
Capacités	Ne connaît pas la formation, n'a pas anticipé sur ses besoins	Connaissance superficielle, générale de la formation	Connaît assez précisément la formation, finement réfléchi	Connaît bien la formation, et sait expliquer ce qui l'attire, ce qui lui semble difficile
Note obtenue	0	1	2	3
Préparation à l'entrée en formation				
Capacités	N'a pas pensé à ses besoins matériels, financiers…	A conscience de ses besoins, ne sait pas encore comment y répondre	Projet construit, plan de financement achevé	
Note obtenue	0	2	4	
Connaissance de soi				
Capacités	Aucun travail d'autoanalyse	Manque de recul et de lucidité, difficultés à parler de soi	Capacité à parler de soi, et peut se positionner par rapport à son vécu	Bonne connaissance de sa personnalité, de ses atouts, faiblesses et valeurs
Note obtenue	0	1	23	3
Inscription dans la vie sociale				
Capacités	Désintérêt ou intérêt limité pour la vie sociale	Fait des efforts pour s'inscrire dans la vie sociale, s'y intéresse	Grand intérêt pour la vie sociale, engagement associatif important, lecture…	
Note obtenue	0	2	4	

Grille d'évaluation fermée avec de nombreux critères

Comportement durant l'entretien			
Capacités	Stress apparent, forte nervosité, inhibition, méfiance…	Réfléchit à ses réponses, recherche « la bonne réponse »	Naturel, spontané, propos authentiques
Note obtenue	0	1	2

Influence du jury

Si la grille d'évaluation oriente les questions du jury et sa façon d'évaluer le candidat, la relation qui s'instaure entre un candidat et ses évaluateurs est également importante.
En effet, le dynamisme de la personne, le choix des mots employés pour démontrer sa motivation, la façon d'évoquer ses rencontres avec des professionnels… bref, la façon d'être et de réagir du candidat va plus ou moins donner envie au jury de le retrouver dans la nouvelle promotion et de l'accompagner durant ses études.

Témoignage **Conseils d'un jury de l'épreuve orale d'admission**

« Qu'est-ce que vous recherchez chez un candidat ?
– Avant tout, je commencerai par ce que je ne veux pas, parce que s'il n'y a pas un profil type, il y a des aspects qui sont rédhibitoires.
Tout d'abord, le candidat qui vient là en "touriste", j'entends par là celui qui sait à peine ce qu'est le métier, quels en sont les débouchés… Il a lu quelques lignes sur le métier ou il a un proche qui est accompagné par des AES, il pense que c'est un beau métier alors il vient passer le concours. Bien évidemment, ce candidat n'a aucune chance d'être retenu. En moyenne lors d'un concours où il y a soixante places à pourvoir, il y a plus de trois cents candidats à se présenter. On peut réussir l'écrit sans bien savoir ce qu'est le métier, juste parce qu'on a des facilités rédactionnelles et une bonne culture générale, mais l'épreuve orale est là pour vérifier que les candidats savent ce qui les attend durant leur formation et leur carrière. Nos questions sont suffisamment précises pour que ceux qui viennent là après avoir simplement lu une fiche de présentation du métier dans un centre d'orientation soient éliminés.
Ensuite, il y a les candidats qui récitent, je veux dire par là ceux qui ont méticuleusement préparé l'oral en apprenant par cœur la définition du métier, la présentation des structures, les contenus de la formation… Ceux-là démontrent de la bonne volonté, mais ils se cachent derrière des mots qui ne sont pas les leurs, on ne parvient pas à savoir ce qu'ils pensent, quels sont leur projet, leur vision du métier et du travail social dans la société actuelle. C'est très gênant car, en tant que jury, nous sommes là pour évaluer une prestation individuelle, à la fin du temps imparti on doit savoir si le candidat assis en face de nous peut ou non entrer en formation et pour cela il faut de la sincérité et de la spontanéité.
À l'inverse, les candidats qui vont être appréciés sont ceux qui démontrent un engagement dans l'aide à l'autre, par le biais du bénévolat notamment. En effet, si le candidat travaille dans un autre secteur, s'il est actuellement étudiant ou pour d'autres raisons il ne peut pas toujours faire de stages, mais il est facile de trouver une ou deux heures par semaine pour donner de son temps à ceux qui en ont besoin en fonction de ses centres d'intérêt. Cela peut aussi être plus ponctuel en accompagnant des sorties pour personnes en situation de handicap, par exemple. Faire du soutien scolaire, aller

voir des enfants hospitalisés ou des personnes âgées isolées, tout cela témoigne d'un intérêt pour autrui qu'on s'attend à trouver chez les futurs accompagnants éducatifs et sociaux.
Néanmoins, avoir fait des stages pour observer les professionnels et côtoyer différents publics est un atout indéniable puisque cela permet de valider son projet professionnel et de donner du sens à ce qu'on peut lire ou entendre sur le métier. Mais ce n'est pas tant la quantité de stages qui aura son importance que la façon dont le candidat l'évoquera. Un exposé présentant la structure et le travail des professionnels m'intéresse peu. Ce que je veux comprendre, c'est l'apport de cette expérience pour ce candidat et qu'il puisse m'expliquer pourquoi le fait de réaliser ce stage a renforcé son projet professionnel.
À chaque fois que le candidat évoque ses expériences, on doit vraiment sentir son enthousiasme, son intérêt pour les rencontres qu'il a faites. La motivation doit être présente dans le discours, mais au-delà des mots, j'aime la "voir" dans le visage du candidat. Parler d'une expérience avec un grand sourire et des petites étoiles dans les yeux aide à faire comprendre à un jury qu'on est sûr d'avoir trouvé sa voie.
En fait, si on résume, quand je reçois un candidat en tant que jury, je dois répondre à deux questions primordiales : est-ce que je souhaiterais travailler avec cette personne dans quelques mois ? C'est-à-dire est-ce que je sens cette personne prête à apprendre, à se former, à établir une relation satisfaisante avec les usagers et ses collègues... en un mot, à devenir professionnelle d'ici la fin de ses études ? Et la deuxième question : est-ce que j'aurais envie d'accueillir cette personne en stage dans ma structure ? Lorsqu'on sélectionne un individu, on n'attend pas de lui qu'il soit professionnel mais il doit avoir une aisance relationnelle suffisante pour intégrer, en tant que stagiaire, un milieu professionnel quelques semaines après cet oral d'admission et il doit témoigner d'une connaissance suffisante du métier et du milieu pour que son stage lui soit bénéfique. On pardonne aisément au candidat d'être un peu stressé au début de l'échange, l'enjeu est important et cela paraît même normal, mais assez vite il doit démontrer une facilité à entrer en contact et à échanger car cela lui sera indispensable dans son métier.
Pour conclure, il ne faut pas hésiter à s'inscrire à plusieurs concours, je dirais au moins trois, car les centres de formation ont chacun des attentes un peu différentes et ce n'est pas parce qu'une personne n'est pas retenue à un oral que cela signifie qu'elle n'est pas faite pour ce métier. Il faut passer plusieurs concours pour devenir familier de ce type d'épreuve et avoir plus de chances de réussir.
Si malgré tout le candidat n'obtient pas de concours, il peut (je dirais même il doit) demander la justification de ses notes au centre de formation pour cibler les points faibles de sa candidature et les travailler d'ici la sélection suivante. »

CHAPITRE 10

Se présenter et exposer ses motivations

CE QU'IL FAUT SAVOIR

Comprendre les objectifs du document préalable à l'entretien

L'épreuve d'admission est composée d'un oral de trente minutes à partir d'un document préalablement renseigné par le candidat. Ce document va permettre au jury d'avoir un certain nombre d'informations pour mieux cibler les questions qu'il posera ensuite au candidat. Certaines réponses apportées sur le document peuvent être considérées comme complètes et satisfaisantes, le jury ne trouvera pas nécessaire de prendre du temps durant l'entretien pour y revenir. D'autres, au contraire, peuvent le questionner, il aura envie d'en savoir plus durant le temps d'échange avec le candidat.

Si ce document est obligatoirement présent à chaque concours, ces modalités de mise en œuvre varient grandement d'un centre de formation à l'autre.

- Soit il est communiqué au préalable au candidat, plusieurs semaines avant l'oral. Il doit alors rédiger ses réponses et les amener lors de l'entretien.
- Soit il est remis au candidat le jour de l'épreuve. Il a alors dix à quinze minutes pour le remplir.

Les témoignages suivants visent à montrer la diversité des attentes des centres de formation.

Attention

Beaucoup de centres de formation refusent de recevoir en entretien d'admission les candidats se présentant sans leur document préalablement rempli. Il est donc impératif de ne pas l'oublier le jour de son oral.

Témoignages

Aline, 33 ans

Le jour de l'oral, on m'a donné une feuille sur laquelle se trouvaient plusieurs questions.
- Pourquoi voulez-vous exercer le métier d'accompagnant éducatif et social (AES) ?
- Quelle est la durée de la formation ?
- À quoi correspondent les quatre domaines de formation ?
- Quelle est la spécialité que vous envisagez ?

- Un AES a-t-il besoin de réfléchir dans son travail ?
- Que feriez-vous si une dame âgée vous insultait pendant que vous êtes en train de l'aider à s'habiller ?

J'ai eu quinze bonnes minutes pour réfléchir à ces questions et écrire mes réponses, puis j'ai été reçue par le jury qui m'a demandé de répondre à chacune des questions dans l'ordre donné. Il rebondissait beaucoup sur ce que je disais, ce qui fait que par moments nous nous sommes éloignés des questions initiales, mais il y revenait tout de même à un moment ou un autre et ces questions ont servi de fil conducteur à l'entretien.

Louisa, 19 ans

Quand je suis arrivée dans la pièce, il y avait quatre feuilles retournées sur un bureau. Le jury m'a demandé d'en choisir une au hasard et de répondre par écrit à deux des trois questions qu'elle contenait.

J'ai choisi une question qui demandait d'expliquer pourquoi je souhaitais suivre cette formation et une image où l'on voyait une personne âgée donner la main et sourire à une personne plus jeune. J'ai fait l'hypothèse que cette dernière était une AES et j'ai développé ma vision de la relation que je souhaiterais instaurer avec les usagers.

Zineb, 21 ans

Avant l'oral, j'ai reçu un courrier me demandant de venir avec un curriculum vitæ (CV) et de préparer une réponse écrite de six lignes maximum à chacune des questions qui m'ont été transmises. Je devais fournir ces documents au jury lors de l'oral.

Les questions étaient :

- Quelles sont les activités d'un accompagnant éducatif et social ?
- Quelles compétences faut-il avoir ?
- Quelles sont les contraintes du métier ?
- De quelle manière vous êtes-vous renseigné sur la formation ?
- Pourquoi souhaitez-vous faire cette formation ?
- Quelles sont vos expériences en rapport avec le métier ?

Antonin, 23 ans

Avant le jour de l'oral, j'avais reçu un dossier qui parlait de l'école, de son projet pédagogique et qui contenait la liste de ce que je devais rendre avant l'oral : un CV, une lettre de motivation et plusieurs questions à renseigner. Chaque question était suivie d'un rectangle d'une dizaine de lignes pour que je rédige mes réponses. J'ai trouvé les questions assez difficiles, j'ai passé beaucoup de temps à trouver les bons mots pour exprimer des idées qui n'étaient pas très claires pour moi jusque-là mais je pense que c'était utile car durant l'entretien, le jury a vraiment décortiqué cet écrit, me questionnant sur les termes employés, le sens que je leur donnais, etc.

Les questions dont je me rappelle sont :

- Comment vous jugez-vous ? Quels sont vos qualités et vos défauts ?
- On trouve aujourd'hui de plus en plus d'AES en établissements d'hébergement pour personnes âgées dépendantes (EHPAD), pourquoi et qu'en pensez-vous ?
- Dans le projet pédagogique qui vous a été présenté par notre école, quels sont les points qui ont retenu plus particulièrement votre attention et pourquoi ?

- Au-delà de ce qui vous a été présenté, avez-vous d'autres attentes concernant cette formation ?
- Quelles sont, parmi vos aptitudes et expériences, celles qui vous permettent de penser que vous réussirez en tant qu'AES ?
- Si vous deviez choisir un autre emploi que celui d'AES, lequel souhaiteriez-vous occuper ?

Célia, 18 ans

J'ai dû renseigner un questionnaire avant de me rendre à l'oral. Les trois questions qui m'avaient été posées étaient classiques :
- Quelles sont les missions de l'accompagnant éducatif et social et quelles exigences requiert l'exercice du métier ?
- Pourquoi souhaitez-vous exercer ce métier ?
- Qu'attendez-vous de cette formation ?

Arrivée à l'oral, les examinateurs m'ont demandé de reformuler ce que j'avais écrit dans le dossier, mais oralement. J'ai eu du mal à me sortir de mes notes. À la deuxième question, j'avais été un peu vague en écrivant dans le dossier que je souhaitais m'enrichir au contact des publics, travailler en équipe... Ils m'ont très vite signifié que beaucoup de métiers permettent de travailler en équipe et de rencontrer différentes personnes (ils ont cité moniteur-éducateur ou aide-soignant) et ils m'ont reposé la question : pourquoi spécifiquement AES ? J'ai eu des difficultés à trouver des raisons propres à ce métier. Pour le reste, mes réponses ont semblé leur convenir.

Bénédicte, 42 ans

Quand je suis arrivée à mon oral, j'ai été installée dans une salle pour préparer le document qui sert de support à l'entretien. Je n'ai eu que dix minutes de réflexion, cela passe très vite ! On m'a fourni les feuilles de brouillon et les crayons. Ensuite un membre du jury est venu me chercher et j'ai dû présenter mes réponses aux différentes questions qui étaient :
- Quelle représentation vous faites-vous d'une personne en situation de handicap ?
- Présentez un fait d'actualité qui vous a marquée cette semaine.
- Que pensez-vous des échanges intergénérationnels organisés entre les crèches et les EHPAD ?
- Selon vous, les personnes en situation de handicap sont-elles suffisamment présentes dans les médias ?

Les deux membres du jury ont pris connaissance de mes différentes réponses sans beaucoup intervenir puis j'ai été surprise car ils m'ont demandé de leur rendre mes feuilles de brouillon. Je ne pensais pas qu'ils voudraient les lire et c'étaient des vrais brouillons, tout raturés, je n'avais pas fait attention à mon orthographe non plus. Cela m'a gênée qu'ils voient cela.
Ensuite, on a poursuivi avec des questions assez classiques. J'ai dû bien expliquer pourquoi je voulais être AES et non aide-soignante, ils me réclamaient des éléments précis. Il m'a fallu les rassurer également sur mes capacités à financer ma formation, à gérer mes enfants et cette reprise d'études. Autre élément qui m'a surprise, mais dans le bon sens, c'est que je suis passée le matin et le soir même, je recevais un courrier électronique m'indiquant que j'étais admise !

Savoir se présenter à travers un CV et une lettre de motivation

Il est fréquent qu'on vous demande de fournir un curriculum vitæ et une lettre de motivation au moment de la constitution de votre dossier d'inscription au concours ou bien, après les écrits, lorsque vous devez confirmer votre participation aux épreuves orales. Ces documents permettent aux jurys de prendre connaissance de votre parcours et de préparer quelques questions avant de vous rencontrer. Il faut donc qu'à la lecture de ces documents, ils aient un *a priori* favorable sur votre candidature.

Comment réaliser un CV ?

Présentation générale

Il est inutile d'inscrire « curriculum vitæ » sur ce document, sa présentation spécifique et les informations qu'il contient suffisent à faire comprendre de quoi il s'agit.

Quels que soient votre âge et votre expérience, un CV doit tenir sur une seule page de format A4. Il faut donc parfois faire des choix parmi ses différentes expériences.

Comment organise-t-on son CV ?

Un CV est un document qui doit être organisé par thèmes. Voici un exemple commenté des informations qu'il convient de faire apparaître sur ce document.

État civil

LOUVAIN Célia 26 rue de la Gare 35000 RENNES 06 00 00 00 00	Inscrire d'abord **le nom** en majuscules puis le prénom en minuscules amène du sérieux à votre document et évite les confusions lorsque votre nom de famille est également un prénom. Après votre identité, vous mentionnerez **votre adresse** et au moins **un numéro de téléphone**. Quelques informations complémentaires peuvent apparaître ensuite. Elles sont facultatives, à vous de juger si elles présentent une utilité pour le jury. **L'adresse e-mail** Si le CV est destiné aux jurys, elle est peu utile puisqu'ils ne l'utiliseront pas ! Elle vient alors prendre de la place sur le document aux dépens d'une autre information plus pertinente. Si le CV est destiné à un terrain de stage potentiel, l'adresse e-mail peut être utile. Il faudra alors veiller à ce qu'elle ne soit pas saugrenue. Ainsi, les diminutifs et les surnoms seront à proscrire pour donner envie à la structure de vous faire confiance et de vous accueillir prochainement. Une adresse e-mail basée sur le nom et le prénom ou son initiale est recommandée.
	La situation familiale Elle peut être indiquée pour souligner : **L'âge** Indiquer son âge n'est pas toujours souhaitable. Si vous êtes majeur depuis peu cela entraînera inévitablement des questions concernant votre maturité, votre autonomie financière, votre capacité à faire face aux situations souvent difficiles rencontrées dans ce métier… Cependant, si votre CV témoigne de nombreuses expériences pour votre jeune âge, celui-ci devient un atout à mentionner. On préférera indiquer l'âge plutôt que **la date de naissance** car cela évite au lecteur une perte de temps liée aux calculs. **La photo d'identité** Elle peut être ajoutée en haut à droite du CV. Elle n'est pas obligatoire, à vous de décider si vous souhaitez que la première impression de votre jury se fonde sur cet élément.

Expériences et compétences

Avant de parler des diplômes obtenus, il est préférable de présenter ses expériences. C'est cette partie du CV qui intéresse le plus le jury, elle sera stratégiquement placée au milieu du document.

Intituler cette catégorie « Expériences et compétences » permet de mentionner les emplois, les stages réalisés ainsi que les bénévolats. Il est cependant nécessaire de préciser systématiquement le statut que vous aviez lors de cette expérience.

Depuis septembre 2021 : bénévole à l'Association des paralysés de France, Rennes • Soutien aux personnes en situation de handicap • Propositions d'activités diversifiées	Si vous avez peu d'expériences, choisissez une présentation mois/année en faisant une liste dans l'ordre antichronologique afin que vos expériences récentes (généralement les plus en lien avec votre projet professionnel) apparaissent en premier. Quelle que soit la présentation choisie, elle devra être identique sur l'ensemble du CV. Au-delà du type d'expérience vécue, il faut faire ressortir quelques compétences que cela vous a permis de mobiliser et qui sont utiles à un futur accompagnant éducatif et social.

Études et diplômes

Cet intitulé est suffisamment large pour permettre de mentionner tout type de diplôme, ainsi que des cursus de formation non diplômants.

Juin 2021 : baccalauréat professionnel services aux personnes et aux territoires	La présentation sera la même que pour les expériences : mois/année et suivant un ordre antichronologique. Il est inutile de mentionner l'obtention du brevet des collèges lorsque vous avez un diplôme supérieur. On ne mettra ni sigle ni abréviation.

Autres informations

De nouveau, cet intitulé permet de faire figurer des informations assez hétérogènes dans une même catégorie, ce qui est source de gain de place et de lisibilité.

• Permis B et véhicule personnel • Pratique du basket en club depuis 3 ans • Goût pour la lecture et les travaux manuels	Il est important de mentionner **le permis de conduire** lorsque vous le possédez, car cela signifie que vous pourrez être mobile pour aller en stage. Parmi les loisirs cités, essayez de choisir une **activité sportive** et une **activité culturelle** pour équilibrer votre profil. Attention à ce que cette catégorie ne soit pas la plus longue de votre CV !

Exemple de CV

LOUVAIN Célia

26 rue de la Gare

35 000 RENNES

06 00 00 00 00

EXPÉRIENCES

Depuis septembre 2021 : bénévole à l'Association des paralysés de France - Rennes

- Participation à des activités
- Soutien aux personnes handicapées
- Meilleure connaissance des conséquences de certaines pathologies

Juillet-août 2021 : animatrice lors de deux séjours adaptés pour adultes handicapés mentaux - Vannes

- Organisation de la vie quotidienne et des activités
- Aide à la toilette, à l'habillage…
- Travail au sein d'une équipe de 13 animateurs

Avril 2021 : stagiaire auprès d'un animateur travaillant en EHPAD - Saint-Malo (2 semaines)

- Observation du travail des animateurs et des autres membres de l'équipe
- Échanges avec les résidents, notamment les personnes accueillies dans l'unité Alzheimer

De septembre 2019 à février 2021 : bénévole à la maison de quartier Saint-Patrick - Rennes

- Soutien scolaire hebdomadaire pour des enfants de CM1
- Observation des difficultés et mise en œuvre d'une pédagogie personnalisée

De septembre 2018 à juin 2019 : temps de ménage réguliers chez une dame âgée - Rennes

- Instauration d'un lien de confiance avec la personne
- Capacité à prendre des initiatives, à respecter des consignes
- Meilleure connaissance du public des personnes âgées

ÉTUDES ET DIPLÔMES

Juin 2021 : obtention du baccalauréat professionnel services aux personnes et aux territoires

Février 2020 : brevet d'aptitude aux fonctions d'animateur, approfondissement accueil de l'enfant handicapé

Octobre 2019 : attestation de formation à la prévention et secours civique niveau 1

AUTRES INFORMATIONS

Permis B et véhicule personnel

Pratique du violon depuis 11 ans

Pratique du basket en club depuis 3 ans

Goût pour la lecture, les travaux manuels et les voyages

Modèle de CV type.

Évoquer ses expériences oralement

Si un jury en possession de votre CV vous demande de vous présenter pour débuter l'entretien, attention à ne pas réciter le CV tel qu'il est : le jury l'a déjà sous les yeux, vous perdriez plusieurs minutes précieuses à lui redire ce qu'il sait déjà.
Appuyez-vous plutôt sur ce document pour prolonger ces expériences d'un commentaire. Dites ce que cela vous a apporté, par exemple.
Des questions fréquentes sont :

- « Avez-vous des expériences professionnelles et qu'en avez-vous retiré ? »
- « Vos expériences professionnelles vous semblent-elles utiles pour devenir accompagnant éducatif et social ? »

Par ces questions, vous pouvez constater que le jury n'attend pas de vous une simple récitation de vos expériences. Le type d'expérience importe peu, ce qu'il faut soigner, c'est la mise en lien entre ce vécu et ce que vous êtes désormais capable de faire grâce à celui-ci.

Rédiger une lettre de motivation

CV et lettre de motivation sont deux documents complémentaires qui permettront au jury d'avoir quelques éléments sur votre parcours antérieur et votre profil avant de vous rencontrer. Par conséquent, la lettre de motivation ne peut pas être une répétition du CV. Chacun de ces deux documents a un but précis et cette lettre répond à d'autres attentes.

Comment présenter sa lettre ?

La lettre de motivation suit les règles françaises concernant la rédaction de tout courrier. Par conséquent, vous devrez indiquer en haut, à gauche : **votre nom** en majuscules suivi de **votre prénom** en minuscules, de **votre adresse** et d'un numéro de **téléphone**.
Votre courrier est adressé à quelqu'un. Il faut donc indiquer, un peu en dessous de votre identité et sur la partie droite de la feuille : **le nom du destinataire** (ou, à défaut : Monsieur le Directeur), le nom du centre de formation qui vous a convoqué à l'oral et son adresse.
Un courrier doit aussi être daté. Vous pourrez donc indiquer **la date** en haut à droite, ou en face du destinataire sur la partie gauche de la feuille, ou encore à la fin de votre lettre avant de la signer.
En effet, il ne faudra pas oublier de **signer** votre lettre. Vous n'aurez pas besoin de réécrire votre nom avant de signer puisque vous avez déjà indiqué votre identité en haut de la page.
Enfin, une lettre doit présenter **un objet** avant le début du texte. Ici, ce sera « Lettre de motivation » ou « Exposé des motivations » ou « Lettre de présentation » ou « Présentation des motivations en vue d'une entrée en formation »...
Aujourd'hui, il est bien accepté qu'une lettre de motivation soit dactylographiée. Si le règlement de sélection ne mentionne pas qu'elle doit être manuscrite, vous aurez donc le choix. Si vous décidez de l'écrire à la main, veillez à laisser des marges à gauche comme à droite et à réaliser un document lisible et aéré.

Comment construire son propos ?

Tout comme un CV, une lettre de motivation doit tenir sur une seule page (sauf mention contraire indiquée dans le règlement de sélection de l'école où vous postulez). Cela nécessite d'être concis dans ses propos tout en essayant d'éviter les phrases banales qui ne retiendront pas l'attention du jury.
Nous vous proposons de construire votre lettre en trois paragraphes :

- le premier a pour but, en quelques phrases, d'expliquer ce que vous faites actuellement et pourquoi vous avez choisi de vous destiner à ce métier de l'aide à la personne ;
- le deuxième est l'occasion de mettre en avant vos qualités et vos compétences pour travailler dans le secteur social. C'est la démonstration de l'adéquation entre votre profil et votre projet professionnel ;

- enfin, dans le troisième paragraphe, vous pouvez expliquer pourquoi vous avez choisi ce centre de formation pour concrétiser votre projet professionnel. C'est l'exposé des motivations pour la formation et l'école.

Vous pouvez alors conclure votre lettre avec une phrase de salutations ouvrant sur la rencontre avec le jury.

Certains centres de formation vous demanderont d'exposer vos motivations dans un écrit de trois à cinq pages. La méthodologie restera alors la même, il suffira de détailler davantage chaque partie.

Esquisse de lettre de motivation

LOUVAIN Célia
26 rue de la Gare
35 000 RENNES
06 00 00 00 00

Rennes, le 03 septembre 2021

Monsieur Le Directeur
Institut Régional du Travail Social
Adresse
Ville

Objet : exposé des motivations en vue d'une entrée en formation.

Monsieur,

Après avoir obtenu un baccalauréat professionnel services aux personnes et aux territoires, je souhaite poursuivre mes études afin de devenir accompagnant éducatif et social. En effet, ce métier représente pour moi…

Je pense que ce métier me correspond car je suis une personne très sociable qui va facilement vers les autres, comme j'ai pu le constater lors de mes expériences auprès d'enfants, d'adultes handicapés mentaux ou de personnes âgées. J'ai aussi le réel désir de pouvoir aider autrui car…

Je souhaite vivement pouvoir concrétiser mon projet professionnel et me former à l'exercice du métier au sein de votre institut de formation. Les recherches que j'ai pu faire ainsi que des témoignages d'étudiants m'ont permis de comprendre que votre école propose…

Dans l'attente de pouvoir exposer plus longuement mon projet professionnel et mes motivations, je vous prie d'agréer, Monsieur le Directeur, mes cordiales salutations.

Signature

Modèle de lettre de motivation.

Débuter son entretien par une présentation orale

Le jury dit : « Je vous écoute », « Présentez-vous », « C'est à vous »...
Autant d'invitations faites au candidat pour qu'il se présente. En effet, la grande majorité des oraux débute par un temps de parole libre durant lequel le candidat doit se présenter afin de permettre au jury de commencer à le connaître et de préparer les questions qu'il posera ensuite et qui seront en lien avec ce que le candidat aura exprimé dans sa présentation.

Prise de parole initiale

Elle est à soigner. En effet, elle amorce l'oral et permet au jury de se faire une première impression sur le candidat qu'il reçoit. Il est donc préférable que cette première impression soit favorable.
Pourtant, se présenter est un exercice difficile. La question de la présentation ne peut se réduire à la restitution orale du CV, elle permet de faire apparaître de nombreux autres éléments très intéressants pour un jury. Il faut donc trier, hiérarchiser, ordonner et développer les informations. Le candidat doit savoir quels sont les traits de caractère qui le définissent et quels sont les aspects de son histoire et de sa vie qui sont intéressants pour que le jury comprenne qui il est.
Il n'y a pas de méthodologie obligatoire à laquelle se conformer, certains éléments étant pertinents pour un candidat et inutiles pour un autre, mais il vous faut parvenir à construire une présentation exprimant tous les éléments que vous souhaitez faire connaître au jury.

Choisir son plan

Un plan classique serait :
- état civil (identité, âge, lieu de résidence, statut marital...) ;
- profession ou études suivies actuellement, parcours scolaire ;
- construction du projet professionnel ;
- profil psychologique : qualités, défauts, valeurs ;
- passion, loisirs, centres d'intérêt.

Cependant, ce plan présente plusieurs défauts.
D'abord, il est possible que le jury rebondisse sur vos propos concernant vos études par exemple et qu'il vous pose des questions vous éloignant de votre présentation. Vous n'aurez alors peut-être plus d'occasion d'évoquer vos centres d'intérêt, qui sont pourtant des éléments intéressants parce qu'ils aident le jury à vous connaître, à savoir ce qui vous intéresse en dehors de votre envie de devenir accompagnant éducatif et social, et parce que ce sont des potentiels outils pour animer des activités éducatives durant votre carrière.
Ensuite, ce plan produit un effet « listing » puisque les informations apparaissent les unes à la suite des autres, sans lien. On aurait alors un candidat qui, par exemple, déclare : « Concernant mes qualités, je suis une personne énergique, organisée et souriante. D'autre part, mes défauts sont... » C'est une simple déclaration et le jury ne peut nullement savoir si ce sont des qualités que le candidat possède réellement ou s'il se les invente en pensant ainsi lui plaire davantage. Pour le savoir, le jury sera sûrement amené à questionner le candidat sur ces qualités, à lui demander de les illustrer, de les démontrer... il faudra en reparler.
Un autre plan possible consiste à lier les informations entre elles. Comme le plan précédent, il commence par l'état civil, mais ensuite le candidat va retracer son parcours en mentionnant des traits de caractère ou des centres d'intérêt qui sont autant de justifications donnant de la véracité à son propos.
Pour réaliser cette présentation, prenez le temps de définir votre plan en listant tout ce que vous souhaitez y faire figurer. Ensuite, essayer d'organiser les éléments de la façon la plus logique possible. Vous n'êtes pas tenu de suivre un ordre chronologique, certaines expériences peuvent être passées sous silence, d'autres, éloignées dans le temps, peuvent être citées simultanément afin de faire ressortir un aspect de votre personnalité...

Astuce

L'évocation du métier et des motivations qui s'y rattachent doit être courte car il ne faut pas confondre la question de la présentation et celle des motivations pour le métier. Vous ne pouvez pas vous résumer à votre envie de devenir AES !

Exemple commenté d'un extrait de présentation

« Comme je suis une personne énergique, je pratique plusieurs sports telles la natation, la course à pied et l'escalade, j'aime me confronter à de nouveaux défis. C'est peut-être aussi pour cela que j'ai décidé depuis deux ans d'être bénévole au service d'aide médicale d'urgence (SAMU) social. Au début, je ne savais pas si j'arriverais facilement à établir un contact avec les bénéficiaires, principalement des hommes vivant dans la rue, mais, étant quelqu'un de souriant et de sociable, nous avons trouvé de nombreux sujets de conversation et j'ai développé des affinités avec un grand nombre d'entre eux. Aujourd'hui, c'est un réel plaisir pour moi de passer les voir chaque semaine et je sais que je suis attendu. Par le biais de ce bénévolat, j'ai constaté mes facilités relationnelles et c'est à cette époque que mon projet professionnel s'est consolidé... »

Tout en présentant ses loisirs et une de ces expériences, le candidat dépeint ici son profil psychologique dans un propos construit et cohérent qui permet au jury de suivre le cheminement qui amène le candidat à ce concours.

Durant cette présentation, ne vous contentez pas de nommer vos expériences, évoquez-les en faisant ressortir votre enthousiasme. Par exemple, ne vous contentez pas de dire : « Je garde des enfants chaque semaine depuis un an. » En effet, cet élément pourrait être beaucoup plus intéressant dans le cadre d'une présentation bien construite telle : « Chaque semaine depuis un an, j'ai **l'opportunité** de m'occuper de deux enfants. C'est un moment que **j'apprécie** car je peux les voir évoluer au fil du temps. Cela m'a aussi permis d'apprendre à **développer mon autorité** et à **faire preuve d'initiative et d'autonomie** pour choisir les activités ou pour faire face à tous les imprévus qui peuvent subvenir. »

À travers ce propos, le jury entend :

- « l'opportunité » et « j'apprécie » : le jury comprend que ce candidat aime véritablement être en contact avec les enfants, pour lui cet emploi n'est pas uniquement un moyen de gagner de l'argent et cette aisance relationnelle est intéressante pour le métier visé ;
- « développer mon autorité » : le jury constate que ce candidat a appris à prendre confiance en lui, à donner un cadre à ses actes et à ne pas se laisser déborder ;
- « faire preuve d'initiative et d'autonomie » : le jury découvre que ce candidat sait endosser des responsabilités et les assumer.

Ainsi, en construisant votre propos d'une telle manière, vous permettez au jury de faire des liens entre vos expériences passées et le métier que vous souhaitez exercer. Vous parvenez à souligner l'adéquation qu'il y a entre votre profil, votre parcours et votre projet professionnel. Le jury comprend alors que vous êtes un candidat intéressant, possédant déjà les qualités utiles pour le métier.

À vous de jouer

Une fois le plan de votre présentation arrêté, apprenez à développer plus ou moins vos propos. Le jury peut vous demander une présentation succincte (deux à trois minutes), mais souvent, se présenter consiste en un monologue d'une dizaine de minutes précédant la partie questions/réponses. Durant la présentation, il faut savoir trouver le juste milieu entre la simple liste de faits et les justifications à outrance qui risquent de vous faire perdre le fil et de vous embrouiller inutilement, car le jury vous posera en temps voulu des questions relatives à cette présentation.

Astuce

Il est vivement déconseillé de rédiger entièrement sa présentation car alors la tentation est grande de l'apprendre et donc de la réciter au jury. C'est oublier que le fait de se préparer à un oral ne signifie pas apprendre par cœur un discours valable partout et tout le temps, mais plutôt s'informer et réfléchir pour faciliter l'expression de sa pensée. Un petit schéma avec les thèmes que vous souhaitez aborder et les liens qui vous permettent de passer d'une idée à l'autre sera suffisant.

Présenter ses motivations

Savoir expliquer l'émergence et la construction de son projet professionnel

Lors de la rencontre avec le jury, la question de l'émergence et de la construction du projet est très souvent abordée. Pourtant, il n'est pas toujours facile d'expliquer clairement ce qui a poussé, il y a peut-être des années, à une orientation vers ce métier. Pour certains candidats, le déclic est clairement identifié, mais pour d'autres, le choix se fonde plus sur une réflexion au long cours pendant laquelle ils ont d'abord écarté ce qu'ils ne voulaient pas faire avant d'affiner progressivement leur choix.

Quoi qu'il en soit, les phrases du type « c'est parce que j'ai toujours voulu aider les autres » ou « ce métier m'a toujours attiré » sont à proscrire. Le jury attend de vous un exposé détaillé de votre cheminement vers votre choix professionnel final. Réaliser une frise temporelle va vous aider à rassembler les éléments pour répondre plus facilement aux questions suivantes :

- Quel a été l'élément déclencheur qui vous a orienté vers un métier du social ?
- Depuis quand voulez-vous devenir accompagnant éducatif et social ?
- Comment avez-vous découvert ce métier ?
- Quelles ont été vos sources d'information pour bien connaître le travail de l'AES ?
- Pouvez-vous me parler des différentes étapes qui vous ont amené à élaborer ce projet professionnel ?

Méthodologie

Divisez une feuille en deux colonnes. Dans celle de gauche, vous allez inscrire les dates et les événements marquants dans votre orientation.

Dans la colonne de droite, vous noterez vos ressentis, vos impressions, vos réflexions... Au fur et à mesure du temps, on doit constater que tout vous mène vers ce métier, que vous vous êtes bien renseigné et que votre projet est mûrement réfléchi.

Exemple de frise

Date et faits	Analyse, ressentis...
Septembre 2019 Ma cousine, serveuse dans un restaurant, décide de se réorienter et réussit le concours d'entrée en formation d'accompagnant éducatif et social.	Pour mon futur métier, je sais déjà que je veux du contact humain, pouvoir aider autrui et me sentir utile, mais je ne connaissais pas ce métier en particulier alors elle me l'explique. Je la vois souvent durant toute sa période de formation, elle me parle de ses stages et me montre ses cours, je trouve cela très intéressant car ce métier permet d'apporter une aide concrète à la personne de diverses manières. Je commence à faire des recherches sur ce métier.

Exemple de frise

Date et faits	Analyse, ressentis...
Février 2020 Je vais à un forum des métiers. J'échange avec un éducateur spécialisé qui travaille avec des enfants en situation de handicap dans un institut d'éducation motrice. Il m'explique le rôle des différents professionnels dans sa structure.	En l'écoutant, je comprends que je m'intéresse davantage aux métiers qui permettent d'agir concrètement avec les personnes accueillies et les nombreux débouchés qu'offre le diplôme d'accompagnant éducatif et social me semblent très intéressants. Je comprends que le travail avec des enfants en situation de handicap n'est pas facile, mais les enjeux (favoriser l'autonomie de ces enfants) m'intéressent fortement. Je ne connaissais pas cette structure, je décide donc de m'informer davantage sur les lieux de travail des AES.
Octobre 2020 Je passe mon brevet d'aptitude aux fonctions d'animateur (BAFA).	J'apprends à construire un projet d'activité en fonction d'un public visé, je découvre le travail au sein d'une équipe, j'encadre un groupe de jeunes issus de quartiers populaires. Je me sens très à l'aise dans ce travail et je sais qu'un AES est lui aussi amené à faire tout cela.
Novembre 2020 à juin 2021 Je deviens bénévole dans un EHPAD.	Je pense qu'il n'est pas nécessaire d'avoir achevé ma formation d'AES pour commencer à accompagner des personnes fragiles, le bénévolat est un autre moyen de s'engager dans l'action sociale. Cette expérience me permet de découvrir un nouveau public, d'échanger avec des bénévoles de tout âge et de développer des capacités d'écoute et d'échange avec les résidents. De nouveau, je constate que je me sens vite à l'aise et que j'apprécie les contacts humains variés que je peux vivre dans ce lieu.
Septembre 2021 Je rencontre un étudiant en formation AES et je passe le concours.	Il me présente ce qu'il vit dans ses études et cela confirme mon choix. En effet, les étudiants participent beaucoup durant les cours, il y a peu de contrôle de connaissance par cœur mais les travaux à rendre sont fréquents. Il me parle aussi de ses stages et du rôle qu'il commence à avoir auprès des usagers. À travers tout ce qu'il me dit, je constate que j'ai très envie à mon tour de vivre cette formation. Par conséquent, je m'inscris au concours.

Exposer ses motivations

Votre motivation, c'est-à-dire ce qui fonde votre désir de devenir accompagnant éducatif et social, est un élément central au moment des oraux. Connaître le métier avec précision et avoir un profil adapté ne suffisent pas, il faut vouloir l'exercer et parvenir à l'exprimer.

Mais exprimer clairement sa motivation est difficile. Généralement, on ressent de l'intérêt pour un métier, on « sait au fond de soi » qu'on a trouvé sa voie. Mais le jury ne se contentera pas de cela, il a besoin de vous entendre décortiquer les raisons qui vous amènent à choisir ce métier.

Astuce

Pour exprimer vos motivations, il faut parvenir à lier connaissances et personnalité, c'est-à-dire ce que vous savez du métier et ce que vous voulez trouver dans le cadre de votre travail pour pouvoir vous épanouir professionnellement.

Des erreurs à éviter

- « **Parce que je veux être utile.** »

C'est une motivation extrêmement fréquente de la part des candidats à ce concours. Cependant, cette phrase n'est en rien déterminante pour un jury.

Tout métier est utile, il vient répondre à un besoin et c'est pour cela que les métiers naissent, évoluent et disparaissent en fonction des besoins de la société. Par conséquent, vous ne serez pas plus utile en étant AES qu'en faisant autre chose, mais faire autre chose ne vous intéresse peut-être pas. Au-delà de l'utilité, qui est commune à tous les métiers, c'est la finalité de la mission du professionnel qui peut être une forte motivation pour vous : le fait d'aider un individu à vivre au mieux dans son environnement peut être un but qui vous donne envie de vous investir, qui vous motive pour l'ensemble de votre carrière. Dans votre propos, il faudra donc expliquer au jury pourquoi la finalité de l'action de ce professionnel vous intéresse.

- « **Parce que je pourrai travailler auprès d'un public varié, confronté à des difficultés différentes et qu'il y a de multiples lieux d'exercice.** »

Faire ce constat est tout à fait vrai, mais en quoi ces diverses possibilités vous semblent-elles attirantes ?

Quand on approfondit l'idée du changement, c'est souvent l'absence de routine générée par ce cadre de travail qui ressort. Évoquer cette idée ne suffit pas, il faut pouvoir expliquer pourquoi c'est un atout pour vous dans un métier. Cela ne va pas de soi, la routine permet de bien connaître ce que l'on a à faire, c'est rassurant de se sentir compétent, de pouvoir anticiper sur ce qui va se passer... Mais ce n'est pas ce qui vous motive, pourquoi ?

Retenez que, même en travaillant longuement dans une même structure, la routine et le travail d'aide à la personne sont difficilement conciliables. À partir du moment où le métier est basé sur l'accompagnement d'autrui, la mission pourra être identique, mais ses modalités de mise en œuvre sont à reconstruire à chaque fois puisque chaque personne est unique.

- « **Parce que j'aime les enfants.** »

Cet argument est prépondérant dans le discours des étudiants qui comptent choisir la spécialité « accompagnement à l'éducation inclusive et à la vie ordinaire ». Il est vrai que la personne se destine alors à travailler avec les enfants et les jeunes, et qu'il vaut mieux avoir un certain attrait pour ce public, mais ne cibler que cet aspect du métier dans l'exposé de ses motivations démontre une vision très partielle du travail.

L'AES accompagne les jeunes enfants dans leur éveil et facilite leur autonomie, mais il le fait au sein d'une équipe. Pour réaliser ses missions, il s'appuie sur le concours de partenaires extérieurs, comme l'institution scolaire. Et surtout, les enfants ont des parents ! Ce qui nécessite de les rencontrer, d'échanger avec eux... Faites attention en exposant vos motivations pour ce métier à ce que le jury ne puisse pas interpréter vos propos comme une envie de fuir le monde des adultes, de ne pas en rencontrer parce que vous avez des difficultés à vous positionner auprès d'eux.

D'autre part, soyez conscient des difficultés du travail avec les enfants : ils peuvent être agressifs, colériques, bruyants, il faut les aider à se socialiser, c'est-à-dire savoir dire non et accepter que cela les contrarie... Le travail n'est pas plus simple parce que ce sont des enfants.

Enfin, dans le travail quotidien, on ne vous demande pas d'aimer les enfants dont vous aurez à vous occuper, c'est à leurs parents et à leurs proches de leur témoigner leur amour. Votre rôle consiste à contribuer à leur socialisation, à leur éducation et à leur épanouissement avec bienveillance.

Réfléchissez à ce que vous aimez plus précisément chez les enfants et à ce que vous apporte le fait de les côtoyer chaque jour.

Astuce

Pour aider les examinateurs à percevoir la sincérité de vos motivations pour le métier, faites attention à votre attitude. Il ne suffit pas d'avoir un discours bien construit, il faut que votre attitude soit en adéquation avec vos propos. Déclarer « [...]pour ces différentes raisons, accompagnant éducatif et social est vraiment le métier que je veux exercer et je suis impatient de débuter la formation » perdra de sa force de conviction si vous le dites d'une voix hésitante, avec un regard fuyant. Votre motivation doit vous amener à sourire pour que le jury perçoive le plaisir que vous avez à la simple évocation du métier. Regardez votre jury dans les yeux et n'ayez pas peur d'en faire trop. Voici quelques amorces de phrases pouvant être utilisées pour présenter vos motivations, entraînez-vous à les compléter :

- Ce que je trouve passionnant dans ce métier...
- J'attends avec impatience de pouvoir...
- Je suis vraiment intéressé par le fait de...
- En exerçant ce métier, j'aurai l'opportunité de...
- AES correspond tout à fait à mes attentes car...

À vous de jouer

Entraînez-vous à exprimer vos motivations en les approfondissant suffisamment pour qu'elles soient tout à fait spécifiques au métier qui vous attire et non transposables à d'autres métiers. Pour vous aider, vous pouvez prendre le temps de réfléchir aux motivations possibles présentées ci-dessous et essayer de justifier à voix haute l'importance qu'elles ont à vos yeux.

Est-il important pour vous :

- que votre travail vous intéresse ?
- d'avoir de l'autonomie dans votre travail ?
- que votre travail soit bien rémunéré ?
- d'avoir des responsabilités professionnelles ?
- de travailler au sein d'une équipe ?
- de rencontrer de nombreuses personnes sur votre lieu de travail ?
- d'exercer dans un domaine professionnel préservé du chômage ?
- d'avoir la possibilité d'évoluer dans votre travail ?
- d'avoir le sentiment de faire quelque chose d'utile ?
- d'avoir un métier qui amène à se déplacer, à être en mouvement ?
- d'avoir des horaires fixes ?
- d'avoir un métier conciliable avec une vie de famille ?

Après avoir ainsi réfléchi à vos attentes professionnelles et à vos motivations, vous serez prêt à répondre à cette liste de questions que les jurys posent fréquemment pour mieux comprendre les motivations des candidats.

- Comment savez-vous que le métier d'AES est celui qui vous correspond le mieux ?
- Pourquoi avez-vous choisi de devenir accompagnant éducatif et social et non aide-soignant ?
- Qu'est-ce qui vous attire dans ce métier ?
- Qu'auriez-vous fait si le métier d'accompagnant éducatif et social n'avait pas existé ?
- En dehors de cette formation, y a-t-il d'autres études qui vous intéressent ?
- Qu'est-ce qui pourrait vous dissuader de devenir AES ?
- Combien de fois pensez-vous tenter ce concours avant de renoncer ?
- Vous avez quitté le système scolaire depuis longtemps, pourquoi avoir tant attendu ?

Trouver un exemple explicite

Malgré tout le soin que vous pourrez apporter à l'exposé de vos motivations, sachez que la très grande majorité des candidats se présentant au concours d'entrée en formation d'accompagnant éducatif et social s'est bien renseignée sur le métier et est réellement motivée. Il sera donc difficile de vous distinguer par votre façon d'évoquer le métier et ce qui vous plaît dans ce métier.

L'envie d'être utile, la diversité des publics et des lieux de travail, le marché de l'emploi porteur, la relation de confiance qui s'instaure entre l'usager et l'AES, le travail en équipe... sont les grandes motivations mises en avant par les candidats et le jury les entend sans cesse.

Vous pouvez cependant tenter de marquer l'esprit du jury afin qu'il vous sélectionne en vous appuyant sur votre vécu et en ponctuant vos propos d'exemples concrets. Ceux-ci vous appartiennent, vous êtes le seul à les avoir vécus, vous serez donc le seul à les évoquer lors de l'entretien et cela peut marquer positivement votre prestation. Illustrer vos propos est un conseil qui est valable pour l'ensemble de l'entretien, particulièrement au moment d'expliquer vos motivations.

Méthodologie

Trouvez dans votre vie professionnelle, vos expériences de stage ou de bénévolat, voire dans votre vie personnelle ou vos lectures, un exemple de situation qui rassemble les éléments qui vous amènent à vouloir exercer ce métier, et détaillez cette scène de façon très précise.

Il ne s'agit pas de retrouver la situation qui a été l'origine de ce projet professionnel, mais une situation vécue qui vous a permis d'être convaincu que vous étiez vraiment fait pour ce métier-là. Quand vous avez trouvé la situation, décortiquez-la en précisant : qui ? Où ? Quand ? Pourquoi ? Comment ? Quelles étaient mes pensées ? Quels étaient mes ressentis ? Quelles étaient mes observations ?

Le but est d'évoquer cette situation de façon précise afin de permettre au jury de vous imaginer dans cette circonstance avec tous les éléments importants pour se représenter la scène. Le temps de cet exemple, il doit pouvoir « vivre » l'action comme s'il regardait un film et comprendre que ce métier doit devenir le vôtre.

Exemple commenté

Un candidat au concours a choisi une situation de stage vécue dans un service d'accompagnement à la vie sociale (SAVS) (voir chapitre 2).

Quand le jury lui demande : « Pourquoi pensez-vous que le métier d'AES peut vous convenir ? », il lui raconte son exemple :

« J'en ai été vraiment convaincu lors de mon stage au SAVS où j'ai rencontré Bruno, un homme de 52 ans, né grand prématuré, qui y vit avec son frère jumeau. Cependant, lorsque j'ai débuté mon stage, son frère avait été hospitalisé dans un service de psychiatrie car il avait fait une grave crise d'angoisse et Bruno s'était muré dans le silence. À plusieurs reprises, j'ai essayé de lui parler, de lui sourire, mais il restait indifférent à toutes mes tentatives d'approches. L'ensemble de l'équipe avait également constaté le mal-être de Bruno et, lors d'une belle après-midi, une AES a décidé de faire une balade avec trois usagers dont Bruno. Elle m'a proposé de les accompagner. Durant cette sortie, Bruno a commencé à cueillir des fleurs et je suis allé lui parler de son bouquet. Pour la première fois, il m'a répondu et il m'a expliqué qu'il cueillait des fleurs parce que, si son frère rentrait aujourd'hui, cela lui ferait plaisir. Ce bouquet de fleurs a été le début d'une conversation que nous avons eue durant toute la promenade et petit à petit, en parlant de différentes choses, j'ai vu le visage de Bruno qui se détendait, il a même souri. J'ai été tellement heureux à ce moment-là que j'ai raconté la scène à ma tutrice de stage, l'AES qui avait proposé cette sortie. Elle m'a alors expliqué qu'elle espérait en effet que cette sortie allait pouvoir changer les idées à Bruno et qu'en quittant l'institution, l'absence de son frère allait être pour lui moins pesante.

C'est vraiment cela que j'aime dans ce métier, les actes peuvent paraître très simples, anodins et pourtant ils peuvent avoir de grandes conséquences sur les individus quand ils sont bien choisis. Cette promenade est pour moi inoubliable et j'ai vraiment envie que mon quotidien professionnel soit ponctué d'autres moments de ce type. Je sais que j'aurai beaucoup de plaisir à accompagner chaque jour les usagers et à trouver de bonnes idées pour les voir heureux. C'est pour cela que je veux devenir AES. »

Un discours de ce type-là, expliqué avec une attitude non verbale adaptée – c'est-à-dire avec des yeux qui pétillent de joie à l'évocation de cette rencontre avec l'usager –, montre que la personne sait ce qui l'attend quand elle sera professionnelle, qu'elle a une réelle motivation à s'impliquer dans un métier de l'aide à l'autre et a compris le sens du travail de l'AES. Beaucoup d'éléments sont d'ores et déjà réunis pour permettre au jury de penser que ce candidat fera un bon professionnel.

CHAPITRE 11

Développer des connaissances sur l'exercice professionnel

CE QU'IL FAUT SAVOIR

La connaissance du métier est un thème de questionnement central dans tous les entretiens de sélection. La raison est évidente : comment peut-on être intéressé par un métier qu'on connaît mal ?
Le jury va donc vous poser de nombreuses questions sur le quotidien des professionnels, leurs missions et leurs lieux d'exercice, afin d'évaluer le réalisme de votre projet : savez-vous finement ce qui vous attend durant votre carrière ou bien vous êtes-vous contenté de quelques stéréotypes ? D'autre part, l'exposé de vos motivations ne peut être pertinent que s'il se fonde sur des arguments précis issus de recherches poussées. Différents moyens s'offrent à vous pour collecter ces informations.

Réaliser des stages

Le stage est la situation idéale pour vérifier « de l'intérieur » si la représentation du métier que vous vous étiez construite à partir des informations collectées correspond à la réalité, mais aussi si votre personnalité vous permet de vous sentir à l'aise au sein d'une équipe et au contact des bénéficiaires de l'accompagnement. Beaucoup de candidats ont réalisé un ou plusieurs stages et le jury apprécie ces démarches formatrices pour peu qu'elles soient questionnées et analysées.

Avant de réaliser un stage, élaborer un projet

Le projet de stage est un document qui va vous permettre de mieux exprimer vos attentes vis-à-vis de cette expérience. Ce document sera une trace de votre état d'esprit avant d'aller sur le terrain et il vous aidera quand l'heure de faire le bilan sera venue. Vous pourrez alors confronter vos motivations pour le stage à votre vécu.

À vous de jouer

Complétez votre projet de stage à partir de la trame suivante.

Trame du projet de stage

Mes motivations pour cette structure	Pourquoi ai-je choisi ce lieu ?
Mes attentes et mes objectifs	Ce que je veux découvrir sur la structure, le public accueilli et le travail des professionnels. Ce que je voudrais mettre en place. Les professionnels que je veux interroger et accompagner.

▶

Trame du projet de stage

Mes craintes	Ce que j'appréhende dans la rencontre avec ce public et cette équipe professionnelle.
Les questions que je souhaite poser	Comment... ? Pourquoi... ? Pour qui... ? Avec quoi... ?

Durant le stage, être actif, observer et s'informer

Une fois le stage commencé, il s'agit de détailler ce qui se passe dans la journée d'un professionnel. Du matin quand il arrive au soir quand il repart, que fait-il ? Vous devez distinguer le fait (voilà ce qui se passe), du ressenti (voilà le sentiment que j'en ai). Cette séparation revêt une importance considérable dans la compréhension du métier : elle vous permet d'isoler les faits et de mettre en mots votre analyse qui aura tant d'importance lors de l'oral. Prenez un maximum de notes sur tout ce que vous pouvez observer, posez des questions aux différents professionnels et notez leurs réponses. Le jury vous demandera souvent ce que vous avez appris durant ce stage, il aime constater que vous avez été curieux, que vous avez profité de cette expérience pour accroître vos connaissances sur le métier, le fonctionnement de la structure, le public accueilli...

À la fin du stage, récapituler

Vous devez être capable d'évoquer :

- le fonctionnement de l'établissement : quels sont les professionnels employés et ce qu'ils font dans la structure, comment est financée l'institution ;
- le public accueilli, ses spécificités et les missions des professionnels les concernant ;
- le déroulement d'une journée ordinaire ;
- les partenaires de l'institution ;
- l'organisation du travail au sein de l'équipe et les différentes réunions entre professionnels ;
- les écrits professionnels qui sont réalisés et les documents remis aux usagers (règlement intérieur, projet individuel de prise en charge...).

N'oubliez pas de vous demander également ce qui vous a déplu. Aucun métier n'est parfait, il vous faut donc repérer ce qui constitue pour vous des inconvénients et réfléchir à la manière dont vous pourriez y faire face.

Après le stage, analyser

Au-delà de la simple retranscription du vécu, il vous faut développer votre opinion personnelle sur cette expérience ; c'est cela qui fera la valeur du stage. Cette analyse de votre vécu vous sera très utile car à une question ouverte du type « Avez-vous fait des stages ? » vous ne pouvez pas vous contenter de lister les stages réalisés, il vous faut spontanément expliquer ce que chaque expérience vous a apporté.

Pour cela, reprenez votre projet de stage et vos notes quotidiennes. Vos objectifs sont-ils remplis ? Cela s'est-il passé comme vous le pensiez ? Avez-vous été surpris ? Que vous a-t-il été facile de réaliser ? Qu'est-ce qui vous a mis en difficulté mais que vous avez réussi à surmonter ? Qu'aurez-vous à travailler lors d'une prochaine expérience ?

Comparez vos attentes (elles sont notées dans votre projet de stage) avec la réalité du terrain. Au terme de cet exercice, vous devriez être capable de verbaliser clairement votre évolution dans la connaissance du métier et de ses pratiques.

Enfin, n'oubliez pas d'établir un lexique du vocabulaire et des sigles que vous avez entendus au cours de cette expérience afin de commencer à professionnaliser votre manière de vous exprimer en utilisant le jargon adéquat.

Rencontrer des professionnels

Faire un stage est le meilleur moyen de découvrir par soi-même le métier et le public en partageant quelques jours de la vie d'une structure, mais cela n'est pas toujours possible. Dans ce cas, vous pouvez décider de réaliser des entretiens avec des accompagnants éducatifs et sociaux.

L'entretien est une autre façon d'affiner sa connaissance du métier : la personne la mieux placée pour vous en parler est encore celle qui l'exerce au quotidien. Nous vous invitons donc à contacter des professionnels et à vous rendre sur leur lieu de travail afin de les questionner. Le jury sera sensible à vos démarches actives pour vous renseigner au mieux sur le métier et il voudra souvent vous entendre les évoquer en vous demandant : « Avez-vous déjà pu échanger avec un AES ? », « Connaissez-vous des personnes exerçant ce métier ? », « Que retenez-vous de vos rencontres avec les professionnels ? », ou encore « Qu'avez-vous mis en œuvre pour vous renseigner sur le métier ? ».

Ainsi, il est important d'aller à la rencontre de ceux qui exercent cette profession car cela permet de comprendre certaines réalités quotidiennes du métier peu ou pas évoquées dans les brochures d'orientation.

Les questions possibles sont très nombreuses et vous ne pourrez pas tout savoir en une rencontre. De plus, comme tout témoignage, celui-ci sera nécessairement subjectif, influencé par les ressentis du professionnel, qu'il soit enthousiaste ou en période de doute. C'est notamment pour cela qu'il est utile de multiplier ces temps d'échange. Vous pourrez alors peu à peu poser toutes les questions qui vous intéressent ou poser plusieurs fois la même question à des personnes différentes afin de comparer leurs opinions.

Comment préparer sa rencontre ?

Lorsqu'un professionnel vous accorde du temps pour vous recevoir et répondre à vos questions, il serait déraisonnable d'arriver sans savoir ce que vous voulez lui demander. Cette rencontre doit vous être la plus utile possible et, puisque le temps est compté, il vous faudra orienter les propos du professionnel vers ce qui vous intéresse le plus.

Pour cibler cela, prenez des renseignements généraux sur la structure dans laquelle il exerce. Si vous arrivez à l'entretien avec des connaissances globales, le professionnel pourra vous expliquer les modalités de fonctionnement propres à son lieu de travail et vous ne l'obligerez pas à passer du temps à vous dire ce que vous auriez pu trouver très facilement sur Internet ou dans un livre. Cela démontrera votre intérêt réel pour la structure et vous permettra d'avoir plus d'informations sur les points que seul celui qui exerce dans le lieu connaît.

Quelles questions poser ?

Avant la rencontre, réfléchissez aux questions que vous souhaitez poser et essayez de les regrouper par grand thème. Voici quelques exemples de thèmes possibles :

- le parcours du professionnel avant d'entrer en formation ;
- la formation et les stages réalisés ;
- les endroits où il a travaillé avant d'arriver dans ce lieu ;
- le travail au quotidien dans cette structure ;
- les perspectives professionnelles.

Vous pouvez choisir d'interroger le professionnel sur toute sa trajectoire à partir d'un guide d'entretien comme celui proposé ci-dessus ou de vous focaliser sur son travail actuel par des questions plus précises telles :

- Pourquoi avez-vous choisi de travailler dans cet endroit ?
- Comment se déroule une journée type ?
- Quels sont les autres professionnels qui travaillent dans ce lieu et comment se répartit le travail entre vous ?
- Connaissiez-vous ce type de public avant de venir travailler ici ?
- Trouvez-vous que la formation vous a bien préparé à exercer les tâches qui vous incombent dans cette structure ?
- À quelles occasions pouvez-vous rencontrer les familles des usagers ?
- Êtes-vous amené à accompagner les usagers dans d'autres institutions dans le cadre de votre travail ?
- Qu'est-ce que vous appréciez le plus dans votre travail ?
- Qu'est-ce qui est difficile dans ce travail ?
- Avez-vous des professionnels auxquels vous pouvez faire appel en cas de difficultés dans votre travail quotidien ?
- Pensez-vous bientôt changer de lieu de travail ?
- Quels types de difficultés rencontrent les personnes que vous accompagnez et quels sont vos outils pour les aider à solutionner leurs problèmes ?
- Quelles sont les qualités à posséder pour travailler dans ce lieu ?

Durant l'entretien, vous tenterez de poser les questions que vous avez préparées mais il ne faut pas vous enfermer dans cette liste. Soyez suffisamment attentif pour savoir saisir un thème auquel vous n'aviez pas pensé et qui pourrait être spontanément évoqué par le professionnel.
Et surtout, n'oubliez pas de prendre des notes ! Ne vous fiez pas à votre seule mémoire car cet échange est comme une matière première que vous collectez, il vous faudra ensuite la travailler.
Si vous ne pouvez pas prendre de notes ou enregistrer les propos du professionnel rencontré, essayez de retranscrire tout ce dont vous vous souvenez dès la fin de l'entretien.

Que faire des propos collectés ?

Face au jury, vous ne pourrez pas vous contenter de répéter ce qui vous a été dit. C'est inintéressant puisque ce sont les paroles d'un autre. Le jury n'est pas là pour les évaluer ! Il va donc chercher à percevoir comment, rencontre après rencontre, vous avez clarifié votre vision du métier, vous avez pris conscience des aspects positifs mais aussi des aspects négatifs...
Par conséquent, il vous faudra réaliser un travail de réflexion personnelle sur les propos collectés en tentant de faire ressortir ce que ces rencontres ont confirmé, infirmé et modifié dans votre projet. En vous écoutant, le jury doit être persuadé que votre projet professionnel s'est construit sur une connaissance solide du métier et de ses spécificités.

Des erreurs à éviter

Un candidat pourrait dire : « J'ai eu l'occasion de rencontrer une accompagnante éducative et sociale travaillant en FAM (voir chapitre 2). Elle m'a dit qu'elle aimait bien son travail mais qu'elle se posait beaucoup de questions par rapport aux résidents qui n'arrivent pas à parler. Elle trouve que ce n'est pas toujours simple de les comprendre et donc de pouvoir répondre à leurs besoins. Elle m'a dit aussi que le travail avec les aides-soignants du lieu se passait bien et elle m'a dit que ses horaires de travail l'amenaient à travailler soit de 7 heures à 14 heures, soit de 13 h 30 à 20 h 30. »
Ce candidat ne fait que répéter ce qui lui a été dit. C'est sans intérêt pour le jury puisque ce ne sont pas les propos de l'accompagnant éducatif et social (AES) qu'il souhaite connaître mais la capacité du candidat à intégrer la formation et à exercer la profession. Ce qui compte, ce ne sont pas les propos collectés mais ce que vous allez en faire.

Par exemple, après cet échange, le candidat ayant écrit ce qu'il pensait obtenir comme réponses avant l'interview pourrait dire : « J'ai eu l'occasion de rencontrer une AES travaillant en FAM. Ce qui m'a marqué, c'est qu'elle a insisté sur les questions qu'elle se posait vis-à-vis des résidents qui n'arrivent pas à parler. J'ai été surpris qu'elle aborde ce point car avant d'échanger avec elle, j'imaginais que le plus dur dans ce type de structure était la fatigue physique vu qu'il faut soulever les personnes, les soutenir quand elles se déplacent et parce que l'AES est sans cesse debout. Mais en l'entendant parler de sa frustration de ne pas toujours bien comprendre l'autre et donc de ne pas savoir si elle répond à ses besoins, j'ai compris que l'envie de bien faire et le sentiment de ne pas toujours y parvenir peuvent être des difficultés psychologiques plus importantes que les difficultés physiques. »

Astuce

Pour permettre au jury de constater facilement comment les rencontres vous ont permis de progresser dans votre réflexion, nous vous proposons de rédiger les réponses que vous pensez obtenir avant de rencontrer le professionnel.
Ceci vous permettra, après l'interview, de comparer les réponses que vous anticipiez et celles qui vous ont été fournies. Pendant votre oral de sélection, il sera particulièrement intéressant de revenir sur ces écarts et de faire part de la réflexion que vous avez menée à ce sujet.

Exemple du travail à réaliser pour chacune des questions posées durant un entretien

Question choisie	Pourquoi je veux aborder ce point	Éléments de réponses de l'AES interrogé	Analyse personnelle
Le métier est-il très fatigant ?	Je sais qu'il y a un taux important d'AES qui arrêtent leur carrière avant la retraite, que la fatigue physique et psychologique est importante donc je pense que ce n'est peut-être pas facile de la gérer.	Oui, c'est un métier fatigant, mais chaque AES va trouver des solutions individuelles pour y faire face et se ressourcer. Le travail en équipe peut notamment être une bonne source de soutien quand l'équipe fonctionne bien.	N'ayant jamais été dans ce genre de situation durant une longue période, je ne sais pas comment je pourrais réagir. Je pense que les périodes de stage doivent être très importantes pour expérimenter la fatigue et devoir y faire face mais aussi pouvoir prendre du recul si on se sent submergé par celle-ci et observer comment font nos collègues.

S'investir dans le bénévolat

En complément des stages et des rencontres avec des professionnels, vous pouvez réaliser d'autres expériences qui vous permettront d'affirmer votre projet professionnel auprès d'un jury. Certains emplois permettront cela, tout comme le bénévolat.
En effet, si en stage vous avez l'opportunité d'observer des accompagnants éducatifs et sociaux en action, il s'agit le plus souvent d'un stage de découverte qui ne vous permet pas de prendre des initiatives et des responsabilités. Par le biais du bénévolat, vous allez pouvoir vous investir dans un projet, voire le réaliser intégralement, ce qui témoigne de votre maturité et de votre capacité d'initiative. De plus, de nombreuses associations œuvrent auprès d'un public qui est

accompagné par des AES. Le bénévolat sera alors l'occasion de confirmer votre capacité à côtoyer ces personnes.

Lors de l'oral d'admission, vous serez sûrement amené à expliquer que vous souhaitez accompagner des individus qui rencontrent des difficultés pour les aider à améliorer leur quotidien. Au-delà de ces belles déclarations d'intention, le jury appréciera grandement que vous ayez déjà agi en ce sens. De nombreuses associations recherchent des bénévoles pour accroître les services qu'elles rendent à un public. Pourquoi attendre davantage avant de vous engager en tant que bénévole dans l'une d'ente elles ?

Réaliser des lectures spécialisées et une fiche de lecture

La question de vos lectures est très souvent abordée lors de l'entretien d'admission. Il est important d'avoir lu au minimum deux ou trois ouvrages en lien avec le travail social (voir la rubrique « Lectures » dans le chapitre 18 du présent ouvrage). Cela démontre que :

- votre intérêt pour le domaine du social se manifeste également par des lectures facultatives ;
- vous avez pris conscience de l'utilité des apports théoriques pour mieux comprendre les usagers ou pour enrichir votre réflexion sur des problématiques diverses ;
- vous savez qu'il vous faut apprendre et vous former pour améliorer vos attitudes sur les terrains professionnels.

Afin de garder une trace écrite de vos lectures et d'effectuer un temps de réflexion sur le livre, nous vous invitons à réaliser des fiches de lecture. Pour cela, il vous faut :

- rédiger un court résumé du livre, une demi-page suffit car le jury n'aura pas envie de vous entendre expliquer le contenu du livre dans ses moindres détails (en général, il le connaît déjà). L'important est de démontrer que vous avez lu le livre ;
- construire une analyse du livre dans laquelle vous chercherez à expliquer les apports de cette lecture à votre projet professionnel ;
- sélectionner certains passages, ceux qui vous ont le plus amené à réfléchir, et essayer d'expliquer pourquoi vous adhérez aux propos de l'auteur ou pourquoi, au contraire, vous avez une opinion différente. Si cela s'y prête, n'hésitez pas à mettre en relation les propos de l'auteur avec ce que vous avez pu observer durant des stages, des faits d'actualité, d'autres lectures, des propos collectés en entretien avec des accompagnants éducatifs et sociaux...

Questions types analysées

Concernant les structures

- Que signifie SAVS, MARPA, EHPAD, FAM, etc. ?
- Pouvez-vous me parler du public accueilli dans une maison d'accueil spécialisée (MAS) ?
- À quoi sert un établissement et un service d'aide par le travail (ESAT) ?
- Citez-moi toutes les structures que vous connaissez, dans lesquelles des AES peuvent exercer.

Toutes ces questions permettent au jury de vérifier votre réel intérêt pour le secteur. Les attentes

Astuce

Pour découvrir les structures où exercent les AES, vous pouvez vous référer au chapitre 2, à la bibliographe indicative (« Lectures ») et à la liste des sigles en fin d'ouvrage.

du jury seront limitées à une connaissance globale des lieux, vous en saurez davantage lorsque vous serez en formation. Cependant, le fait de pouvoir répondre à ces questions démontre votre envie de découvrir le secteur et les débouchés professionnels.
D'autres questions vous invitent à vous projeter dans l'avenir :

- Dans quelle structure souhaiteriez-vous travailler dès l'obtention de votre diplôme ?

Peu importe que vous y ayez fait un stage ou non, vous pouvez la connaître à travers ce qu'en dit un professionnel ou grâce à une lecture, un reportage, des témoignages trouvés sur Internet...
Il faut aussi montrer que vous savez prendre du recul sur ce que vous avez vécu en stage ou lu, car on ne peut résumer un type de structure à un seul exemple. C'est pourquoi il vaut mieux se baser sur le public accueilli et la mission principale du lieu (qui sont fixes dans toutes les structures d'un même type) que sur le fait que l'ambiance était chaleureuse ou que le travail en équipe se passait bien durant votre stage !
Il vous faut expliquer ce qu'est cette structure, ce qu'y fait l'AES, et détailler les raisons qui vous font apprécier plus particulièrement ce lieu.
En conclusion, vous pouvez ouvrir sur le fait que la formation vous aidera à avoir une représentation plus précise de l'ensemble des terrains professionnels possibles et que vous avez encore le temps de changer d'avis et de revoir votre opinion sur ce lieu avant le début de votre carrière.

Concernant les stages

- Pouvez-vous nous parler d'un de vos stages ?

La question étant très globale, elle appelle un développement assez long qui fera état des raisons qui vous ont amené à réaliser ce stage dans ce lieu (objectifs, durée...) et d'une brève description du travail des professionnels. Ce point doit être court car ce n'est qu'une description de faits sur lesquels vous n'aviez pas la possibilité d'agir.
En revanche, vous compléterez la description avec une analyse personnelle sur les apports de ce stage dans votre construction de projet professionnel. Il faut parvenir à expliquer les raisons qui font que ce stage est venu confirmer et amplifier votre envie de devenir un accompagnant éducatif et social. Évoquez ce qui vous a intéressé dans le fait d'être auprès de ces usagers et d'observer le travail réalisé dans la structure.
D'autres questions vous amènent à analyser votre vécu de stage :

- Quels sont les points positifs et négatifs que vous retenez de ce stage ?
- Parlez-moi d'un moment où vous avez pu être en difficulté.
- Pourriez-vous faire carrière dans cette structure ?

En général, les candidats sont enthousiastes lorsqu'ils évoquent leurs stages et ils ont de nombreux points positifs à mentionner. Cependant, le travail social n'est pas un secteur facile et le jury attendra de vous que vous sachiez prendre du recul, comprendre qu'il y a des moments qui sont plus difficiles à gérer même si cela ne vous a pas fait renoncer à votre projet.
D'autre part, il n'est pas préjudiciable d'évoquer un moment où vous avez pu être en difficulté. Au contraire, vous avez encore beaucoup à apprendre, et dire qu'une situation vous a dérangé ou que vous n'avez pas su quoi répondre à un usager dans une circonstance donnée montre que vous êtes lucide et sincère avec le jury. La formation sera là pour vous aider à être de plus en plus à l'aise sur les différents terrains professionnels possibles.
Enfin, lors d'un bilan sur un stage, veillez à ne jamais critiquer directement les professionnels qui vous ont accueilli, cela serait déplacé. Ils vous ont offert la possibilité de découvrir leur structure de l'intérieur, ils vous ont accordé du temps, soyez reconnaissant même si vous avez quelques regrets à la fin de ce stage.

Concernant le travail en équipe

Durant le stage, il ne faut pas seulement s'intéresser aux AES de la structure. Être sur le terrain est l'occasion d'observer le travail des autres membres de l'équipe, de vérifier qu'aucun autre métier ne vous intéresse davantage et de comprendre les complémentarités d'une équipe pluriprofessionnelle. Certaines questions abordent ces aspects :

- Quels sont les différents métiers que vous avez côtoyés durant ce stage ?
- Quelles étaient les missions des différents professionnels ?
- Comment s'organisait le travail d'équipe ?
- Quelles sont les missions du chef de service ?
- Qui était le responsable hiérarchique des AES ?

D'autres questions vous amènent à analyser votre position dans un travail en équipe :

- Avez-vous des expériences de travail en équipe ?
- Comment envisagez-vous les éventuels conflits au sein de l'équipe professionnelle où vous exercerez ?
- Vous savez sûrement que les travailleurs sociaux exercent le plus souvent au sein d'équipes pluridisciplinaires. Pensez-vous être à l'aise dans ce cadre de travail ?

Ces questions ne visent pas simplement à vérifier vos connaissances sur le travail en équipe, elles vous demandent également de parler de vous dans cette situation. Savoir travailler en équipe est une compétence indispensable à un AES, elle est développée durant la formation par les nombreux travaux de groupe qui sont demandés aux étudiants. Cependant, avoir déjà des expériences et se connaître sur ce point sont intéressants pour confirmer son orientation professionnelle.

Concernant le travail avec les bénéficiaires

Lors de vos stages de découverte, puisque vous n'avez pas débuté votre formation, vous serez principalement dans un rôle d'observation. Toutefois, l'équipe vous laissera généralement passer du temps avec les usagers, participer aux activités, échanger avec eux. Ce rapport aux usagers peut donc être l'objet de questions le jour du concours.

- Décrivez le plus précisément possible le public qui était accueilli dans cette structure.
- Quelles sont les autres structures qui accueillent un public similaire ?
- Pensez-vous avoir été à l'aise face aux usagers en toutes circonstances ?

Sur cette dernière question, n'hésitez pas à être sincère. Le professionnel qui vous interroge sait pertinemment que le contact n'est pas toujours simple, qu'il y a des personnes plus déstabilisantes que d'autres. Même à l'issue de votre formation, il y aura certainement des moments où vous serez moins à l'aise dans la relation à autrui. Il faut cependant essayer de comprendre ce qui vous a déstabilisé et pourquoi vous étiez gêné à ce moment.

Concernant les partenaires professionnels

Différentes questions permettent de vérifier que vous ne confondez pas travail en équipe et travail en partenariat et que vous connaissez les relations qui existent entre différentes structures :

- Quels seront vos partenaires professionnels ?
- Quels peuvent être les partenaires de telle ou telle structure ?
- Votre lieu de stage ou de travail a-t-il développé des partenariats avec d'autres lieux ?

La notion de partenariat existe depuis longtemps dans le travail social, mais elle a encore été renforcée par la loi de février 2002 qui encourage vivement leur développement. Sont partenaires les structures dont les travailleurs sociaux ont besoin pour réaliser leurs missions. En EHPAD par exemple, ils sont nombreux, on peut citer :

- la bibliothèque. L'EHPAD peut organiser une sortie mensuelle afin que les résidents qui le souhaitent puissent renouveler leurs lectures ;
- l'école de musique. Les enfants de différents orchestres viennent régulièrement se produire devant les résidents de certains EHPAD ;
- la mairie. Elle peut prévoir des temps d'animation à destination des seniors, telle la « Semaine bleue ».

Les structures pour les enfants porteurs d'un handicap seront, quant à elles, en partenariat avec les écoles, les clubs de sport et les autres équipements de la commune.
En conclusion, pensez à expliquer l'intérêt pour un travailleur social de travailler en partenariat, d'être ouvert sur le monde et sur l'environnement des usagers.

À vous de jouer

Entraînez-vous à l'oral en répondant aux questions suivantes :

- Quel est le rôle de l'accompagnant éducatif et social d'une façon générale ? Ou dans une structure précise ?
- Quel travailleur social pensez-vous devenir ?
- Quelle définition donnez-vous au mot « social » ?
- Selon vous, en quoi un AES fait-il du travail social ?
- Que signifient « aider », « accompagner », « éduquer » ?
- Quelles différences faites-vous entre éducation et rééducation ?
- Pensez-vous que l'éducation doive toujours être privilégiée sur la répression ?
- Faut-il être un travailleur social pour être utile aux autres ?
- Dans quels lieux pourrez-vous exercer ?
- Quelles sont les possibilités d'évolution de cette profession ?
- Avez-vous un objectif de carrière ?
- Quels problèmes sociaux vous intéressent particulièrement ?
- Avez-vous déjà lu des ouvrages en lien avec le travail social et qu'en avez-vous retenu ?
- Vous semble-t-il utile de lire quand on s'apprête à devenir un professionnel du social ?
- Quelles sont les contraintes physiques et/ou psychologiques du métier ?
- Quelles sont, d'après vous, les principales qualités à avoir pour devenir accompagnant éducatif et social ?
- Parlez-moi d'un point négatif dans ce métier.
- Quelles sont d'après vous les contre-indications pour exercer cette profession ?
- Connaissez-vous des personnes exerçant la profession que vous avez choisie ?
- Quel salaire pensez-vous avoir en début de carrière ?

Témoignage **Les conseils d'un jury de l'épreuve orale d'admission**

Il est important qu'un candidat au concours comprenne que son discours doit être différent des autres. Nous voyons passer dix à douze candidats dans une journée.
Les propos du type « je veux être AES car c'est un beau métier et en étant auprès des personnes malades ou handicapées je me sentirais utile » sont nettement insuffisants. L'immense majorité des candidats rencontrés sont motivés. La motivation à elle seule ne suffit donc pas. Il faut aller au-delà. Pour moi, une qualité première pour entrer en formation c'est la capacité à analyser. Pour cela, un bon oral est un oral où le candidat va s'inscrire dans le concret. Il ne faut pas oublier que les membres du jury sont des acteurs de terrain. Un beau discours ne sert à rien face à une réalité professionnelle exigeante, il est donc nécessaire que le candidat s'appuie sur des petites scènes vécues pour en faire une bonne analyse. Avoir fait des stages ou avoir travaillé est très intéressant pour confronter représentation du métier et réalité mais il faut ensuite savoir exploiter ce vécu et l'évoquer avec un vocabulaire adapté.
De plus, il est impératif de beaucoup évoquer l'usager lorsque l'on parle du métier d'AES et de ses motivations à faire ce métier. Dans le discours du candidat, la personne ne doit pas être réduite à l'état d'objet. Ce n'est pas la pathologie ou le handicap de la personne qui doit passionner le candidat mais la personne qui est atteinte, entre autres caractéristiques, d'une pathologie ou d'un handicap. Comprendre cela est fondamental.

CHAPITRE 12

Bien se connaître et savoir parler de soi

CE QU'IL FAUT SAVOIR

Durant l'entretien, le jury évalue la connaissance du métier et la motivation du candidat, mais aussi sa personnalité. Évidemment, un profil d'accompagnant éducatif et social (AES) ne saurait se définir comme un standard auquel le candidat devrait se conformer, il s'agit plutôt d'une manière d'être, d'une richesse individuelle susceptible d'apporter quelque chose à l'exercice professionnel. Les examinateurs pourront évaluer cette richesse par l'impression que le candidat ne manquera pas de leur laisser – ce qui nécessite de soigner sa communication non verbale –, mais aussi en le questionnant sur sa personnalité. Ils veulent s'assurer que celle-ci est suffisamment stable et que le candidat est assez mature pour côtoyer des personnes confrontées à des pathologies lourdes, parfois en fin de vie. Le jury va donc aborder ces sujets et il convient d'y avoir réfléchi au préalable car le fait de devoir se dévoiler à des inconnus peut être déstabilisant sans une bonne préparation.

Chercher à mieux se connaître

Lors de l'entretien, il n'est pas rare que le candidat soit amené à se définir, le jury lui demande alors de chercher un ou plusieurs traits « psychologiques » censés lui correspondre pour parvenir à mieux le connaître. Pour répondre à ce type de question, il faut bien se connaître et choisir les termes exacts, il ne faut pas que vos mots sonnent creux. Le jury cherche à mettre à jour votre personnalité. Plus vous vous dissimulez derrière des réponses convenues, plus vous risquez de vous faire éliminer.

Se définir n'est pas facile dans la mesure où l'être humain reste éminemment complexe, souvent contradictoire et en permanente évolution. Cependant, certains traits vous caractérisent plus particulièrement et de manière stable.

À vous de jouer

Avant de passer votre oral d'admission, il est important de réaliser un travail d'introspection pour prendre conscience de votre personnalité. Cela va vous permettre de :

- démontrer vos qualités et vos défauts au lieu d'en faire une simple énumération qui ne permet pas au jury de savoir si vous êtes sincère ou non ;
- faire des liens entre votre profil et le métier afin de répondre aux questions du type « pensez-vous que votre personnalité soit en cohérence avec les qualités requises pour ce métier ? » ou « que devrez-vous changer dans votre personnalité pour devenir AES ? ».

Pour ce faire, prenez le temps de réfléchir à chacune des *qualités* proposées dans le tableau suivant pour savoir à quel point elles peuvent vous caractériser et positionnez votre réponse par une croix sur l'axe allant de « pas du tout » à « tout à fait ».

Qualités	Pas du tout ⟶ Tout à fait
Entreprenant, organisateur	
Compréhensif	
Sensible	
Créatif, imaginatif	
Précis, minutieux, appliqué	
Énergique, actif	
Coopératif	
Réfléchi	
Respectueux, courtois	
Persuasif, convaincant	
Conciliant	
Persévérant	
Indépendant, autonome	
Sûr de soi	
Curieux	
Souriant	
Ambitieux	
Courageux	
Calme, discret	
Généreux	
Honnête, sincère	
Confiant, optimiste	
Patient	
Sociable	

Après avoir repéré vos principales qualités, choisissez-en trois qui vous semblent utiles pour le métier d'AES. Essayez de les illustrer à travers votre vie quotidienne ou vos expériences puis démontrez que ce sont pour vous des atouts et comment vous pourrez les exploiter en situation professionnelle.

Exemple commenté

Un candidat pourrait dire :
« Je me considère comme une personne patiente. En effet, j'ai déjà eu l'occasion de faire du soutien scolaire à un élève de CP qui avait d'importantes lacunes en lecture et j'ai constaté que je savais garder mon calme, lui réexpliquer plusieurs fois la consigne, et que je ne m'énervais pas quand il n'arrivait pas à faire l'exercice, ni quand il peinait à déchiffrer un texte.
Je pense que cette qualité sera un atout pour être AES car lors d'un stage dans un foyer occupationnel, j'ai pu observer que les adultes en situation de handicap ont un rythme de vie assez lent. Manger, se déplacer, s'habiller ou participer à une activité sont des actions qui peuvent être difficiles pour eux, ils les font à leur rythme et le professionnel doit s'y adapter sans les brusquer pour les amener à faire seuls le plus de choses possibles. »

À travers ce propos, le candidat prouve qu'il se connaît bien, démontre la qualité qu'il s'attribue et fait du lien avec l'exercice du métier en présentant son expérience de stage. Le jury peut alors constater que ce candidat possède des atouts pour pouvoir répondre de façon adaptée aux attentes des personnes qu'il accompagnera.

Vous pourrez ensuite vous positionner de la même façon à partir de la liste non exhaustive de **défauts** proposée dans le tableau ci-dessous.

Évaluez vos défauts

Défauts	Pas du tout ——→ Tout à fait
Paresseux	
Désinvolte, négligent	
Orgueilleux	
Indécis	
Désorganisé	
Têtu	
Émotif	
Bavard	
Timide	
Solitaire, individualiste	
Lent	
Perfectionniste, maniaque	
Anxieux, nerveux	
Pessimiste	
Irritable, colérique	
Impulsif	
Naïf	
Méfiant	
Impatient	
Étourdi	
Susceptible	
Autoritaire	
Influençable	
Rêveur	

Après avoir repéré vos principaux défauts, vous en sélectionnerez trois puis vous les illustrerez avant d'expliquer pourquoi ils pourraient être gênants pour votre métier et comment vous tâcherez d'y faire face et de les corriger.

Exemple commenté

Un candidat pourrait dire :
« Je pense être trop bavard. Durant ma scolarité, les enseignants me l'ont souvent signalé et c'est un aspect sur lequel il me faudra être vigilant lorsque je serai AES. En effet, face aux personnes que je rencontrerai, il faudra que je sois principalement dans l'écoute afin de bien cerner leurs difficultés et leurs demandes, donc si je parle trop, je risque de ne pas être efficace dans mon travail. La personne saura beaucoup de choses me concernant, ce qui n'est pas forcément souhaitable, et surtout elle ne se sentira peut-être pas entendue. Pour travailler sur ce défaut, j'ai déjà essayé cette année d'être plus dans l'écoute, vis-à-vis de mes amis par exemple. De plus, en classe, j'essaie de rester concentré, de ne pas me disperser ni déranger mes camarades par des bavardages intempestifs. J'y arrive mieux, mais cela me demande encore des efforts. »
Par ce propos lucide, le candidat montre qu'il a conscience des points à travailler dans sa personnalité pour améliorer sa posture sur le terrain et qu'il est plein de bonne volonté. C'est une étape préalable à tout travail sur soi. Le jury ne recherche pas des candidats parfaits dès le jour de l'entretien d'admission mais des personnes qui ont envie de progresser, d'apprendre et qui sont prêtes à entendre les remarques qui vont leur être faites durant la formation.

Questions types analysées

Êtes-vous sensible ?

Selon les individus, la sensibilité peut être considérée comme une qualité ou un défaut, tout dépend comment elle est vécue.
Dans le cadre de son travail, un accompagnant éducatif et social doit être capable de gérer ses émotions afin de garder le recul nécessaire pour réfléchir à la situation et être aidant. Cependant, il ne faut pas gommer ses ressentis pour exercer correctement son métier dans le sens où l'absence de sensibilité amènerait un professionnel à agir comme un robot, à gérer une succession de dossiers et donc à déshumaniser l'accompagnement. L'indifférence nous préserve, mais elle ne permet pas d'être un travailleur social pertinent.
Les AES rencontrent beaucoup d'individus dont la souffrance psychique ou physique peut être touchante. Ces histoires de vie sont difficiles à entendre notamment quand on débute dans le métier et qu'on manque d'expérience. Mais à tout moment de sa carrière, parce qu'on est fatigué, stressé ou en période de doute sur l'efficacité de son travail, une rencontre peut aussi nous fragiliser.
Lorsque la sensibilité exacerbée ne permet plus de trouver la bonne distance, l'accompagnant éducatif et social peut compter sur le soutien de ses collègues, du chef de service, du psychologue de la structure ou d'un psychologue extérieur. Ce soutien permet de mettre des mots sur ses ressentis, de s'en décharger afin d'être plus disponible pour les usagers et c'est une façon, parmi d'autres, de garder du plaisir à faire son métier, de ne pas se démotiver et de continuer à être enthousiaste après de nombreuses années d'exercice professionnel.

Êtes-vous sociable ?

Vous comprendrez aisément qu'il s'agit d'une qualité importante pour ce métier qui requiert un travail en équipe, des échanges fréquents avec des partenaires mais surtout pour parvenir à nouer une relation de confiance avec les usagers et leur famille. Il est du devoir de l'AES de savoir mettre autrui à l'aise et d'instaurer un climat de confiance propice à l'accompagnement sans tomber dans la camaraderie.

Une personne trop timide ou solitaire pourrait se retrouver en difficulté dans ce métier. Il faudra donc démontrer au jury votre capacité à vous lier facilement aux autres à travers vos propos mais aussi à travers votre attitude. Vous ne pouvez pas vous déclarer sociable et fuir constamment le regard du jury ou paraître pétrifié lors de l'entretien. Le jury comprendra que l'enjeu de l'échange génère chez vous un certain stress, mais cela ne vous dispense pas de sembler content de pouvoir échanger sur votre projet.

Savoir évoquer ses valeurs

Les valeurs sont des croyances qui orientent les comportements et les choix. Elles dépendent de l'éducation reçue mais aussi des lectures, des rencontres... Elles évoluent donc durant la vie. Au quotidien, les valeurs s'expriment à travers des principes et régissent la conduite de l'individu.

À vous de jouer

Choisissez, dans la liste de valeurs ci-dessous, les **trois valeurs** auxquelles vous pensez accorder le plus d'importance :
Abondance – accomplissement – adaptabilité – amitié – amour – authenticité – autonomie – aventure – beauté – bénévolat – bonté – confiance – coopération – défi – don de soi – douceur – droiture – économie – écoute – éducation – égalité – environnement – famille – fraternité – harmonie – humour – indépendance – jeu – justice – liberté – loyauté – nouveauté – paix – partage – passion – patriotisme – perfection – plaisir – politique – ponctualité – pouvoir – propreté – reconnaissance – religion – respect – réussite – richesse – romantisme – routine – sagesse – santé – savoir – dcience – décurité – simplicité – sociabilité – solidarité – solitude – sourire – spiritualité – sport – succès – travail – vérité – voyage.
Pour chacune des valeurs retenues, répondez aux questions suivantes :

- Quels ont été les personnes ou événements qui vous ont le plus influencé dans l'acquisition de cette valeur ?
- Comment se manifeste cette valeur dans votre vie, c'est-à-dire quelle(s) conséquence(s) a-t-elle dans votre quotidien ? Est-elle facilement observable par votre entourage ?
- Quelle est l'influence de cette valeur dans une pratique professionnelle en tant qu'AES ?

Exemple

Un candidat ayant pour valeur **l'amitié** pourrait rédiger les réponses suivantes :
Source d'influence : « À une période difficile de ma vie, j'ai eu quelques amis fidèles qui ont su se rendre présents à mes côtés et cela m'a beaucoup aidé. J'ai alors pris conscience de l'importance de l'amitié et j'essaie d'être désormais très attentif à mes proches pour partager les bons moments comme les périodes plus délicates. »
Conséquence : « Je suis fréquemment en contact avec mes amis que ce soit par téléphone, textos, appels vidéo... et on se voit plusieurs fois par mois pour des repas pris ensemble ou des sorties. »
Influence sur la pratique professionnelle : « Je sais que mon emploi du temps en tant qu'accompagnant éducatif et social pourrait compliquer ma vie sociale, car je pourrais être amené à travailler le soir ou le week-end. Cependant, pour mon bien-être, il me faudra trouver du temps pour continuer à voir mes proches, ce qui me semble réalisable car je ne travaillerai pas chaque week-end et j'aurai également du temps en journée pour leur téléphoner ou leur laisser un message. Continuer à voir mes amis me permettra de me ressourcer et de bien profiter de mes temps de repos. Cet équilibre me semble essentiel. »

Réfléchir à son histoire de vie

Les questions portant sur votre vie, notamment sur votre adolescence, vos relations actuelles avec vos proches, votre vie sentimentale... sont fréquentes et parfois déstabilisantes. Il convient d'y avoir réfléchi avant de rencontrer les examinateurs. Voici des questions fréquentes que nous avons commentées pour vous aider à vous entraîner :

Exemples de questions commentées

Vous éloigner de votre famille, de vos amis, vous pose-t-il un problème ?

Suivre une formation en travail social signifie, pour beaucoup d'étudiants, s'éloigner de leur environnement habituel et prendre de nouveaux repères. La question de l'éloignement géographique est souvent abordée car, chaque année, il y a des étudiants qui arrêtent leurs études du fait d'une difficulté à s'intégrer et à gérer la souffrance psychologique liée au fait de ne plus voir leurs proches. De multiples questions peuvent donc être posées sur votre famille ou votre entourage :

- Quelle est la personne qui compte le plus pour vous ?
- Vos parents sont-ils des modèles à vos yeux ?
- Pourriez-vous vivre sans amis ?
- Comment allez-vous vous organiser pour prendre vos marques dans cette nouvelle ville ?

Deux éléments d'évaluation sont perceptibles dans ces questions, d'une part le mode de relation que vous entretenez avec votre entourage (mode infantile ou adulte) et, d'autre part, le réseau de sociabilité que vous avez (réseau dense : beaucoup d'amis, de connaissances, ou réseau mince). Il ne s'agit pas de « tricher » sur ce type de questions : le jury ne serait pas dupe bien longtemps. Il faut simplement être spontané... et vous être interrogé précédemment sur vos relations avec votre entourage. Vous risquez, si vous n'avez pas fait ce travail, d'être perturbé par la question et d'avoir une réaction émotionnelle forte : les yeux rougis, les mutismes soudains ne sont pas rares en entretien. Ils ne sont pas causés par le jury, mais par la fragilité du candidat qui vient d'être confronté à un élément de son parcours qu'il n'avait pas voulu affronter.
Essayer de démontrer au jury que vous vous êtes renseigné sur cette nouvelle ville, qu'elle doit vous permettre de vous épanouir et que vous vous projetez dans un avenir à cet endroit. Pour cela, vous pouvez vous appuyer sur vos expériences passées si vous avez déjà déménagé ou si vous êtes parti à l'étranger pour travailler ou pour des études. D'autre part, renseignez-vous bien sur la ville : quelles sont les possibilités de sorties et de loisirs qu'elle offre ? Est-elle bien desservie au niveau des transports en commun ? Pourrez-vous pratiquer votre sport favori facilement ? Les loyers sont-ils abordables ? Vous devez être à l'aise avec cette perspective de déménagement et savoir le démontrer à vos examinateurs.

Avez-vous déjà eu votre propre logement ?

Si vous avez toujours vécu chez vos parents, comment anticipez-vous ce départ et tout ce qu'il engendre, tel le fait de devoir gérer le travail personnel et les stages mais aussi votre logement, apprendre à vous faire manger, entretenir votre linge... ?
Cela peut faire beaucoup de changements simultanés surtout si vous êtes une personne jeune. Il faudra alors rassurer le jury, lui démontrer votre capacité à être autonome, votre désir de vous émanciper du foyer familial et votre curiosité pour ce nouvel environnement même s'il est éloigné de votre lieu de vie actuel. Dans la même logique, si vous dites que vous vivez en couple et que vous postulez pour un centre de formation loin de chez vous, le jury voudra savoir comment vous allez vous organiser. Est-ce que votre conjoint compte déménager également ? Dans le cas contraire, n'allez-vous pas être trop affecté par votre séparation au risque de ne pas la supporter

très longtemps et de renoncer à vos études ou comptez-vous passer tous vos week-ends dans des trains pour aller le retrouver, ce qui pourrait nuire à vos résultats ?
Pour être à l'aise face à ces questions personnelles qui peuvent être déroutantes, il est important d'y avoir réfléchi en amont et d'en avoir parlé avec vos proches.

Quels sont vos loisirs ?

Le jury aime savoir comment vous occupez votre temps libre car vos passions pourront peut-être vous permettre de proposer des activités éducatives quand vous serez AES. Si vous avez du plaisir à faire des activités manuelles, si vous êtes sportif, musicien, photographe amateur... pensez à le préciser.
D'autre part, cette question est fréquemment l'objet de relance de la part du jury (« question à tiroirs »). Si vous dites aimer faire la cuisine, le jury pourra vous demander de donner votre recette préférée. Cela a plusieurs buts : vérifier la véracité de votre propos, appréhender vos capacités d'explication et enfin savoir si vous êtes capable de transmettre votre intérêt pour la réalisation d'un bon dîner.

Décrivez l'éducation que vous avez reçue de vos parents et celle que vous souhaiteriez transmettre en tant qu'accompagnant éducatif et social

Cette question vous oblige à évoquer votre enfance, à décrire l'éducation que vous avez reçue le plus objectivement possible puis à prendre du recul pour pouvoir vous positionner d'un point de vue professionnel. Il faut parvenir à distinguer l'éducation que l'on peut souhaiter inculquer à son enfant en tant que parent et l'éducation d'un professionnel envers un enfant qui lui est confié pour une durée limitée.
De plus, votre réponse peut vous amener à constater que les « modes éducatifs » évoluent avec le temps et que ce qui se faisait couramment il y a vingt ou trente ans peut être inadapté aujourd'hui. De la même manière, le rôle de l'AES et ses outils de travail évoluent sans cesse et vous-même ne serez certainement pas le même professionnel en début et en fin de carrière.

Quel est votre plus grave échec ?

Le jury attend une réponse honnête et non une anecdote insignifiante. Il s'agit de montrer que vous faites preuve d'une distance suffisante par rapport à vos expériences et que vous pouvez évoquer un échec personnel sans être submergé par vos émotions. Au-delà des faits, le jury attachera de l'importance à l'analyse que vous pourrez en faire. Face à cet échec, qu'avez-vous mis en place pour finalement parvenir à la réussite ou accepter cette déception ? Comment vous relevez-vous d'un moment difficile ?

Quelle est votre plus grande réussite ?

Par cette question, le jury cherche à savoir ce qui vous rend fier de vous-même. Une nouvelle fois, les faits seront secondaires mais ils permettront de comprendre ce à quoi vous accordez de l'importance.

Comment vous imaginez-vous dans dix ans ?

Cette question vous impose de penser à l'avenir. Il faut que vous sachiez comment vous allez vous organiser à la rentrée prochaine pour réussir vos études mais aussi que vous pensiez à votre carrière. Où aimeriez-vous débuter ? Comment se passera votre vie dans dix ans ? Quel individu et quel travailleur social souhaiteriez-vous être ?
Puisque la question ne donne pas de paramètres suffisants pour la situer dans un domaine particulier, vous pouvez donner des éléments de projection professionnels et/ou personnels. Cela

permet au jury de comprendre quelles sont vos priorités (vie familiale, professionnelle) et vos aspirations (qualité de vie, activités).
Si vous évoquez votre envie de fonder une famille d'ici dix ans, le jury pourra vous demander comment vous allez concilier votre vie professionnelle et ses contraintes notamment au niveau des horaires et votre vie personnelle.

Si vous échouez à l'ensemble des concours présentés, que ferez-vous l'année prochaine ?

Cette question est bien évidemment difficile à entendre car elle vous oblige à une projection négative qu'il faut dépasser pour proposer une réponse cohérente. Vous devez donc proscrire les « je ne sais pas » ou les « je verrai bien » qui donneraient l'impression que votre projet n'est pas abouti ou que vous refusez d'envisager cette éventualité. Votre projet en cas d'échec au concours doit être assez précis pour convaincre le jury que vous avez la maturité suffisante pour l'anticiper et que vous ne perdrez pas une année à attendre la prochaine session. Apportez une réponse réaliste et réfléchie.
Si votre projet est de continuer à vous préparer pour retenter le concours, pensez qu'il vous faudra prendre le temps d'analyser les causes de votre échec. Les candidats recalés pensent souvent qu'ils n'ont pas été sélectionnés car ils étaient trop jeunes ou qu'ils manquaient d'expérience. C'est possible, mais de multiples autres explications existent : manque de culture générale, stress vraiment mal maîtrisé durant l'oral, positionnement intellectuel qui ne démontre pas l'ouverture souhaitée... Faire des stages ne solutionnera pas forcément ces difficultés.
Si vous pensez vous réorienter et ne pas repasser ce concours, il faut avoir de solides arguments pour que le jury comprenne que ce n'est pas dû à un manque de motivation mais bien à des contraintes (personnelles, financières, etc.) qui ne vous permettent pas d'attendre plus longtemps avant d'entrer dans une formation professionnalisante.

Vous venez de... Parlez-nous de votre région

Vous êtes peut-être breton, alsacien, bourguignon, parisien, là encore, ce n'est pas ce qui importe au jury. Ce qu'il cherche à évaluer, c'est votre curiosité intellectuelle, culturelle, votre capacité d'observation. Vous pouvez traiter cette question sous l'angle qui vous convient : l'économie, l'environnement, la culture, la gastronomie, etc. Le principal est d'attester de votre ouverture au monde qui vous environne tout en ne manifestant pas un attachement excessif à votre lieu de vie actuel si le centre de formation pour lequel vous postulez en est éloigné.

Comment allez-vous faire face à la souffrance physique et psychologique des personnes accompagnées ?

La question est complexe car elle vous amène à vous projeter dans un avenir professionnel dans lequel vous n'évoluez pas encore. Vous pouvez lister les différentes attitudes possibles pour solutionner le problème, mais il faut surtout démontrer que vous avez conscience que ce sera votre quotidien professionnel, que ce genre de difficulté se traite au cas par cas et que l'adaptabilité est justement l'une des compétences importantes d'un travailleur social.
Il n'y a pas une façon idéale de se préserver et la formation ne vous donnera pas de recette de ce type. C'est en développant votre expérience, en ayant une meilleure compréhension de la psychologie des individus et en vous appuyant sur vos facilités relationnelles que, petit à petit, vous apprendrez à savoir réagir dans les moments délicats. Votre expérience vous aidera à trouver les mots ou les gestes face à une personne qui se met à pleurer, qui vous dit qu'elle souffre beaucoup ou qu'elle se sent nulle.

D'autres questions personnelles pour vous entraîner

- Quel type d'enfant étiez-vous ?
- Comme s'est passée votre adolescence ?
- Quel est votre plus beau souvenir ?
- Quel est le jour que vous auriez préféré ne pas vivre ?
- Avez-vous déjà dû faire face à un drame ?
- Comment s'est passée votre scolarité ?
- Diriez-vous que vous êtes quelqu'un d'heureux ?
- Qu'est-ce qui vous fait sourire dans la vie ?
- Pour quelle raison avez-vous pleuré la dernière fois ?
- Qu'est-ce que vous retenez de votre vie jusqu'à présent ?
- Perdez-vous facilement votre sang-froid ?
- Comment réagiriez-vous si une personne refusait une toilette ?

Témoignage **Échange avec un jury qui nous livre quelques conseils**

Quels sont les traits de caractère que vous aimez trouver chez les candidats ?

Ces traits de caractère sont multiples et tous les centres de formation ne sont pas sensibles aux mêmes choses. Personnellement, je sais que je suis sensible à la maturité du candidat. J'attends qu'il montre une réflexion sur son parcours, notamment scolaire et professionnel. Qu'il prouve aussi qu'il a une idée bien concrète tant du métier que de la formation. La maturité est un critère important même si c'est un très jeune candidat – parfois des candidats qui n'ont que 18 ans montrent qu'ils sont plus mûrs, qu'ils ont plus réfléchi à leur projet que d'autres qui ont 30 ou 40 ans.

J'attends aussi d'avoir affaire à quelqu'un d'assez ouvert d'esprit, qui s'intéresse à l'autre. C'est important d'avoir réfléchi à ce qu'on va rencontrer chez l'autre, usager ou collègue, car cela ne va pas toujours nous plaire. Mais si on est ouvert d'esprit, on pourra accepter l'autre tel qu'il est même si on ne se reconnaît pas dans tout. Lors du concours, cet aspect s'évalue par la curiosité que manifestent les candidats, s'ils sont assez ouverts, ils vont s'intéresser à différentes cultures, ils n'ont pas qu'un seul type de lecture, ils s'intéressent à beaucoup de choses... Au contraire, certains montrent qu'ils ont des idées reçues, une vision définitive de certaines choses.

La présentation et le sourire font également partie des critères importants. Il est vrai que l'oral du concours est un moment difficile, on est crispé, mais quelqu'un qui arrive avec le sourire, qui explique qu'il a envie de faire cela, que ce métier lui plaît et qui le dit avec le sourire, cela change tout. Je me rappelle être restée plusieurs fois béate, toute souriante face à un candidat comme cela en me disant que c'était vraiment convaincant, que la personne était vraiment en phase avec son projet, qu'elle savait ce qu'elle avait envie de faire.

Il faut aussi une certaine spontanéité. Ce n'est pas facile, surtout pour les plus timides, mais quand ils peuvent répondre spontanément, en souriant, quand ils montrent qu'ils peuvent être à l'aise même si ce n'est pas dès le début mais au cours de l'entretien, c'est bien.

Un dernier critère est le fait d'être persuadé qu'on a quelqu'un de sain en face de soi et qu'on aurait envie qu'il vienne nous aider. On ne retiendra pas la candidature d'une personne qui montre qu'elle vient régler certains soucis. Dans ce cas-là, c'est trop tôt pour entrer en formation. On sent parfois qu'on a affaire à des personnes très fragiles mais qui se disent prêtes à aller aider des personnes aussi fragiles qu'elles. Quand on n'est pas encore en mesure de trouver ce qui pourrait nous aider, on ne peut pas bien aider les autres.

Quelles sont les erreurs à ne pas commettre durant cet oral ?
C'est de trop attendre les questions du jury, d'avoir une attitude passive, de dire deux mots de soi et d'attendre. Évidemment, on est là pour poser des questions, mais il faut que le candidat se mette en avant, qu'il développe ses propos. C'est une erreur fréquente. Une autre maladresse consiste à se contenter de connaissances théoriques sans s'être donné la peine d'avoir rencontré au moins un professionnel. On peut comprendre que certains aient du mal à faire un stage du fait de leur manque de disponibilité ou autre, mais rien n'empêche jamais quelqu'un d'aller voir un AES ou un étudiant, de téléphoner à un professionnel pour avoir une idée plus concrète de ce qu'est le métier, pour ne pas en rester à des connaissances que tout le monde pourrait réunir en cinq minutes.
D'autre part, quelqu'un qui ne sait pas quel est le contenu des études n'est pas quelqu'un qui peut entrer en formation. On ne peut pas choisir d'entrer dans une formation sans savoir un minimum de ce qu'on va y trouver. Forcément, il va y avoir des moments plus difficiles par rapport à son propre parcours, des choses qui ne vont pas trop nous intéresser, donc il faut savoir ce qu'il y a dans ces études, ce qu'on va apprendre et qu'on aime et ce qu'on n'aime pas, mais aussi comprendre pourquoi il faudra s'y intéresser. Celui qui arrive en disant « je ne sais pas trop ce qu'il y a dans les études mais je verrai bien, je m'adapterai » ne démontre pas, à mon avis, une volonté suffisamment forte d'entrer en formation.
J'aime bien demander aux candidats s'ils ont déjà un peu réfléchi aux lieux de stage qu'ils voudraient connaître. Assez souvent, je me rends compte que c'est une question qui les prend de court, ils ne savent même pas où on peut faire des stages ! On voit ainsi qu'ils ne se projettent pas dans une entrée en formation quelques mois plus tard. Et cela montre aussi un problème de curiosité.
Enfin, je pense que le fait de ne pas avoir conscience de ses propres difficultés et de la difficulté du métier est aussi un problème. Il n'est pas nécessaire d'avoir réalisé une introspection extrêmement poussée, mais s'être un peu questionné sur les réactions qu'on pourrait avoir lorsqu'on sera confronté à la mort ou au handicap ou au fait de devoir échanger avec des familles malheureuses est indispensable. S'en dispenser revient à présenter une vision idéaliste et non réaliste du métier et ce n'est pas ce que nous recherchons chez le candidat.

Comment peut-on se préparer au mieux à passer cet oral ?
Comme je l'ai dit, il est impératif de rencontrer des accompagnants éducatifs et sociaux et des étudiants, mais pas simplement pour emmagasiner de nombreuses informations. Leurs déclarations sont une base pour que le candidat se questionne, qu'il essaie de voir si c'est vraiment ce qui lui correspond et pourquoi. Il doit se demander ce qu'il vient chercher dans son métier, mais aussi ce qu'il est prêt à donner lui-même.
Il faut aussi bien réfléchir à ses motivations et à son parcours, le candidat sera systématiquement amené à se justifier face à un jury. Pour s'y entraîner, il peut en parler avec ses proches, cela l'exerce à bien construire son propos.
Enfin, je recommanderais au candidat de se tenir au courant de l'actualité. Il doit savoir qu'en tant qu'AES, il s'apprête à travailler avec des êtres humains d'horizons divers qui ont tous une culture et un vécu différents. Il faut qu'il essaie de s'informer sur ce que les autres peuvent vivre pour développer une meilleure compréhension.

CHAPITRE 13

S'entraîner à partir des questions les plus fréquemment posées

CE QU'IL FAUT SAVOIR

Dans cet ouvrage, de nombreuses questions habituelles ont été présentées et commentées. Les voici réunies et classées par thème, parmi d'autres questions fréquentes, afin de vous permettre de vous entraîner de temps en temps avec des proches qui accepteront d'endosser le rôle de jury. Vous pourrez ainsi répondre à voix haute à quelques questions prises au hasard ou stratégiquement choisies pour vous aider à réviser un aspect de l'entretien qui vous pose plus de difficultés.

Questions pour démarrer l'entretien

- Présentez-vous.
- De quoi avez-vous envie de me parler ?
- Pourquoi êtes-vous ici ?
- Dites-moi qui vous êtes.

Parcours scolaire

- Quel est votre parcours scolaire ?
- Quel type d'élève étiez-vous ?
- En dehors d'une formation en lien avec le travail social, y a-t-il d'autres études qui vous intéressent ?
- Pourquoi vous êtes-vous dirigé vers une branche totalement opposée au travail social après avoir quitté le cursus scolaire ?
- Dans quelle matière étiez-vous le meilleur/le plus en difficulté pendant votre scolarité ?
- Que faites-vous quand vous rencontrez des difficultés dans un apprentissage ?
- Pourquoi pensez-vous ne pas avoir réussi le concours l'an dernier ?

Expériences antérieures

- Avez-vous des expériences professionnelles ? Que vous ont-elles apporté ?
- Vos expériences antérieures vous semblent-elles utiles pour devenir accompagnant éducatif et social (AES) ?
- Avez-vous déjà travaillé avec un public similaire à celui que vous accompagnerez en tant qu'AES ?
- Avez-vous déjà travaillé en équipe ?

- Qu'est-ce qui vous semble difficile dans le travail d'équipe ?
- Avez-vous déjà réalisé un stage de découverte du métier ? Quels sont les points positifs et négatifs que vous retenez de ce stage ?
- Avez-vous déjà réalisé des actions bénévoles ?

Connaissance des études

- Que savez-vous du programme des études ?
- Comment est organisée la formation que vous voulez intégrer ?
- Pour quelles raisons aimeriez-vous entreprendre ce type d'études ?
- Quels sont vos besoins en matière de formation ?
- Qu'attendez-vous de l'école ?
- Avez-vous peur de certains lieux de stage ou avez-vous une prédilection pour d'autres ?
- Dans quelle structure voudriez-vous réaliser votre premier stage ?
- Que savez-vous des stages qui ont lieu durant la formation ?
- Quelle est la matière enseignée qui vous intéressera le moins ?
- Ne pensez-vous pas être trop jeune/trop âgé pour suivre cette formation intense ?
- Avez-vous déjà choisi la spécialité que vous aimeriez faire ?
- Que connaissez-vous de la ville ou de la région où se trouve le centre de formation ?

Connaissance du métier et du milieu professionnel

- C'est quoi, pour vous, un AES ?
- Quel a été l'élément déclenchant qui vous a orienté vers la profession ?
- Quel est le rôle de l'AES d'une façon générale (ou dans une structure donnée) ?
- Qu'est-ce qui vous attire dans ce métier ?
- Quelles sont les contraintes physiques et/ou psychologiques du métier ?
- Quelles sont, d'après vous, les contre-indications pour exercer cette profession ?
- Quelles sont, d'après vous, les principales qualités à avoir pour être AES ?
- Dans quels lieux pourrez-vous exercer ? Quelles structures connaissez-vous ?
- Avez-vous un objectif de carrière ?
- Connaissez-vous des personnes exerçant la profession ?
- Quel salaire pensez-vous avoir en début de carrière ?
- Quelle définition donnez-vous au mot « accompagnement » ?
- Pourquoi voulez-vous devenir AES et non aide-soignant ou moniteur-éducateur ?
- Quelles structures d'accueil pour les personnes âgées et/ou handicapées connaissez-vous ?

Connaissance de soi

- Quels sont selon vous vos principaux défauts et vos principales qualités ?
- Quels sont les défauts que vous ne supportez pas chez les autres ?
- Qu'aimeriez-vous changer chez vous ?
- Quelles sont vos valeurs dans la vie quotidienne ?
- Si vous étiez une qualité, laquelle seriez-vous ?
- Parlez-moi de votre enfance (ou de votre adolescence).
- Quelle éducation avez-vous reçue de vos parents ?
- Qu'est-ce qui vous semble intéressant dans l'éducation que vous avez reçue ?
- Qu'est-ce que vous auriez aimé pouvoir changer dans l'éducation que vous avez reçue ?

- Y a-t-il quelque chose dans votre vie que vous ne souhaitez pas aborder lors de cet entretien ?
- Quel est votre meilleur souvenir (ou votre pire souvenir) ?
- Quand avez-vous pleuré pour la dernière fois ?
- Avez-vous déjà dû faire face à la souffrance ? Comment avez-vous réagi ?
- Avez-vous déjà aidé quelqu'un ?
- Comment savez-vous que vous êtes prêt à aider autrui ?
- Pourriez-vous faire votre vie avec quelqu'un qui a un handicap ?
- Avec quel public pensez-vous que vous serez le plus à l'aise ? Avec quel public préféreriez-vous travailler ?
- Comment vivez-vous l'échec ?
- Si vous deviez retenir un nom de l'Histoire, quel serait-il ? Pourquoi ?
- Citez un personnage fictif qui vous ressemble.
- Avez-vous des aptitudes à la créativité ?
- Estimez-vous avoir de la chance ?
- Si on vous offrait un billet d'avion, où iriez-vous ?
- Si vous étiez un animal, lequel seriez-vous ?
- Si vous partiez sur une île déserte en ne pouvant emmener qu'un seul objet avec vous, que prendriez-vous ?
- Quel est votre plus grand rêve ?
- Aimez-vous travailler dans des équipes majoritairement féminines ?

Connaissance de soi pour le métier

- Pensez-vous qu'il y ait cohérence entre votre personnalité et les qualités requises pour être AES ?
- Pensez-vous avoir le physique et le mental nécessaires à ce métier ?
- Que devrez-vous changer dans votre personnalité pour devenir un bon AES ?
- Que pensez-vous pouvoir apporter au métier et aux personnes prises en charge et qu'attendez-vous en retour ?
- Pourquoi voulez-vous travailler auprès d'autrui ?
- Pourquoi pensez-vous que ce métier est fait pour vous ?
- Quels sont pour vous les principaux avantages et inconvénients du métier ? Comment envisagez-vous de faire face à ces inconvénients ?
- Comment pensez-vous pouvoir gérer l'attitude d'usagers non coopérants, voire agressifs, qui vous insultent ou vous menacent ?
- Comment allez-vous faire face à la souffrance psychologique des usagers ?
- Comment réagiriez-vous si un usager refusait votre aide ?
- Quelles sont les différences entre l'accompagnement éducatif d'un enfant et celui d'une personne âgée ?
- Pensez-vous que les usagers vous feront confiance ?

Questions liées aux projets futurs

- Que ferez-vous l'an prochain si vous n'êtes pas admis en formation ?
- Si vous n'êtes pas reçu, à quoi pensez-vous que cela sera dû ?
- Dans quelle(s) ville(s) passez-vous ce concours, et pourquoi ?
- Combien avez-vous passé de concours ? Pourquoi ces choix et lequel choisirez-vous si vous êtes admis dans plusieurs centres de formation ?
- Combien de fois pensez-vous tenter ce concours avant de renoncer ?
- Comment vous imaginez-vous dans dix ans ?

Questions sur l'entourage familial et amical

- Actuellement, voyez-vous souvent vos parents ?
- Avez-vous déjà eu votre propre logement ?
- Comment supporterez-vous l'éloignement géographique d'avec votre famille et vos proches ?
- Avez-vous un conjoint ? Des enfants ? Comment comptez-vous concilier vie familiale et études ?
- Envisagez-vous d'avoir des enfants dans les mois qui viennent ?
- Que pense votre entourage de votre choix professionnel ?
- Comment allez-vous vous y prendre pour bien vous intégrer dans la promo ?

Questions liées au financement

- Avez-vous réfléchi à l'aspect financier qu'implique cette formation ?
- Combien coûte la formation ?
- Vous êtes-vous renseigné sur les possibilités de financement ?
- Qui a payé votre inscription à cet oral ?
- Savez-vous à combien s'élève une assurance habitation ou un loyer pour un studio dans cette ville ?

Questions sur le concours

- Quel est le but de la sélection que vous passez actuellement ?
- Pourquoi y a-t-il des épreuves orales dans la sélection ?
- Notre sélection vous semble-t-elle pertinente ?
- Quels sont vos atouts pour réussir ce concours ?
- Avez-vous préparé cet entretien ?

Questions sur les loisirs

- Comment occupez-vous votre temps libre ? Quels sont vos loisirs ?
- Pouvez-vous nous présenter le dernier livre que vous ayez lu ?
- Quel est le dernier film que vous ayez vu et qu'en avez-vous pensé ?
- Quel genre de musique écoutez-vous ?
- Faites-vous du sport ?
- Quelles émissions télévisées regardez-vous ?
- Quelles radios écoutez-vous ?
- Faites-vous partie d'une association ?
- Avez-vous déjà donné de l'argent à une œuvre humanitaire ?
- Pratiquez-vous l'informatique ?
- Que ferez-vous ce week-end ?

Questions de fin d'entretien

- Pensez-vous nous avoir convaincus ?
- Voulez-vous ajouter quelque chose ?
- Pourquoi devrait-on vous prendre plus qu'un autre candidat ?
- Avez-vous des questions ?

CHAPITRE 14

Derniers conseils pour le jour de l'entretien d'admission

CE QU'IL FAUT SAVOIR

Passer un concours est un moment délicat qui nécessite une bonne préparation, qu'elle soit physique, psychique ou intellectuelle. Le fait d'avoir travaillé et de s'être entraîné sur les différents aspects de la sélection n'évacuera jamais totalement le caractère stressant de ces épreuves. Sur ce plan, les individus réagissent d'ailleurs différemment. Peut-être serez-vous serein, peut-être ne le serez-vous pas du tout. Le jury comprendra que vous soyez nerveux mais il observera de quelle manière vous cherchez à canaliser ce stress afin qu'il ne vous fasse pas perdre vos moyens. Dès lors, même si vous bafouillez, que votre voix devient quelque peu chevrotante, ne croyez pas que votre oral est raté. Vous pouvez demander au jury une pause de quelques secondes pour souffler, boire une gorgée d'eau et vous reprendre. Ce n'est pas le stress en lui-même qui est problématique et qui risque de vous faire échouer : c'est plutôt l'ensemble des éléments qu'il ne vous permet pas d'exprimer, ce blocage qu'il génère tant au niveau de la mémoire que de la parole.
Les conseils qui suivent visent justement à réduire les sources d'anxiété.

Quelques jours avant l'épreuve

Les jours qui précèdent l'épreuve, détendez-vous, prenez le temps de pratiquer vos loisirs habituels, de voir vos amis. Le pire serait de rester centré sur cet événement attendu et d'y penser sans cesse. Ce concours est peut-être important pour vous, mais il ne sera jamais capital. Vous ne jouez pas votre vie.
À quelques jours de l'oral, il n'est plus temps de le préparer. Attention à ne pas rester trop centré sur votre préparation : vous risquez de ressasser vos réponses et d'aboutir à un discours trop appris.
Ne cessez pas vos loisirs habituels pour ruminer votre préparation et donc tourner en rond.

Veille de l'épreuve

Se rendre sur les lieux du concours la veille de l'épreuve permet de repérer le chemin et d'éviter les mauvaises surprises (des travaux qui bloquent la route, des transports en commun suspendus, etc.). Cela évite aussi, tout simplement, de risquer de se perdre et d'être en retard. Il est donc intéressant de faire un petit repérage.
Anticipez pour gagner en sérénité. Préparez toutes les affaires dont vous aurez besoin pour le concours (voir liste ci-dessous) ainsi que les vêtements que vous avez choisi de porter.
N'hésitez pas à voir des amis ou à aller au cinéma la veille au soir afin de vous détendre et de mettre de côté la tension due à l'épreuve du lendemain.

Conservez votre rythme habituel, ne vous couchez ni trop tard ni trop tôt pour ne pas modifier votre cycle de sommeil.

La check-list du candidat prévoyant pour passer l'épreuve d'admissibilité

- Convocation.
- Pièce d'identité avec photo.
- Un peu d'argent en liquide pour faire face aux imprévus ou vous offrir un café.
- Des crayons de différentes couleurs qui fonctionnent.
- Un correcteur.
- Des feuilles de brouillon.
- Une montre ou un réveil.
- De quoi grignoter proprement (barre de céréales, compote à boire...) et une petite bouteille d'eau.
- Un médicament contre le mal de tête.
- Des mouchoirs.

À ajouter pour se rendre à l'entretien d'admission :

- un livre ou un magazine pour patienter car il convient de ne pas rester les yeux rivés sur son téléphone en attendant d'être appelé par le jury.
- du déodorant, des pastilles pour l'haleine et tout ce qui permet d'avoir une bonne hygiène corporelle face au jury.

Il est impératif de ne rien oublier d'essentiel mais également de veiller à ne pas trop vous charger pour être à l'aise dans vos déplacements jusqu'au lieu des épreuves.

Matin de l'épreuve

Ne vous levez pas trop tard par rapport à l'heure de l'épreuve ou ne prévoyez pas un transport qui arrive à un horaire limite avant la convocation : pas de stress inutile ! Il en est de même pour l'horaire de votre transport retour : prenez une marge par rapport à la convocation. Il est courant que les épreuves prennent du retard (surtout les oraux).

De même, inutile de vous lever trop tôt avant l'épreuve au risque d'attendre longuement et d'être stressé en vous remémorant les enjeux de la journée.

Même si votre estomac est noué, il est fortement conseillé de manger pour avoir de l'énergie. Ce n'est pas le moment de faire un malaise ! Vous pouvez emmener avec vous un petit encas à manger sur les lieux de l'épreuve. Dans ce cas, prenez quelque chose de simple à grignoter, qui ne risque pas de vous tacher ou de dégouliner dans votre sac. Pensez également à prendre une bouteille d'eau.

Tenue pour l'épreuve d'admission

Vos vêtements donnent à votre apparence une tonalité particulière : une personne qui vous rencontre pour la première fois prendra en compte ces signes comme autant d'éléments lui permettant de vous cerner. Il faut donc tâcher de les analyser pour produire une impression qui corresponde à ce que vous êtes. Alors, comment se présenter à un oral ? Faut-il se vêtir d'une certaine façon ?

La réponse est non : vous n'avez pas à vous transformer pour cette occasion. La règle est simple : présentez-vous dans une tenue adaptée à la situation d'oral et adéquate à l'exercice de la profession. Que vous aimiez les piercings, les coiffures colorées ou les bracelets indiens importe

peu. Présentez-vous dans une tenue qui vous met à l'aise. N'oubliez toutefois pas que cet oral est censé revêtir une grande importance pour vous. Ce n'est pas un jour comme les autres : évitez les tee-shirts humoristiques, les joggings ou les décolletés plongeants.
Quels que soient les vêtements et les chaussures que vous porterez, sachez que le jury peut décider de vous questionner sur votre décision (couleur, marque, coupe...). Il est habituel qu'un candidat réfléchisse avec soin à la tenue portée le jour de son oral ; le jury cherche alors à comprendre ce qui a motivé ce choix. Il suffira de l'assumer et de l'expliquer.
Choisissez également avec soin vos chaussures. Il peut y avoir une certaine distance entre l'arrêt de bus et le lieu de l'épreuve, ce n'est donc peut-être pas le jour opportun pour inaugurer une nouvelle paire de chaussures qui risque de vous blesser les pieds. Tout comme pour les habits, portez vos chaussures habituelles en évitant les chaussures de sport et les tongs qui pourraient paraître inappropriées à votre jury.
Faites bien attention à ne pas laisser vos cheveux cacher votre visage. Le mieux consiste encore à les attacher. Vous éviterez ainsi les gestes parasites, comme passer sa main dans les cheveux ou tripoter une petite mèche. Bien sûr, vous pouvez les laisser libres si vous pensez qu'ils ne passeront pas sur votre visage et que vous n'avez pas l'habitude de les avoir attachés.
Évitez les grosses écharpes qui vous emmitouflent totalement. Il n'est pas agréable d'avoir une conversation avec quelqu'un qui marmonne, engoncé dans son vêtement. Vous paraîtrez écrasé, mou et manifesterez peu de dynamisme.
Les signes religieux ou idéologiques sont à proscrire. Le fait que vous les arboriez pose en soi une question d'ouverture à l'autre. S'il est important pour vous de les porter, faites en sorte qu'ils restent sous votre vêtement. Vos convictions intimes n'ont pas à être exposées.
Pensez à porter une montre car certaines épreuves peuvent être chronométrées (présentez-vous en cinq minutes, il vous reste deux minutes pour conclure...) et il serait malvenu de devoir surveiller le temps sur un téléphone portable.
Ayez une hygiène irréprochable. Vos habits, vos cheveux et vos ongles doivent être propres. Vous éviterez toutes les odeurs corporelles susceptibles d'incommoder le jury ainsi que le vernis à ongles écaillé. Vous souhaitez exercer un métier qui va vous amener à prendre soin des autres ; dès le concours, il vous faut démontrer que vous savez prendre soin de vous.
Si vous êtes fumeur, prévoyez un délai raisonnable entre le moment de votre dernière cigarette et l'heure de votre passage en entretien, essayez de vous laver les mains et de sucer une pastille rafraîchissante ou de mâcher un chewing-gum que vous jetterez avant de rencontrer le jury.

Sur les lieux du concours

N'écoutez pas avec trop de sérieux ce qui se dit autour de vous : chaque candidat se forme son propre ressenti. Bien souvent, les bruits de couloir ne correspondent pas à la réalité. Un entretien peut mal se passer avec une personne, cela ne présage pas qu'il en sera de même pour vous. Certains, au sortir de l'épreuve, peuvent créer un climat anxiogène en annonçant que le jury est sévère. Le vécu d'un candidat ne correspondra pas nécessairement au vôtre, alors dispensez-vous d'entrer en entretien avec une première impression négative.
Dans les couloirs, évitez de vous mettre en concurrence par rapport aux autres. Même si, dans les faits, le contexte du concours vise à sélectionner les candidats, il convient de se situer plutôt par rapport à soi-même : faire du mieux que l'on peut (et c'est le maximum que vous pouvez faire) et ne pas fantasmer sur ce que font les autres.
Une fois que vous êtes arrivé sur les lieux de l'épreuve, pensez que vous pouvez être observé dès ce moment. En effet, le jury passe également dans le hall ou les couloirs et peut vous voir. Sa première impression se fait déjà et quand il vous reconnaîtra lors de l'épreuve, l'examinateur se rappellera de cette première impression. Cherchez donc à garder un maintien et un

comportement adaptés dès l'entrée sur les lieux de l'épreuve en patientant debout et non assis par terre en gênant le passage par exemple.
Pensez à éteindre votre téléphone portable, même la vibration d'un téléphone durant l'entretien peut être agaçante pour les examinateurs.
Évitez de vous faire accompagner par un parent ou un proche jusqu'à la porte de votre entretien, prenez votre destin en main et démontrez en cela votre maturité.

Au moment de l'entretien

Établir une bonne communication verbale et non verbale

L'objectif de votre oral est de convaincre le jury de vous admettre en formation afin de pouvoir apprendre le métier et obtenir votre diplôme d'État pour pouvoir exercer.
Pour y parvenir, retenez ces deux principes :

- on devient **passionnant** quand on est **passionné** ;
- il faut être **convaincu** pour pouvoir **convaincre**.

Par conséquent, il faut aider le jury à percevoir la sincérité de vos motivations pour le métier, et pour cela faire attention à votre attitude.
Les conseils qui suivent doivent vous aider à avoir un discours non seulement bien construit, mais aussi bien transmis.

Communication verbale

Les mots sont notre miroir. Confus, ils trahissent nos difficultés à structurer le réel et révèlent un désordre dans la pensée. Ils peuvent nous trahir (lapsus) ou nous dévoiler sans que nous nous en rendions compte. La maîtrise du langage est fondamentale pour éviter les contresens et les malentendus. En effet, être naturel, relativement spontané, ne signifie pas pour autant totalement relâché dans son vocabulaire et sa syntaxe.
La communication est réussie quand le candidat est parvenu à faire entendre au jury ce qu'il avait à lui dire. La maîtrise des mots ne relève pas d'une compétence hors du commun. Quelques règles simples et de « bon sens » sont à respecter.

Un langage doit être...	Objectifs	Des erreurs à éviter
Simple	Être facilement compris par tous.	Les phrases trop complexes.
Efficace	Convaincre le jury par la précision des mots. Le marquer par la force des exemples.	Les pronoms indéfinis : on, certains, plusieurs... Les noms vagues : les personnes, les gens... Éviter les négations pour exprimer une affirmation : « Ce n'est pas mal » pour « C'est bien », « Je ne suis pas contre » pour « Je suis d'accord ».
Juste	Donner de la profondeur au propos, de la pertinence. Être crédible.	Les verbes imprécis : mettre, faire, aller... Les avis non argumentés : « C'est intéressant », « C'est important »... Expliquez pourquoi.

Communication non verbale

La communication n'est pas qu'affaire de verbalisation. Nous « disons » beaucoup par notre attitude. La communication non verbale comprend tout ce qui, dans l'entretien, peut être soumis à interprétation en dehors du discours. Les mots ne sont pas les seuls outils dont nous disposons pour communiquer : le comportement, les gestes, les intonations, les regards, voire les silences, peuvent devenir éloquents. Durant l'oral, le fond et la forme sont indissociables. Dès lors, la communication non verbale doit enrichir le message au lieu de le parasiter. Elle le souligne et le met en valeur.

Regard

Le regard joue un rôle important, tant du côté du jury que de celui du candidat. Il est le premier contact, celui qui vous permet d'évaluer la situation et ainsi de moins la craindre.
Dans l'interaction avec vos examinateurs, vous devez prendre garde à certains signes (froncement de sourcils, yeux écarquillés...). Le regard traduit parfois, sans que l'on s'en rende toujours compte, les émotions que l'on cherche à cacher. L'intérêt, la conviction, la détermination, la confiance se lisent dans les yeux au même titre que l'hésitation, la surprise, le doute, le malaise, le manque de confiance en soi.
Sachez regarder vos interlocuteurs, il est plus agréable de parler à quelqu'un qui vous regarde dans les yeux. Un regard fuyant peut être interprété comme un manque de confiance en soi ou de conviction. Il y a plusieurs personnes à convaincre durant cet oral, il vous faudra donc répondre à celui qui a énoncé la question en le regardant d'abord, puis développer votre réponse en cherchant des yeux l'autre jury pour maintenir l'échange. Même si l'un des membres du jury écrit sans cesse, la tête baissée sur sa feuille, regarde par la fenêtre ou semble peu adhérer à votre discours, il fait partie du jury : il est par conséquent nécessaire de chercher à le convaincre. Le regarder régulièrement vous y aidera.

Corps

Les mouvements du corps peuvent aussi révéler des aspects de la personnalité d'un individu. Adoptez une apparence physique qui reflète l'image de vous-même que vous décrivez. Par exemple, si vous prétendez être dynamique, adaptez votre comportement en conséquence.
De plus, vous éviterez de vous avachir et de poser les coudes sur la table. Vous manifesteriez ainsi une nonchalance susceptible de vous desservir. Se tenir correctement relève du respect élémentaire que l'on doit à la personne avec laquelle on entre en interlocution. La maturité peut se lire dans la posture. La motivation aussi : marquer de la tonicité et de la droiture peut s'interpréter comme un comportement volontaire et dynamique.

Gestes

Les gestes ne doivent pas parasiter le discours mais l'enrichir. Certains candidats développent des tics gestuels d'autocontact pour lutter contre leur nervosité : ils se passent la main dans les cheveux, font tourner leur bague sur leur doigt... Ces gestes sont le signe d'un mal-être dans la situation d'échange et plus généralement d'un manque de confiance en soi.
À l'inverse, savoir utiliser ses mains pour souligner les points essentiels de son propos confère au message plus de clarté et de vie. Le candidat qui place ses mains dans ses poches ou qui les joint entre ses cuisses se prive d'un instrument de communication essentiel. Observez les hommes politiques, ils sont habitués à prendre la parole en public et utilisent la gestuelle pour animer leurs propos.
Pensez à poser votre crayon et à retirer tout bracelet, bague ou montre qui pourrait vous donner envie de jouer avec, ce qui risque, d'une part, de faire des bruits parasites agaçants, et, d'autre part, de distraire le jury qui ne sera alors plus réceptif à votre argumentation.

Voix

Le premier élément à travailler est l'intensité vocale : une voix bien placée est une voix audible sans effort par le jury. Il s'agit de parler assez fort, sans pour autant gêner vos interlocuteurs. Cette intensité est bien entendu relative à la distance qui vous sépare du jury, à la taille de la pièce, etc.

D'autre part, un message intéressant mais dit sans conviction et sur un ton monocorde perd tout son effet. Le jury, il ne faut jamais l'oublier, est souvent usé par des heures d'entretien. Pour retenir son attention, il est primordial de poser sa voix pour parler lentement, clairement et distinctement tout en évitant les tics de langage (« bah », « heu », « hein »), les mots familiers et les phrases inachevées.
Enfin, maîtriser l'intonation permet de mettre en valeur des mots en les renforçant. Vous appuyez ainsi votre propos en mettant en avant les termes essentiels à sa compréhension. L'intonation est aussi une ponctuation logique de la phrase : en fin de phrase, votre intonation est plus basse pour marquer le « point ». Ceci vous évitera la situation gênante où le candidat se trouve dans l'obligation de dire : « Euh, j'ai fini. »
Vous pouvez vous entraîner à énoncer votre présentation ou à répondre à quelques questions types en vous enregistrant en vidéo. Cela vous aidera à prendre du recul sur plusieurs aspects :

- pour la parole : le débit, la clarté, les tics verbaux ;
- pour la gestuelle : les signes d'énervement, la tenue, le maintien, l'utilisation des mains, le regard, les mimiques, le sourire.

Nous vous conseillons de commencer par vous écouter pour vous concentrer sur votre parole sans être perturbé par l'image dans un premier temps avant de vous regarder et d'évaluer votre gestuelle.

Bien débuter

On ne vous demandera pas d'adopter une attitude stéréotypée. Quelques règles de bons sens sont néanmoins à respecter.
Débuter une situation d'échange n'est pas chose aisée pour qui n'en a pas l'habitude. Mais les règles à suivre pour un entretien sont les mêmes que pour toute communication orale.

Saluer

Dire « bonjour » va de soi, mais il faut le faire en s'adressant au jury, c'est-à-dire en le regardant. Il s'agit d'une exigence de politesse, mais aussi, pour vous, d'entamer l'échange en créant un premier lien avec vos interlocuteurs.

Transmettre

Il faut développer des mimiques faciales d'ouverture et d'échange en regardant l'ensemble des membres du jury et en lui souriant.

Patienter

Prenez soin d'attendre les consignes du jury. Ne vous asseyez pas avant qu'on vous le propose et ne vous lancez pas dans votre « présentation » si le jury ne vous le demande pas.

Rester attentif

Écoutez les souhaits de vos examinateurs et les questions qu'ils vous posent. Mieux vaut demander à votre jury de reformuler une question plutôt que d'y répondre approximativement. Le métier d'accompagnant éducatif et social requiert des capacités d'écoute que vous devez mettre en application durant votre oral. Les candidats ont parfois tendance à s'approprier les consignes pour les arranger dans un sens qui leur convient mieux. Ce phénomène se repère chez certains candidats qui débitent sans discrimination un discours appris par cœur, celui qu'ils ont préparé pour cet oral. Cette attitude dénote une incapacité à s'adapter car se préparer pour un entretien consiste essentiellement à se mettre au clair avec soi-même et ses motivations.

Préférer les phrases simples

Utilisez un langage que vous maîtrisez plutôt que des phrases complexes dont vous n'êtes pas sûr.

Respirer profondément

Pensez à bien respirer pour rester calme et contrôler le débit comme la tonalité de votre voix. Il ne faut pas parler trop vite car le jury doit avoir le temps de comprendre et d'analyser vos réponses. Si vous en ressentez le besoin, vous pouvez boire une gorgée d'eau. Par conséquent, pensez à vous munir d'une petite bouteille.

Se mettre en avant

Montrez aux membres du jury que vous êtes la personne qu'il leur faut à travers votre comportement dynamique, ouvert, agréable, souriant. Il est impératif que vous croyiez en vos chances de réussite et que vous sachiez leur expliquer pourquoi ce métier est celui qui vous convient le mieux. Si vous n'êtes pas convaincu vous-même, ils risquent de ne pas l'être non plus. Donnez-leur envie de vous revoir.

Durant l'entretien, que faire si...

... vous ne comprenez pas la question ?

Il y a deux manières de ne pas comprendre une question : soit votre incompréhension de la question est **partielle**, soit elle est **totale**.

Dans le premier cas, vous pensez qu'il y a une ambiguïté sur un terme ou sur le sens général de la question. Par exemple, à la question « Quel type d'étudiant êtes-vous ? », vous pouvez apporter une réponse relative à votre comportement en cours (attention, participation, etc.) ou bien une réponse relative à votre intégration au sein du groupe (implication dans la vie estudiantine, relation avec les autres étudiants, etc.). En cas de mauvaise compréhension de la question, débutez votre réponse par une reformulation qui explicite le sens que vous donnez à la question : « En tant qu'étudiant, c'est-à-dire concernant ma façon d'être en classe, je dirai que j'étais... »

Dans le second cas, la question n'est pas comprise car un terme n'est pas connu. Vous ne savez pas quoi répondre par manque de connaissances. Ne lancez pas immédiatement un « je ne sais pas ». Le jury en déduirait que vous lâchez facilement prise et que vous manquez de persévérance. La fatigue, le stress peuvent conduire le candidat à une impression de méconnaissance. Elle est souvent amplifiée, voire infondée. Vous avez travaillé, vous avez préparé votre oral, vous pouvez donc répondre. Que vous sachiez, c'est-à-dire que la connaissance soit immédiatement mobilisable pour vous, ou que vous ayez à la remobiliser, cherchez.

Si vous ne connaissez pas un terme ou ne maîtrisez pas un acronyme, il est possible de le demander au jury afin de pouvoir répondre.

... vous vous apercevez que votre réponse ne correspond pas à la question posée ?

En construisant votre réponse, vous vous apercevez soudain qu'elle ne correspond pas à la question posée.

Ne stoppez pas net votre discours en vous enfermant dans le silence. Certes, votre réponse est hors sujet mais vous en avez conscience, c'est déjà ça. Le jury évalue votre maturité et donc votre capacité à surmonter une difficulté, à repérer vos erreurs et à les dépasser. Avouez : « Je crois que je ne réponds pas exactement à la question posée. » Puis reformulez la question du jury : « Vous me demandiez si... » Ensuite, reprenez votre explication.

... le jury ne vous laisse pas le temps de finir vos phrases ?

C'est une situation de communication frustrante car elle vous donne le sentiment de ne pas pouvoir détailler vos propos comme vous le souhaiteriez. Le principal risque est que vous vous énerviez pour chercher à vous imposer ou que vous renonciez à essayer de répondre en vous résignant à vous taire.
Vous ne pouvez pas résoudre une situation conflictuelle de cette manière ! Gardez votre calme, exprimez-vous posément. Le jury est là pour vous interroger, il vous accordera donc le temps de parole nécessaire. Si vous êtes interrompu, prenez en considération les éléments apportés et reprenez votre explication.

Exemple

« Cette expérience m'a permis...
- C'était la première fois que vous encadriez des enfants ?
- En effet, cette expérience, qui était pour moi la première en tant qu'animateur, m'a permis...
- Vous n'aviez jamais rencontré d'enfants avant ?
- Si, bien entendu. J'ai même fait du baby-sitting pendant plusieurs années. Mais l'animation auprès d'enfants est vraiment une expérience différente. Elle m'a permis... »

... le jury se tait ?

Peut-être est-il intéressé par ce que vous venez de dire et attend-il que vous développiez davantage votre explication, peut-être pense-t-il que vous n'avez pas terminé ou peut-être veut-il vous déstabiliser.
Dans tous les cas, ne perdez pas votre assurance. Continuez votre développement ou donnez un exemple mais restez attentif à la réaction de vos interlocuteurs. Ils marqueront leur volonté de reprendre la parole par des gestes significatifs (acquiescements répétés et rapides, mouvements de mains, etc.).

... le jury ne vous regarde pas ?

Rien n'est plus difficile pour un candidat que de se sentir « transparent ». Si le jury lève à peine les yeux vers vous, là encore, ne vous laissez pas déstabiliser et n'abandonnez pas. Développez votre réponse.
Ce qui est en jeu ici, c'est la relation. Ne vous laissez pas entraîner dans une relation de distance avec le jury. Ne calquez pas votre comportement sur le sien : un candidat qui se met, lui aussi, à regarder par la fenêtre ou à détourner les yeux de ses interlocuteurs donnera l'impression d'avoir des difficultés à s'investir dans la relation. Il semblera fuir ou être peu conscient de l'importance de cet échange. Restez concentré, continuez à regarder vos interlocuteurs. Au besoin, variez les intonations pour donner du corps à vos propos. Vous pouvez également interpeller votre jury et lui demander s'il souhaite que vous détailliez davantage votre réponse. Essayez de créer un contact visuel et d'établir un dialogue.

... vous craquez durant l'entretien ?

Même si vous êtes submergé par vos émotions, surtout ne baissez pas les bras en croyant avoir définitivement raté votre oral. Cette situation n'est pas rare. Vos examinateurs ne vous en voudront pas dans la mesure où vous la gérez correctement. Demandez quelques secondes à votre jury pour vous reprendre, utilisez l'un de vos mouchoirs pour faire disparaître vos larmes, buvez un peu d'eau et excusez-vous auprès du jury. Ensuite, continuez à défendre votre candidature jusqu'au terme du temps imparti.

Pour conclure l'oral

Vous avez pris soin de réfléchir à votre présentation, il convient maintenant de soigner votre sortie. Pour terminer sur une bonne impression, sachez faire face avec pertinence aux questions conclusives.

« Avez-vous préparé cet oral ? »

Cette question déstabilise souvent les candidats. Ce n'est pas son but, soyez simplement honnête. Vous pourriez avoir envie de nier toute préparation pour souligner que vous êtes spontané et sincère dans vos réponses. Cependant, vous n'avez pas à cacher le fait que vous avez essayé de vous préparer à l'épreuve, cela va normalement se ressentir par la clarté de votre présentation, la finesse de votre analyse et la bonne explication de vos motivations.
Vous pouvez expliquer que, sachant que l'oral est une épreuve sélective, vous avez pris le temps de faire un bilan sur vous-même, vous vous êtes bien informé sur le métier et vous avez échangé avec des étudiants ayant passé ce concours précédemment pour qu'ils puissent partager leur expérience.
Le jury conclura que vous êtes dans une démarche active, que vous cherchez réellement à obtenir votre concours et donc que ce projet est important à vos yeux. Le concours est un examen d'admission et généralement, avant d'aller à un examen, on révise ! C'est un comportement normal dont vous n'avez pas à avoir honte, bien au contraire. C'est une preuve supplémentaire de votre volonté de réussir.

« Avez-vous des questions ? »

Le jury vous propose à présent de renverser la situation et de le questionner. L'envie est parfois grande pour les candidats de répondre un bref « non » afin de mettre un terme plus rapidement à l'entretien. Ceci est d'autant plus vrai que le candidat a eu des difficultés à se sentir à l'aise dans l'échange. Il s'agit évidemment d'une erreur à ne pas commettre.
Ceci ne signifie pas pour autant que vous devez « inventer » des questions si vous n'en avez pas. Dans ce cas, votre réponse négative doit être justifiée : « Non, je n'ai pas de question particulière en tête. Je pense avoir eu beaucoup de renseignements dans la documentation que j'ai lue sur le centre de formation et dans les échanges que j'ai eus avec les professionnels. »
À l'inverse, si quelques éléments vous semblent confus dans ce que vous savez de la formation par exemple, profitez-en. L'impression que vous donnerez (et qui est fondée) est que vous vous êtes documenté sur la formation et que vous vous projetez. Cette démarche active sera appréciée.
Abstenez-vous de poser des questions relatives à la date des résultats ou au nombre de places dans la formation. Vous donneriez l'impression d'être angoissé par l'épreuve et de ne pas dépasser ce stade (le concours) pour vous projeter. C'est là une marque d'immaturité et de manque de confiance en soi. De même, évitez les questions sur votre prestation comme : « Qu'avez-vous pensé de mon oral ? » Il vous faudra, comme tous les autres candidats, attendre les résultats.

« Voulez-vous ajouter quelque chose ? »

Là encore beaucoup de candidats ont tendance à dire simplement « non », se privant ainsi de quelques précieuses secondes supplémentaires pour convaincre le jury de la pertinence de leur projet. Face à cette question, il y a **deux situations possibles**.
Vous n'avez rien à ajouter : saisissez cette occasion pour faire une brève synthèse de vos propos et pour réaffirmer votre motivation pour le métier et la formation d'AES.

Exemple

« J'espère que vous avez pu comprendre à travers mes propos que mes lectures, mon stage d'observation en foyer occupationnel et mon engagement en tant que bénévole dans un EHPAD m'ont permis de bien me renseigner sur le métier et de commencer à rencontrer des publics accompagnés par les accompagnants éducatifs et sociaux, ce qui n'a fait qu'accroître ma motivation. Je souhaite vraiment pouvoir intégrer la formation pour professionnaliser mes actions et découvrir tous les contenus théoriques qui m'aideront à mieux comprendre les problématiques des personnes que j'aiderai. »

Vous souhaitez compléter votre oral : c'est l'occasion de pouvoir brièvement citer une expérience ou autre chose qui vous semble important et qui n'a pas pu trouver sa place dans le reste de votre propos. L'entretien se termine, il vous faut être bref, mais ce que vous allez ajouter sera tout de même pris en compte par le jury au moment de rédiger l'évaluation, alors n'hésitez pas.

Exemple

« Je voudrais simplement préciser que suite à mon stage en foyer occupationnel, que j'ai eu l'occasion d'évoquer, j'ai décidé de m'impliquer en tant que bénévole dans une association pour les adultes autistes et que je participe, dans ce cadre, à des actions d'informations dans ma ville. »

Prendre congé

Au moment de partir, pensez à saluer vos interlocuteurs. Dites « au revoir » simplement en les regardant et évitez les « bon courage pour la fin de la journée » que certains candidats considèrent parfois comme une façon cordiale de terminer leur prestation mais qui peut être interprétée par le jury comme une parole médisante pour les candidats qui vont leur succéder.

Ramassez rapidement vos affaires, replacez correctement la chaise et quittez la salle d'entretien. Lorsque vous serez dans le couloir, il est possible que les candidats suivants cherchent à connaître vos impressions et à vous faire raconter votre entretien. Vous pouvez leur transmettre les informations que vous voulez, mais abstenez-vous de faire tout commentaire sur le jury. Les murs sont parfois fins…

CHAPITRE 15

Accéder au diplôme d'État d'accompagnant éducatif et social par la VAE

CE QU'IL FAUT SAVOIR

La validation des acquis de l'expérience (VAE) est une autre voie d'accès aux diplômes. En effet, la loi de modernisation sociale a posé le principe du droit individuel à la reconnaissance de l'expérience pour l'acquisition d'un diplôme ou d'un titre à finalité professionnelle.

Définition

La VAE permet à toute personne quels que soient son âge, son niveau d'études, en activité ou non mais pouvant justifier d'au moins trois années d'expérience en rapport direct avec le diplôme visé de se voir reconnaître officiellement ses compétences professionnelles par un titre, un diplôme ou un certificat de qualification enregistré au Répertoire national des certifications professionnelles. Ainsi, diplômes, titres et certificats sont accessibles grâce à l'expérience, et non uniquement par le biais de la formation initiale ou continue, selon d'autres modalités que l'examen.

Comment réaliser une VAE ?

Pour pouvoir se présenter à l'obtention du diplôme par la validation des acquis de l'expérience, les candidats doivent justifier des compétences professionnelles acquises dans l'exercice d'une activité salariée, non salariée ou bénévole en rapport direct avec le diplôme. La durée totale d'activité cumulée exigée est d'une année en équivalent temps plein, soit 1 607 heures. L'expérience peut être acquises en France ou à l'étranger, être actuelle ou passé, continue ou discontinue.
Pour chacun des domaines d'activité, le candidat devra avoir exercé au moins une activité relevant du domaine d'activité du socle commun et une activité relevant du domaine d'activité de la spécialité.
Les personnes remplissant ces conditions doivent contacter **la direction régionale de la jeunesse, des sports et de la cohésion sociale (DRJSCS)** de leur département de résidence. C'est cet organisme qui est chargé d'accueillir, d'informer, de conseiller et d'accompagner les candidats dans leur démarche.
La procédure de VAE débute en complétant le livret n° 1 : « Dossier de demande de recevabilité de la demande d'obtention d'un diplôme par la VAE. »

Si la demande est déclarée recevable, le candidat pourra remplir le livret n° 2 dans lequel il doit décrire de façon très précise ses activités, salariées ou non, associatives et/ou bénévoles et leurs conditions d'exercice. Il bénéficie d'un accompagnement de vingt-quatre heures pour l'aider à constituer ce livret n° 2. Lorsque celui-ci est dûment complété, le candidat le présente à un jury qui décide :

- soit de ne pas valider d'acquis lorsque les conditions de compétences, d'aptitudes et de connaissances ne sont pas remplies ;
- soit d'attribuer le diplôme d'État d'accompagnant éducatif et social avec mention de la spécialité acquise ;
- soit de prononcer une validation partielle. Dans ce cas, le jury précise quelles sont les connaissances et aptitudes manquantes. Le candidat à la VAE peut poursuivre son activité et demander une nouvelle étude de sa situation après quelque temps pour tenter d'obtenir les domaines de compétences manquants, ou bien intégrer un centre de formation pour suivre les cours, réaliser les stages et passer les épreuves concernant les domaines de compétences non validés.

Pour plus de renseignements, vous pouvez consulter le site internet : www.vae.gouv.fr/

CHAPITRE 16

Obtenir des aides financières pour ses études

CE QU'IL FAUT SAVOIR

Durant vos études, des aides financières sont possibles.

Gratification des stages

Les stages de plus de 308 heures donnent droit à une gratification minimale de 3,90 euros par heure pour l'année 2021. Cette gratification ne concerne pas les personnes bénéficiant déjà d'un autre financement pour leurs études (formation professionnelle continue, congé individuel de formation, contrat d'apprentissage, etc.).
Le fait d'être gratifié durant sa formation peut sembler, *a priori*, une bonne chose. Mais il faut savoir que cela pose de nombreux problèmes dans la réalité. En effet, les associations et autres structures du travail social n'ont pas toujours les fonds nécessaires pour pouvoir se permettre d'avoir un stagiaire gratifié, et depuis la publication de cette loi en 2009, les étudiants ont davantage de difficultés à trouver des terrains de stage. Certains lieux réduisent le nombre de stagiaires accueillis chaque année ou n'acceptent plus que des étudiants ayant d'autres financements.

Formation en alternance

Il est possible de réaliser sa formation d'accompagnant éducatif et social en alternance. Le cursus dure alors de dix-huit à vingt-quatre mois.
Cette modalité de formation est ouverte aux salariés, aux indépendants, aux demandeurs d'emploi et à toute personne pouvant bénéficier d'un contrat de travail en alternance. Le formé est alors rémunéré durant le temps de sa formation. Plusieurs contrats de travail coexistent : apprentissage pour la formation initiale, professionnalisation pour la formation continue…

Critères de la formation en apprentissage

Le contrat d'apprentissage est un contrat de travail spécifique dont la durée est déterminée par celle de la formation. Pour y avoir accès, il faut être âgé de moins de 30 ans (sauf exception) à la date de la signature du contrat d'apprentissage.
Pour prétendre à une formation par la voie de l'apprentissage, deux modalités existent :

- passer les épreuves de sélection d'entrée en formation par la voie directe puis chercher un employeur ultérieurement ;
- passer les sélections spécifiques des apprentis qui peuvent avoir lieu plusieurs fois par an sur demande des employeurs.

Rémunération

Le salaire de l'apprenti est à la charge de l'employeur. Il varie entre 27 et 100 % du SMIC suivant l'âge, le niveau d'étude, l'avancée dans la formation de l'apprenti ou le salaire minimum conventionnel si ce dernier est plus favorable.

Encadrement de l'apprenti

Un accompagnement individualisé est réalisé par un maître d'apprentissage.
Les apprentis ont, comme les étudiants, les mêmes cours, les mêmes évaluations au centre de formation et les mêmes épreuves certificatives. Leur formation pratique se passe chez l'employeur et ils réalisent un stage externe à l'employeur d'une durée de cent quarante heures. Pour plus de renseignements, vous pouvez consulter le site internet : https://travail-emploi.gouv.fr/formation-professionnelle/formation-en-alternance-10751/apprentissage/contrat-apprentissage

CHAPITRE 17

Compléter sa préparation au concours

CE QU'IL FAUT SAVOIR

L'obtention du concours est une étape importante dans votre parcours pour accéder au métier d'AES. En effet, après avoir intégré un centre de formation, il y a toutes les chances que vous exerciez le métier d'accompagnant éducatif et social quelques mois plus tard puisque vous avez la possibilité de redoubler si vous rencontrez des difficultés et de vous représenter au diplôme d'État si tous vos domaines de formation ne sont pas validés à la première présentation. En moyenne, près de 90 % des candidats sont reçus au diplôme d'État dès la fin de leur formation et le taux d'embauche est également très bon.

Ces faits encourageants doivent vous amener à vous investir et à redoubler d'efforts pour obtenir votre admission dans un centre de formation.

À travers le présent ouvrage, vous avez pu acquérir :

- des connaissances et une méthodologie précise pour réussir au mieux les écrits;
- des informations, des conseils et des pistes de réflexion pour préciser votre projet afin de le présenter au mieux lors de l'entretien et pour parvenir à vous distinguer des autres candidats.

Au-delà du travail engagé à la lecture de ce livre, vous pouvez continuer à vous préparer au concours par divers moyens.

Recherche personnelle d'information

Le fait de vouloir devenir accompagnant éducatif et social nécessite d'avoir un attrait pour la société, ses évolutions, ses problèmes, bref, pour les phénomènes sociaux d'une façon générale.

Actualité

Pour vous préparer au concours, il faut donc lire la presse avec une grande régularité. Ne vous abonnez pas à un seul journal, variez vos sources et le regard porté par les journalistes sur une question. Certains jurys peuvent vous demander d'évoquer un fait d'actualité récent qui a retenu votre attention et de le commenter. Hésiter sur une telle question vous sera forcément préjudiciable.

Travail social

Votre attrait pour le social doit aussi se démontrer à travers l'intérêt que vous portez aux sources d'information qui vous permettent de mieux connaître les métiers et les publics accompagnés par les travailleurs sociaux.

Regardez les reportages télévisés, lisez des ouvrages spécialisés (voir propositions de lectures ci-après) et surtout gardez des traces de ces activités. Chaque lecture doit faire l'objet d'une fiche de lecture, chaque reportage doit être visionné avec une feuille et un crayon à proximité afin de pouvoir prendre des notes qui seront relues avant le concours.

Lectures

Ouvrages généralistes décrivant le métier, la formation ou le travail quotidien[1]

Béatrice Aimé et al., Les Aides médico-psychologiques : prendre soin au quotidien. Érès, 2009.
Dominique Depenne, Éthique et accompagnement en travail social. ESF, 2019.
Arlette Durual, Patrick Perrard, AMP. Aide médico-psychologique : un métier à découvrir, des professionnels à reconnaître. Érès, 2008.
Arlette Durual, Patrick Perrard, Les Tisseurs du quotidien. pour une éthique de l'accompagnement de personnes vulnérables, Érès, 2012.
Philippe Gaberan, La Relation éducative : un outil professionnel pour un projet humaniste. Érès, 2003.
Florence Giust-Desprairies, Le Métier d'AMP : construction d'une identité professionnelle. Dunod, 2013.
Joseph Rouzel, L'Acte éducatif. Érès, 2010.
Abdelkader Yahiaoui, Hamza Benchallal, Guide pratique pour les auxiliaires de vie sociale et scolaire, Edilivre, 2017.

Thématique du handicap

Philippe Chavaroche, Travailler en MAS : l'éducatif et le thérapeutique au quotidien. Érès, 2002.
Philippe Chavaroche, Le Projet individuel : repères pour une pratique avec les personnes gravement handicapées mentales. Érès, 2006.
Suzy Cohen, Handicapés : l'accueil depuis l'enfance. L'Harmattan, 2007.
Jean-François Gomez, Le Travail social à l'épreuve du handicap : transmettre, apprendre, résister. Dunod, 2007.
Henri-Jacques Stiker et al., Handicap et accompagnement : nouvelles attentes, nouvelles pratiques. Dunod, 2014.

Thématique de l'accompagnement en milieu scolaire

Yannick Brun-Picard, Yoan Brun-Picard, *Accompagnant d'élèves en situation de handicap (AESH)*. L'Harmattan, 2016.
Jean-Marie Gillig, Intégrer l'enfant handicapé à l'école. Dunod, 2006.
Jean-Christophe Parisot, Xavier Darcos, Le Handicap, une chance pour l'école : écouter, penser et vivre l'altérité dans la communauté éducative. Desclée de Brouwer, 2008.
Isabelle Saint-Martin, Accompagner les élèves en situation de handicap : retour d'expérience, Independently published, 2018.

Thématique de l'aide à domicile

Christelle Avril, Olivier Schwartz, *Les Aides à domicile : un autre monde populaire*. La Dispute, 2014.
Véronique Chatel, Je veux vieillir chez moi : reportage sur les auxiliaires de vie. Scrineo-Les Carnets de l'info, 2015.

[1] Rappel : depuis 2016, le diplôme d'AES remplace et fusionne les diplômes d'aide médico-psychologique, d'auxiliaire de vie sociale et la profession d'auxiliaire de vie scolaire.

René Raguénès, Les Clés de l'aide à domicile : la personne aidée, ses soutiens familiers et les aides à domicile. L'Harmattan, 2014.
Jean-Marc Brien, Jocelyne Paderi, *Auxiliaire de vie et handicap*, Coëtquen Éditions, 2013.
Michèle Majean, *Réflexions d'une auxiliaire de vie*. Edilivre, 2017.

Connaître les principaux sigles du travail social (liste non exhaustive)

AAH	Allocation aux adultes handicapés
AEEH	Allocation d'éducation de l'enfant handicapé
CAF	Caisse d'allocations familiales
CAMSP	Centre d'action médico-sociale précoce
CDAS	Centre départemental d'action sociale
DRASS	Direction régionale des affaires sanitaires et sociales
EEAP	Établissement pour enfants et adolescents polyhandicapés
ESAT	Établissement et service d'aide par le travail
FAM	Foyer d'accueil médicalisé
IEM	Institut d'éducation motrice
IME	Institut médico-éducatif
IRTS	Institut régional du travail social
ITEP	Institut thérapeutique, éducatif et pédagogique
MAS	Maison d'accueil spécialisée
MDPH	Maison départementale des personnes handicapées
RSA	Revenu de solidarité active
SAVS	Service d'accompagnement à la vie sociale
SESSAD	Service d'éducation spécialisée et de soins à domicile
SEGPA	Section d'enseignement général et professionnel adapté

Découvrir les sites internet dédiés au travail social

www.travail-social.com
www.lesocial.fr
www.ash.tm.fr

PARTIE

5

Entraînez-vous aux épreuves écrites

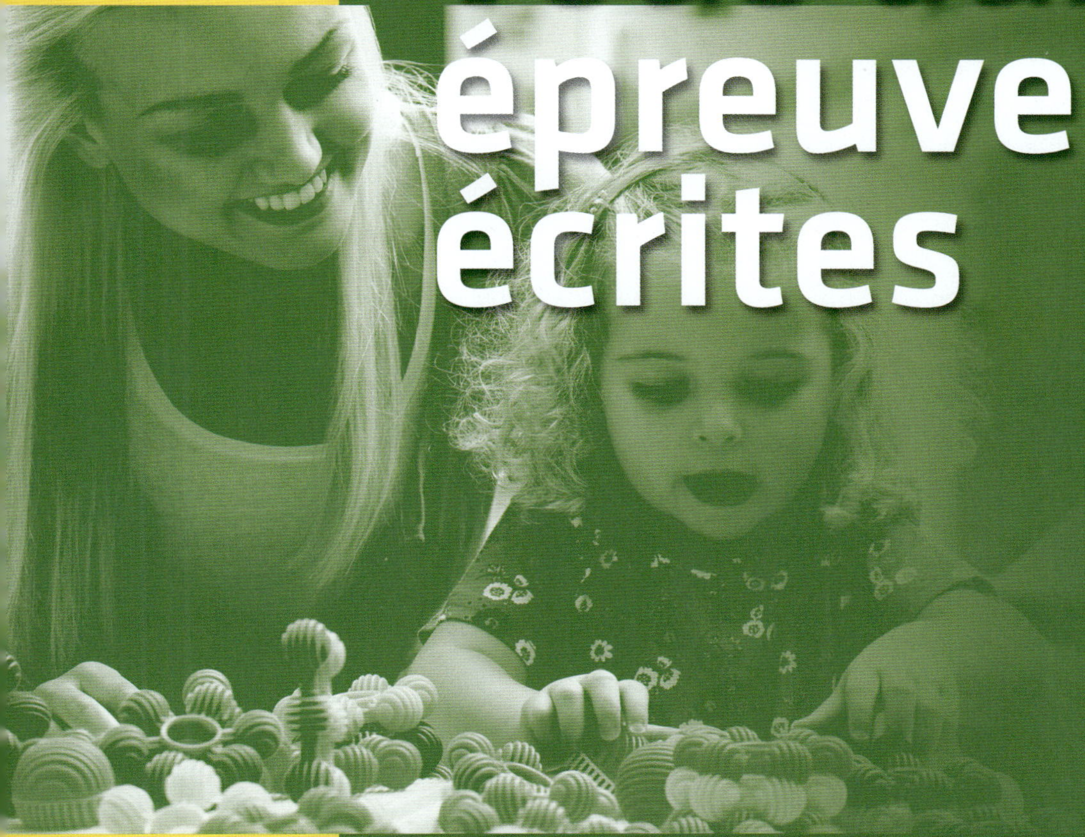

3 SUJETS D'ANNALES CORRIGÉES ET UN SUJET INÉDIT CORRIGÉ

CHAPITRE 18

Annales corrigées

RÉGION ÎLE-DE-FRANCE 2017

Sujet

2 points pour l'orthographe et la syntaxe.

QUESTION 1

Définissez les quatre sigles suivants : VAE, CESU, RSA, MDPH. *(1 point)*

QUESTION 2

Qui est l'actuel président de la République ? Qui est notre actuelle ministre des Affaires sociales et de la Santé ? *(1 point)*

QUESTION 3

Citez deux types d'établissement recevant des personnes en situation de handicap. *(1 point)*

QUESTION 4

Qui est le Pape actuellement au Vatican ? Quel est son pays d'origine ? *(1 point)*

QUESTION 5

En matière de conservation de produits alimentaires, que veulent dire les sigles suivants : DLC, DDM. Expliquez. *(2 points)*

QUESTION 6

Qu'est-ce qu'un contrat de travail en alternance ? Donnez en un exemple. *(2 points)*

QUESTION 7

Reliez les synonymes contenus dans ces 2 listes. *(2 points)*

Personne	•	•	Modification
Métier	•	•	Invention
Création	•	•	Habitation
Changement	•	•	Résultat
Compétence	•	•	Progression
Maison	•	•	Savoir-faire
Conséquence	•	•	Individu
Évolution	•	•	Emploi

QUESTION 8

Solidarité, « Les Restos du cœur ouvrent » – *Direct Matin* du mardi 22 novembre 2016.
Expliquez comment est né ce mouvement de solidarité ?
Quelles sont les actions menées chaque hiver ?
Vous pouvez vous aider d'exemples pour illustrer votre explication. *(3 points)*
(Réponse en 10 lignes environ.)

QUESTION 9

L'accord issu de la COP21, nommé « L'accord de Paris », est entré en vigueur le vendredi 4 novembre 2016.
Qu'est-ce que la COP21 ?
Expliquez en quoi la COP21 va-t-elle contribuer à sauvegarder la planète ? Donnez des exemples.
(Réponse en 10 lignes environ.) *(3 points)*

QUESTION 10

Dans le cadre de votre futur métier, vous allez accompagner au quotidien des personnes, enfants, adolescents, adultes, en situation de fragilité. Ces personnes peuvent avoir des difficultés liées à l'âge, à la maladie, à un handicap, au mode vie ou à une situation sociale précaire.
Comment définissez-vous l'accompagnement ?
En utilisant des exemples, pouvez-vous expliquer quelles sont les qualités et aptitudes requises pour accompagner les personnes en situation de fragilité ?
(Réponse en 15 à 20 lignes environ.) *(4 points)*

CORRIGÉS

QUESTION 1

VAE = validation des acquis de l'expérience
CESU = chèque emploi service universel
RSA = revenu de solidarité active
MDPH = maison départementale des personnes handicapées

QUESTION 2

Emmanuel Macron
Olivier Véran (réponse actualisée)

QUESTION 3

Pour les adultes :
ESAT = établissement et service d'aide par le travail
MAS = maison d'accueil spécialisée
FAM = foyer d'accueil médicalisé
Pour les enfants :
IME = institut médico-éducatif
IEM = institut d'éducation motrice
ITEP = institut thérapeutique, éducatif et pédagogique

QUESTION 4

Le pape François, originaire d'Argentine

QUESTION 5

La DLC est la date limite de consommation au-delà de laquelle la consommation de l'aliment représente un risque pour la santé.
La DDM est la date de durabilité optimale au-delà de laquelle l'aliment peut avoir perdu ses qualités nutritives ou gustatives mais la consommation reste sans danger pour la santé.

QUESTION 6

Un contrat de travail en alternance permet d'associer cours théoriques et formation en entreprise dans laquelle on est recruté en contrat à durée déterminée (CDD) ou en contrat à durée indéterminée (CDI). Il en existe 2 types : le contrat d'apprentissage pour les diplômes d'État et le contrat de professionnalisation pour les titres Répertoire national des certifications professionnelles (RNCP).

QUESTION 7

Personne = Individu
Métier = Emploi
Création = Invention
Changement = Modification
Compétence = Savoir-faire
Maison = Habitation
Conséquence = Résultat
Évolution = Progression

QUESTION 8

Les Restos du cœur ont été créés en 1985 par le comédien Coluche. Au départ, l'association assure seulement une aide alimentaire en distribuant des repas gratuits. Aujourd'hui, les actions se sont développées : distribution de produits d'hygiène, banque alimentaire, centres d'hébergement d'urgence, lieux de vie, résidences sociales, aide sociale... Il existe aussi une branche « Restos bébés du cœur » qui en plus d'apporter une aide alimentaire assure aussi un soutien matériel (vêtements, produits d'hygiène, jeux, poussettes...) et social et sanitaire. La campagne 2017–2018 a permis de distribuer 130 millions de repas et a accueilli 860 000 personnes.

QUESTION 9

La COP21 est la 21e conférence des parties, la réunion annuelle des États membres de l'Organisation des Nations unies (ONU) pour la lutte contre le réchauffement climatique. Elle s'est tenue à Paris en décembre 2015, 195 pays étaient présents.
Les objectifs sont : maintenir la hausse de température sous les 2° d'ici 2100, plafonner les émissions de gaz à effet de serre, désinvestir dans les énergies fossiles et atteindre la neutralité carbone (émissions de gaz à effet de serre compensées par les forêts, stockages de carbone, etc.). Les pays doivent mesurer leurs émissions et en rendre compte.
Cependant, ces mesures ne sont pas contraignantes : aucune sanction n'est prévue en cas de non-respect. Il est donc peu probable que la COP21 soit véritablement un instrument efficace de la sauvegarde la planète...

QUESTION 10

Étymologiquement, « accompagner » signifie « partager le pain ». Autrefois, on utilisait plutôt le mot « assistance » qui établissait davantage une hiérarchie plutôt qu'un partage. L'accompagnement sous-entend que l'on est présent aux côtés de la personne et qu'on l'aide à se réaliser dans ses objectifs personnels, sans lui imposer les nôtres. On accompagne « vers » quelque chose, le but est donc d'aider la personne dans un parcours de vie ou vers l'acquisition de quelque chose, son autonomie par exemple. On n'accompagne pas une personne toute sa vie, on ne chemine que quelque temps à ses côtés et on adapte son pas, c'est-à-dire qu'il faut prendre en compte ses difficultés.
Pour bien accompagner, il est important d'avoir des qualités personnelles qui sont souvent inscrites dans le caractère comme la patience, le sens de l'écoute, un bon relationnel, du tact. Il faut aussi s'abstenir de juger, ce qui peut parfois être difficile, et faire preuve d'empathie.

Les personnes en difficulté sociale peuvent sembler faire les mauvais choix (dépenser son argent dans l'alcool en cas d'addiction par exemple) et il est très important de ne pas être dans le jugement pour ne pas rompre le lien et de se mettre à la place de l'autre pour pouvoir adapter sa réaction et trouver les solutions. Le travailleur social sera amené à rencontrer des cultures différentes et toute personne mérite d'être accompagnée, il doit donc être ouvert d'esprit et prêt à s'adapter à différents milieux.
Il faut également que l'accompagnant social sache prendre de la distance et ne projette pas son bagage familial ou personnel sur la situation : il est un accompagnant et non un membre de la famille. Certaines situations peuvent être difficiles à vivre et il est normal d'être ému ou de partager une émotion avec une personne que l'on aide, par exemple dans le cas du handicap mental et physique, mais cela ne doit pas faire perdre le professionnalisme. La posture n'est pas innée, elle s'apprend et s'exerce au fil de l'expérience.

RÉGION BOURGOGNE – 2018

Sujet

Les questions de ce sujet étaient regroupées par thème.

Questions pédagogiques

QUESTION 1

L'apprentissage est évoqué comme une solution intéressante pour la formation. Qu'en pensez-vous ?

QUESTION 2

Les enfants sont souvent fâchés avec les mathématiques. Le Gouvernement va donc proposer des façons plus concrètes pour apprendre les quatre opérations (addition, soustraction, multiplication, division). Qu'en pensez-vous ?

Questions familiales

QUESTION 3

Après une séparation, un divorce, une « garde alternée » peut être mise en place. Dans ce cadre, de nombreux enfants vivent une semaine au domicile de l'un des parents et une semaine au domicile de l'autre parent. Selon vous, quelles peuvent être les conséquences pour l'enfant ?

QUESTION 4

La famille est souvent considérée comme un soutien pour faire face aux difficultés (chômage, problème financier, problèmes de santé...). À votre avis, est-ce toujours le cas ? Argumentez votre réponse.

Questions économiques

QUESTION 5

En France, 5,6 millions de chômeurs sont dénombrés alors que les entreprises disent avoir du mal à recruter, il y a donc un écart entre offre et demande d'emploi. L'hypothèse retenue pour comprendre cette situation est que le système de la formation professionnelle n'est pas adapté aux besoins du marché du travail. Selon vous, quelles autres hypothèses peuvent expliquer cette situation ?

QUESTION 6

Le Gouvernement souhaite que le statut des fonctionnaires se rapproche de celui des salariés du privé. Qu'en pensez-vous ?

Questions sociales

QUESTION 7

Régulièrement des personnes souhaitent le retour de l'uniforme à l'école. Comment comprenez-vous cette prise de position et quelle est votre opinion à ce sujet ?

QUESTION 8

L'arrivée du premier enfant est de plus en plus tardive dans un couple. Comment analysez-vous ce phénomène ?

Questions médicales et de santé

QUESTION 9

Une étude de l'Observatoire français des drogues révèle que les adolescents ont une très mauvaise image du tabac et pas du cannabis qui leur semble plus sain et naturel que le tabac. Que pensez-vous du résultat de cette enquête ?

QUESTION 10

Le documentaire *Sugarland* sorti le mercredi 24 janvier au cinéma dénonce l'omniprésence du sucre dans les produits tout préparés, en insistant sur les dangers d'une surconsommation de sucre pour la santé.
Pensez-vous que ce genre de film documentaire puisse influencer la manière de consommer des Français et donc protéger la santé de chacun ? Argumentez votre réponse.

CORRIGÉS

Questions pédagogiques

QUESTION 1

L'apprentissage a l'avantage d'offrir une expérience professionnelle immédiate, ce qui favorise l'insertion sur le marché de l'emploi ensuite. Il permet aussi à des jeunes de commencer à être autonomes financièrement et de se confronter à la réalité du monde du travail, avec ses horaires et ses contraintes. Mais l'apprentissage suppose aussi de retourner en formation théorique et beaucoup de jeunes ont du mal à concilier les deux : être un travailleur « adulte » une semaine et faire ses devoirs la semaine suivante. De plus, il est souvent compliqué de trouver un maître de stage, d'autant plus lorsqu'on a passé 21 ans car la rémunération est plus importante.

QUESTION 2

Les enfants n'ont pas tous la même façon de réfléchir, certains ont besoin d'expérimenter avec des éléments concrets, d'autres ont besoin de couleurs, etc. Ce qui importe ce n'est pas tant de changer la façon de poser les opérations que de permettre à chaque enfant de choisir celle qui conviendra le mieux à son fonctionnement cognitif personnel. Mais pour cela, il faut que les enseignants soient formés, que les programmes leur laissent une certaine liberté et que l'effectif de la classe ne soit pas trop important afin d'individualiser au maximum les apprentissages. On parle de différenciation. Il y a tout de même un risque : que les parents ne puissent plus aider leurs enfants lors des devoirs parce qu'ils ne reconnaîtront plus les méthodes enseignées...

Questions familiales

QUESTION 3

La garde alternée est presque systématiquement accordée par le juge pour enfants lorsqu'elle est demandée. Elle permet en effet aux deux parents de profiter équitablement de leurs enfants. Les conséquences sur les enfants sont positives du point de vue de l'attachement parental : en passant autant de temps avec chacun de ses parents, il peut développer une relation plus saine parce que basée sur le quotidien. Cela s'oppose à la situation fréquente des pères qui ne voient leurs enfants qu'un week-end sur deux et qui ont parfois tendance à ne faire de ces moments, trop rares, que des situations de plaisir quitte à commettre quelques erreurs éducatives. Les deux parents sont ainsi plus investis et l'enfant ne souffre pas autant du manque, il peut développer des relations équilibrées avec les deux. Cependant, il peut être compliqué de dédoubler tous les aspects de sa vie : deux chambres, deux configurations familiales en cas de nouvelle union, parfois deux modes d'éducation différents. De plus, l'organisation pratique peut le forcer à être autonome et responsable plus vite, voire trop vite.

QUESTION 4

En tant que première instance de socialisation, la famille est souvent le premier soutien et ce malgré les recompositions et changements qui s'opèrent depuis une trentaine d'années. Les parents peuvent ainsi apporter un soutien financier et/ou moral à leurs enfants adultes, *idem* pour les grands-parents. En cas de divorce ou de perte d'emploi, il n'est pas rare que les personnes en perte de logement retournent vivre chez leurs parents ou puissent compter sur la solidarité fraternelle. Mais cela n'est possible que dans le cas où la famille n'est pas la source du problème et n'est pas délétère pour l'individu. Ainsi, depuis La Manif pour tous, les associations comme Le Refuge qui héberge les jeunes lesbiennes, gays, bisexuels et transgenres (LGBT +) en rupture familiale ont constaté une augmentation de 30 % des demandes.

Questions économiques

QUESTION 5

Cet écart entre l'offre et la demande peut aussi s'expliquer par un problème géographique et de mobilité. Les offres ne correspondent pas toujours au lieu de résidence des demandeurs d'emploi dont la mobilité peut être compliquée pour des raisons variées : pas de véhicule personnel, transports en commun rares, prix de l'essence...

On peut aussi expliquer cette situation par la qualité des offres d'emploi proposées. Il y a très peu de CDI, beaucoup de temps partiels subis, un décalage entre les compétences recherchées et le salaire demandé. Cette incertitude et des conditions peu satisfaisantes n'encouragent pas à changer de région par exemple pour un emploi qui ne durera que quelques mois. Les entreprises sont aussi très exigeantes dans leur recrutement et elles n'acceptent que rarement d'embaucher des débutants, si bien que le chômage des jeunes explose. À l'inverse, le nombre de stages a bondi...

QUESTION 6

L'alignement du statut des fonctionnaires sur celui des salariés du privé a déjà bien commencé avec par exemple l'instauration du jour de carence en cas d'arrêt maladie. Tout d'abord, si le but était de diminuer les écarts de traitement, il aurait été souhaitable d'améliorer les conditions des salariés du privé en leur donnant davantage d'acquis sociaux sur le modèle des fonctionnaires plutôt que de dégrader les conditions des fonctionnaires. Cela aurait permis un progrès social.

Questions sociales

QUESTION 7

Le souhait de l'uniforme correspond à une certaine nostalgie pour un temps idéalisé et qu'on n'a souvent pas connu. D'ailleurs, il n'y a jamais de véritable uniforme dans les écoles françaises mais des blouses. Cette nostalgie s'explique par la dégradation des conditions scolaires aujourd'hui : professeurs déconsidérés, violences scolaires, perte de valeur dans l'éducation... Certaines personnes brandissent alors l'uniforme comme la panacée qui permettrait de réduire les inégalités sociales visibles et de ramener de l'ordre dans les établissements tout en allégeant le poids des apparences et des marques dans les relations entre adolescents. Mais cette solution semble illusoire... La Grande-Bretagne connaît aussi des violences scolaires alors qu'elle n'a jamais abandonné l'uniforme. De plus, un uniforme ne peut pas remplacer ce qui manque réellement au sein des établissements scolaires : des adultes correctement formés et surtout en nombre suffisant. Il paraît bien plus urgent de refléter le problème des classes surchargées : passer une classe de 2nde de 37 élèves à 25 aura sûrement un plus grand impact sur le climat scolaire qu'imposer le port d'une chemise.

QUESTION 8

L'âge moyen de la mère au premier enfant est aujourd'hui de 30 ans alors qu'il était de 24 ans jusqu'au début des années 1980. Cela s'explique d'abord par l'émancipation des femmes dont les études s'allongent et qui ont des carrières plus riches que leurs aînées. La maîtrise de la contraception a permis de planifier plus sûrement les naissances. Il est aussi plus dans les mœurs de

« profiter » avant de se poser et de fonder une famille, à une époque où la jeunesse s'allonge. De plus, la stabilisation dans la vie active est beaucoup plus lente à cause de l'incertitude économique : les périodes de stage s'allongent, il faut plusieurs années avant de pouvoir espérer signer un CDI... En région parisienne, la question du logement est un frein : le coût exorbitant des loyers ne permet pas d'avoir suffisamment de place pour toute la famille. Or beaucoup de couples souhaitent un environnement sécurisant pour accueillir leur premier enfant, aussi bien du point de vue matériel que financier.

Questions médicales et de santé

QUESTION 9

L'aversion pour le tabac s'explique par les nombreuses campagnes de prévention des pouvoirs publics qui ont, à juste titre, alerté sur la toxicité de la cigarette qui est la première cause de mortalité en France. Comme le cannabis est illégal, il n'a pas fait l'objet de la même prévention de santé publique et ses dangers ne sont pas aussi bien connus. De plus, il bénéficie d'une image héritée de la période hippie, associée à une drogue douce et « naturelle ». Il faudrait pourtant rappeler que les fumées de cannabis inhalées régulièrement sur de longues périodes sont dix fois plus cancérigènes que le tabac. De plus, il peut favoriser la survenue de troubles psychiatriques et il est un frein au développement cognitif des adolescents. Il paraît donc important de faire porter les efforts sur le cannabis en cassant son image « saine et naturelle » qui ne correspond pas à la réalité. Cela a marché pour le tabac dont l'addiction est en baisse chez les jeunes, il n'y a pas de raison que ça ne puisse pas marcher pour le cannabis...

QUESTION 10

Toute œuvre destinée à alerter sur les dangers sanitaires est bénéfique. En effet, la liberté de choix n'est possible qu'en toute connaissance de cause et l'information de ce type est donc essentielle. Cependant, il y a fort à parier que beaucoup des spectateurs qui choisiront d'aller voir le film seront déjà sensibilisés à la question et « prêts » à changer leurs habitudes. C'est aussi ce qu'on observe dans les plans de santé comme le plan Nutrition : les effets positifs sont très importants sur la population qui en a fait le moins besoin, c'est-à-dire les familles favorisées. À l'inverse, les familles très défavorisées ne sont que très peu touchées par la prévention de ce type, soit parce qu'elle ne passe pas par les bons médias, soit parce que d'autres variables entrent en compte dans les choix alimentaires : le prix et l'éducation au goût. Ainsi, bien que l'utilité de ce film soit indéniable, notamment pour provoquer un choc salutaire chez certains, le véritable besoin est un travail de fond plurifactoriel et surtout socialement ciblé.

RÉGION NORMANDIE – 2016

Sujet

2 points pour l'orthographe et la syntaxe.

QUESTION 1

Depuis quelques semaines, on parle en France de « Nuit debout ». Pouvez-vous expliquer en quelques mots à quoi cela fait référence ? *(2 points)*

QUESTION 2

En quelques lignes, que pouvez-vous dire de l'accueil des migrants en France ? *(2 points)*

QUESTION 3

Dernièrement, vous avez vu un film, un documentaire, ou vous avez lu un livre :

- Qu'est-ce qui a orienté votre choix ? *(1 point)*
- Qu'avez-vous retenu d'important ? *(1 point)*

QUESTION 4

Quel est le dernier fait d'actualité qui vous a interpellé ? Expliquez pourquoi ? (En dehors des événements cités en questions 1 et 2.) *(2 points)*

QUESTION 5

Construisez un texte de 8 à 10 lignes maximum, ayant un rapport avec l'accompagnement de personnes vulnérables et en utilisant les mots suivants : vie privée, communication, relations, équipe, écoute, besoins, observation, professionnel(le). *(2 points)*

QUESTION 6

Donnez en quelques lignes vos impressions sur cette photo. *(2 points)*

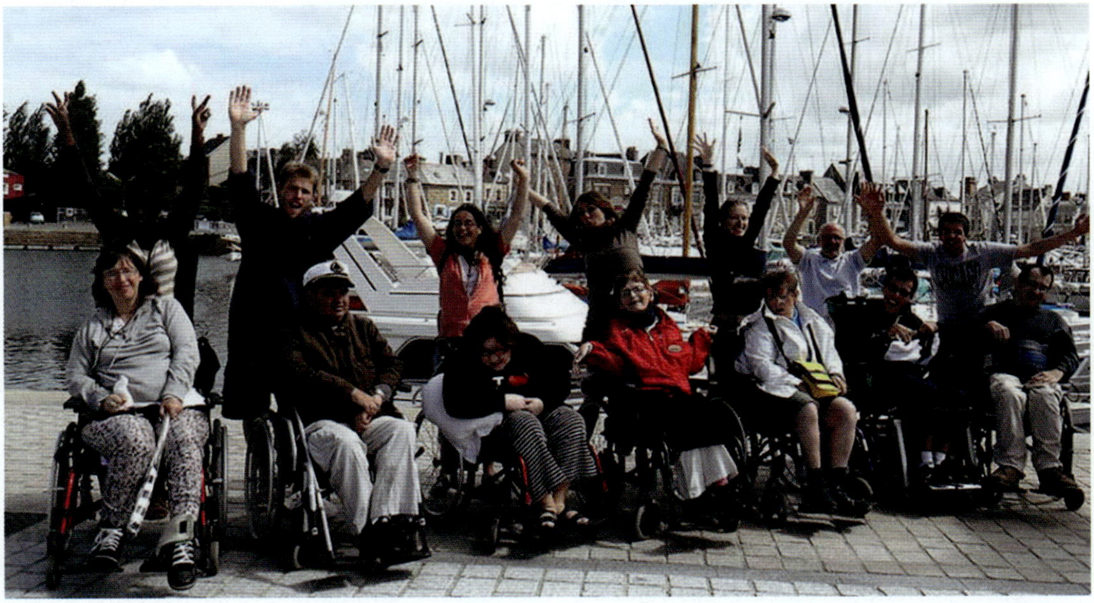

Source : www.francebleu.fr/infos/societe/l-association-des-paralyses-de-france-recherche-des-benevoles-pour-accompagner-des-personnes-handicapees-en-vacances-1460980396

QUESTION 7

Les adultes en situation de handicap ont-ils accès aux loisirs ? *(2 points)*

QUESTION 8

Dès l'âge de 2 ans, si leur famille en fait la demande, les enfants en situation de handicap peuvent être scolarisés à l'école maternelle. Pouvez-vous développer l'intérêt ou les limites de ce choix ? *(2 points)*

QUESTION 9

Faciliter la vie à domicile des personnes âgées est une priorité des politiques sociales françaises. Pourquoi ? *(2 points)*

CORRIGÉS

2 points pour l'orthographe et la syntaxe

QUESTION 1

Nuit debout est un mouvement de contestation sociale qui s'est formé en 2016 suite à la Loi Travail. Il est formé sur le principe de la démocratie participative, sans leader ni programme, et se veut un espace d'échanges pour une réforme du système socio-économique et politique.

QUESTION 2

L'accueil des migrants en France est long et compliqué. Il faut entre six mois et un an pour que la demande de titre de séjour soit traitée par l'administration et seulement 10 % des demandes de droit d'asile sont acceptées. En attendant, le migrant peut être accueilli dans une structure comme le centre d'accueil de demandeurs d'asile (CADA). Il n'a pas le droit de refuser le logement qui lui est proposé. Les demandeurs d'asile peuvent sous certaines conditions toucher une aide (allocation pour demandeur d'asile [ADA]) mais ils ne peuvent pas percevoir le RSA ou les allocations familiales. Beaucoup de migrants sont à la rue, notamment les déboutés du droit d'asile.

QUESTION 3

Réponse libre. Conseil pour bien répondre à ces questions personnelles :
Il n'y a pas de « bonne réponse » mais il y en a de mauvaises. Il est préférable de choisir un titre que vous pourrez exploiter en fonction de votre métier, donc pas la dernière comédie romantique vue... Vous devez être précis dans les références (titre, auteur, réalisateur) et justifier votre choix en faisant des liens avec les préoccupations sanitaires et sociales. Ayez une réflexion critique et évitez les réponses bateau du type « j'ai bien aimé parce que c'était émouvant ».

QUESTION 4

Réponse libre. Conseil :
Toutes les réponses sont possibles, à condition d'être justifiées. Ici, il n'est pas nécessaire que le fait d'actualité soit directement en rapport avec le social. Essayez de sortir des sentiers battus en choisissant une actualité pas trop connue qui montrera que vous suivez l'actualité de près. Justifiez votre choix en faisant appel à votre esprit critique et en reliant ce fait avec des considérations politiques/économiques/sociales plus larges.

QUESTION 5

Accompagner une personne vulnérable, c'est marcher à ses côtés, et non pas faire à sa place. Il est important de respecter ses objectifs et son autodétermination, ce qui nécessite de préserver son intimité et sa *vie privée* en ne se montrant pas trop intrusif mais en favorisant une *communication* respectueuse et sans jugement. Il faut aussi que la personne ne soit pas dépossédée de son autonomie, même relative. Pour cela, l'accompagnant doit être à *l'écoute* des *besoins* et développer des capacités *d'observation* et d'empathie qui lui permettent de comprendre et d'évaluer la situation sans forcément anticiper sur les demandes. Ces aptitudes *professionnelles* doivent être travaillées et secondées par toute une *équipe*, les *relations* interdisciplinaires étant capitales pour un accompagnement global de la personne.

QUESTION 6

Cette photo a vraisemblablement été prise lors d'une sortie avec des résidents d'un établissement accueillant des personnes handicapées. Certaines sont en fauteuil, d'autres sont plus valides, et des accompagnants les encadrent. La photo ne fait pas de différence entre eux et ils sont unis dans un même geste d'enthousiasme. Cette photo rappelle l'importance des activités extérieures et de la relation entre accompagnants et personnes vulnérables.

QUESTION 7

Les adultes en situation de handicap ont beaucoup moins accès aux loisirs que les valides. À part quelques cinémas et salles de spectacle maintenant équipés, beaucoup de lieux culturels même publics ne sont pas accessibles et même lorsqu'ils le sont, encore faut-il que les transports pour s'y rendre le soient aussi... Mais ce sont surtout les activités sportives qui présentent un vrai problème d'accessibilité, de même que le départ en vacances par manque de locations adaptées et d'infrastructures suffisantes (campings, plages, montagnes...). Enfin, les loisirs représentent un coût financier, or les personnes en situation de handicap sont plus victimes de la pauvreté que la population générale à cause d'un manque d'accès à l'éducation (supérieure notamment) et d'une discrimination à l'embauche.

QUESTION 8

La scolarisation des enfants en situation de handicap dès la maternelle présente des avantages certains pour la sociabilité. L'inclusion est bénéfique pour l'enfant handicapé mais aussi pour les enfants valides qu'il est important de sensibiliser aux différences et à la richesse qu'elles apportent. Les limites sont surtout pratiques : il ne faut pas que l'enfant handicapé souffre de cette inclusion scolaire et pour cela les moyens humains doivent être mis en place. L'instituteur doit être un peu formé, l'effectif de la classe doit être raisonnable, on peut éventuellement envisager un accompagnateur en classe pour relayer les consignes et accompagner l'enfant individuellement. Il peut aussi arriver que certains handicaps, notamment lorsque ce sont des troubles envahissants du développement, ne puissent pas être correctement pris en charge dans une classe ordinaire, ce qui peut alors créer de la souffrance, voire une forme de maltraitance pour l'enfant qui aura besoin d'un encadrement spécifique.

QUESTION 9

Le maintien à domicile correspond à une double volonté, de la part des personnes âgées et des pouvoirs publics. Pour la personne âgée, cela correspond souvent à un désir profond de ne pas être « placé », de conserver son autonomie, son intimité et ses repères lorsqu'il y a un début de démence. Le changement de lieu de vie peut être très perturbant cognitivement et psychologiquement, entraînant parfois des dépressions. Pour les pouvoirs publics, l'intérêt est financier. Le maintien à domicile coûte en effet moins cher que l'établissement d'hébergement pour personnes âgées dépendantes (EHPAD) et permet de développer le secteur de l'aide à la personne. Cependant, de vrais efforts devraient être faits pour revaloriser les professionnels du secteur ainsi que les aidants face au vieillissement de la société.

SUJET INÉDIT N° 1

Sujet

QUESTION 1

Dans quelle ville de Chine les premiers cas de COVID-19 sont-ils apparus ?

QUESTION 2

Quel Premier ministre démissionne en juillet 2020 ? Par qui est-il remplacé ?

QUESTION 3

Expliquez pourquoi les plus démunis ont moins accès aux soins.

QUESTION 4

« La vaccination est une affaire de santé individuelle mais aussi collective. » Que pensez-vous de cette affirmation ?

QUESTION 5

On représente toujours le handicap par l'image d'une personne en fauteuil roulant. Est-ce pertinent ?

QUESTION 6

Quelles sont les conséquences de la consommation de cannabis ?

QUESTION 7

Décrivez les conséquences sociales des maladies chroniques.

QUESTION 8

Depuis 2017, la loi oblige à indiquer sur les photos si le mannequin a été retouché. Pensez-vous que cela puisse avoir un impact sur l'incidence de l'anorexie en France ?

QUESTION 9

Le tabagisme est un véritable enjeu de santé publique. Que faire pour y remédier ?

CORRIGÉS

QUESTION 1

À Wuhan.

QUESTION 2

Édouard Philippe est remplacé par Jean Castex.

QUESTION 3

En théorie, tout le monde a accès à la santé, quels que soient ses revenus. Pour les plus démunis, il y a des systèmes spécifiques comme la protection universelle maladie (PUMA). Mais dans les faits, les populations vulnérables et fragilisées ont un moins bon accès aux soins. Les inégalités sociales sont souvent doublées d'inégalités géographiques. Les déserts médicaux se trouvent aussi dans les banlieues où il est plus difficile de se faire soigner. Les gens sont moins suivis, se font moins dépister, etc. Certains soins ne sont pas pris en charge par la Sécurité sociale, par exemple les psychologues. Il y a de vraies conséquences, par exemple la mortalité précoce des précaires (un ouvrier vit en moyenne six ans de moins qu'un cadre) avec des conséquences sociales sur les familles.

QUESTION 4

Les vaccins permettent d'éviter les épidémies et même de faire complètement disparaître certaines maladies (la variole dans le monde, la poliomyélite en France). Depuis quelques années, les vaccins font l'objet d'une polémique, si bien que la couverture vaccinale commence à reculer en France et même dans le monde.

Pourtant, la vaccination est une responsabilité citoyenne. En France, il y a des vaccins recommandés et des vaccins obligatoires (11 pour les bébés). Le seuil d'immunité de groupe varie selon les maladies, par exemple il faut 95 % de vaccinés pour la rougeole. Cette maladie est en recrudescence. La vaccination collective permet de protéger ceux qui ne peuvent pas se faire vacciner (immunodéprimés, etc.).
Aujourd'hui, il y a une crise de confiance dans les vaccins, qui se voit par exemple dans les intentions de vaccinations contre le COVID-19. Les gens comprennent mal la science (non, les vaccins à acide ribonucléique [ARN] n'ont rien à voir avec l'acide désoxyribonucléique [ADN] et ne modifient pas notre code génétique...) et craignent les effets secondaires rarissimes mais médiatisés, ou de prétendus effets secondaires jamais prouvés (autisme par exemple). Les complotistes et les « antivax » très actifs sur Internet contribuent à la défiance. C'est aussi parce que les vaccins protègent contre les maladies presque disparues dont on a oublié la gravité et la mortalité. Pour y remédier, il faut une transparence totale des autorités sanitaires et une prise en compte des craintes.

QUESTION 5

On a une image fausse du handicap. Il existe en effet le handicap visible et le handicap invisible comme la surdité. De plus, une personne peut utiliser un fauteuil pour faciliter ses déplacements mais être capable de marcher dans un environnement sécurisé, ou bien en avoir besoin que lors de « crises » suivies de rémission. Il y a une pluralité de situations de handicap.
Pour changer les préjugés sur le handicap, il faut informer, le rendre visible dans les médias, les fictions... Il faut aussi adapter l'espace public et de travail afin que les personnes en situation de handicap puissent accéder aux mêmes droits et à la même mobilité. Cela augmentera leur visibilité et contribuera à « normaliser » leur situation et donc à déconstruire les préjugés.

QUESTION 6

En France, on compte 5 millions d'usagers réguliers et 17 millions ont déjà expérimenté. Le cannabis est une drogue qui s'est banalisée, il est facile d'accès et les risques sont souvent sous-estimés. L'interdiction ne semble pas efficace. Pourtant, les conséquences sanitaires sont réelles : mémoire, troubles de la concentration et de la coordination, hallucinations, troubles anxieux, facteur d'aggravation de toutes les maladies psychiatriques. Le cannabis favoriserait aussi l'apparition de la schizophrénie. Les conséquences sont aussi sociales en cas d'addiction (décrochage scolaire, par exemple).

QUESTION 7

Tout d'abord, les maladies chroniques peuvent avoir des conséquences socio-économiques : frein au travail donc à l'insertion dans la vie sociale, nécessité d'avoir des aides humaines et matérielles parfois coûteuses et pas toujours remboursées dans le cas de handicap lourd, arrêt du travail des parents d'enfants malades...
Ensuite, il y a des conséquences psychologiques et relationnelles : diminution des activités sociales du malade ou des parents de l'enfant malade, changement du regard de la société sur le corps malade ou du malade sur son propre corps avec préjugés et/ou isolement, douleurs invalidantes qui limitent la participation à la vie sociale...

QUESTION 8

Certes, la dictature du paraître est un facteur aggravant des troubles du comportement alimentaire : régimes, corps idéalisé... Les jeunes filles en sont les premières cibles et ont une vision déformée de leur corps par rapport aux prétendues attentes de la société. Mais, l'anorexie est une maladie mentale qui n'a pas du tout pour seule cause l'image de la femme véhiculée par les médias : il y a des prédispositions, un facteur psychologique, une fragilité dans la famille...

Cependant, la nouvelle loi peut aider les jeunes filles plus vulnérables, par exemple celles qui sont les proies des mouvements « pro-ana », qui font la promotion de l'anorexie mentale en se servant notamment des publicités.

QUESTION 9

Le tabac fait 200 morts par jour, c'est la première cause de mortalité évitable. Pour les 13,5 millions de fumeurs, la dépendance est très difficile à enrayer, notamment parce que le tabac est facile d'accès et plutôt bien accepté socialement (contrairement à l'alcool et aux drogues). Pour se sevrer, il faut une prise en charge adaptée. Comme toutes les addictions, il faut agir sur le comportement et la physiologie (substituts nicotiniques) et toutes les solutions sont envisageables : hypnose, patch, thérapie, gommes à sucer... Il y a cependant des difficultés : prise de poids par compensation sur la nourriture, reprise du tabac, syndrome de sevrage qui accroît l'anxiété ou l'irritabilité, etc. C'est pourtant un enjeu de société, comme le montrent les actions de santé publique : Programme national de réduction du tabagisme (2014–2019), Programme national de lutte contre le tabac (à partir de 2018), hausse du prix du paquet (objectif : 10 € en 2020), mise en place du paquet neutre (2017), interdiction des arômes ajoutés, remboursement des substituts nicotiniques (pour faciliter le sevrage), actions de sensibilisation comme le #MoisSansTabac. Malgré tout, on estime qu'il faut une génération pour que la courbe s'inverse.

SUJET INÉDIT N° 2

Sujet

QUESTION 1

Comment s'appelle le mouvement social né à l'automne 2018 avec l'annonce de la hausse du prix du carburant ?

QUESTION 2

Début 2021, qui est le ministre de l'Intérieur ? Qui est le ministre de l'Éducation ?

QUESTION 3

L'Organisation mondiale de la santé (OMS) s'inquiète de l'augmentation de la consommation d'alcool chez les jeunes. Pourquoi les jeunes consomment-ils plus d'alcool, quelles sont les conséquences et les solutions ?

QUESTION 4

Les Français consomment de plus en plus d'antidépresseurs et d'anxiolytiques. Commentez cette affirmation.

QUESTION 5

Quel est l'impact des inégalités sociales sur la petite enfance sur le moment et dans l'avenir ?

QUESTION 6

Quels types de maltraitance peut-on rencontrer dans les structures d'accueil du jeune enfant ?

QUESTION 7

Quelles sont les causes du vieillissement de la population française ? Quels sont les défis ?

QUESTION 8

Une personne vivant dans la pauvreté est-elle exclue de la société à cause des préjugés ?

CORRIGÉS

QUESTION 1

Les Gilets jaunes.

QUESTION 2

Gérald Darmanin et Jean-Michel Blanquer.

QUESTION 3

Les jeunes sont une population à risque car les occasions sociales sont nombreuses. Il y a aussi une valorisation sociale importante de l'alcool, qui est facile d'accès. Les jeunes prennent aussi plus de risques et ont envie de repousser les limites. Cela s'explique par la psychologie adolescente. Cependant, les conséquences sont réelles : les jeunes alcoolisés sont particulièrement susceptibles de commettre des actes de violence ou d'être victimes d'accident. Plus l'habitude de consommer de l'alcool est prise tôt, plus le risque de dépendance et de problèmes de santé est élevé, or l'alcool cause 49 000 décès par an en France et est à l'origine de plus de 200 maladies. Les solutions sont collectives : loi Évin sur la publicité de l'alcool, respect de la réglementation de la vente d'alcool aux mineurs, sensibilisation dans les établissements scolaires, campagnes de prévention (« Sam »), etc.

QUESTION 4

La dépression touche ou touchera 1 Français sur 5 au cours de sa vie. Elle provient d'un déséquilibre chimique dans le cerveau et doit donc être traitée chimiquement par des médicaments. La dépression mélange donc des facteurs sociaux, psychologiques et biologiques. Elle est souvent associée à d'autres troubles comme l'anxiété, qui nécessite aussi des médicaments.

Ces médicaments sont soumis à prescription, donc la hausse de la consommation n'est pas due aux patients. Le traitement par médicaments est indispensable mais la prise en charge psychologique (psychothérapies) est très importante pour éviter les rechutes et permettre une véritable guérison. Or, seuls les psychiatres sont remboursés, par les autres thérapeutes. En 2018, le Morbihan, les Bouches-du-Rhône, la Haute-Garonne et les Landes ont lancé une expérimentation de remboursement de séances chez un psychologue pour suivi de dépression. D'autres prises en charge sont possibles en complément mais il ne faut pas diaboliser les médicaments qui sont nécessaires et que 40 % des patients arrêtent pourtant d'eux-mêmes...

QUESTION 5

Sur le moment, les inégalités sociales ont des conséquences physiques avec une prévalence de l'obésité infantile (× 2 dans les milieux précaires), de la malnutrition et des carences, le mal-logement (insalubrité qui cause des problèmes respiratoires, par exemple), un moindre suivi médical, etc. Mais on trouve aussi des conséquences psychosociales : plus grosse exposition aux écrans, plus grand risque d'échec scolaire (parents qui ne peuvent suivre les devoirs par manque de temps ou d'éducation, parfois rejet de la valeur d'école) et d'exposition aux violences, carences éducatives, sentiment de honte et de dévalorisation lié à la situation familiale... L'avenir des enfants pauvres est compromis. Ainsi, 25 % des sans domicile fixe (SDF) sont d'anciens enfants suivis par l'Assistance publique. Il y a de grosses difficultés à sortir de sa classe sociale et une reproduction des inégalités sociales : d'après un rapport de l'Organisation de coopération et de développement économiques (OCDE) de 2018, il faut 5 générations pour sortir de la pauvreté. On observe aussi une augmentation des risques sanitaires à l'âge adulte (obésité qui perdure, conséquences à long terme des expositions précoces aux polluants...).

QUESTION 6

Il peut y avoir des maltraitances physiques et morales : en 2017, une auxiliaire du Rhône a été condamnée pour maltraitance (insultes, jets d'objets, enfants privés de repas, plaquage au sol et isolement dans le noir). On voit par cet exemple que la maltraitance peut être physique et morale. Mais ces cas sont rarissimes en France car les professionnels y sont formés, encadrés, suivis et que les agréments sont contrôlés.
Cependant, les conditions de travail, le manque de personnel, la mauvaise gestion des équipes ou parfois un professionnel posant problème peuvent être à l'origine de traitements pas adaptés pour l'enfant. C'est de la maltraitance par négligence. Même si l'intention n'est pas mauvaise, ne pas respecter le rythme du petit enfant, avoir un vocabulaire ou un comportement inadaptés et non bienveillants peuvent causer de la souffrance chez le jeune enfant et compromettre son bon développement et son épanouissement.

QUESTION 7

Près de 25 % des Français ont plus de 60 ans. En effet, la génération baby-boom est maintenant à la retraite et vieillissante. Le vieillissement est aussi dû à l'allongement de l'espérance de vie grâce aux progrès médicaux et sociaux. Cependant, le vieillissement de la population entraîne une augmentation des pathologies de la dépendance comme Alzheimer (800 000 personnes diagnostiquées) ou les limitations physiques. Il manque des places en EHPAD et 9 Français sur 10 veulent rester chez eux jusqu'à la fin de leur vie, même s'ils deviennent dépendants et 1 plus de 90 ans sur 3 est à domicile. Cela nécessite des aménagements et une vraie politique publique. Pour cela, il faudrait notamment revaloriser les métiers de l'aide à la personne qui sont souvent très précaires.

QUESTION 8

Il existe différentes formes d'exclusion : exclusion de la consommation, exclusion du logement, exclusion du travail, exclusion de la santé et exclusion de l'éducation. Il y a une exclusion « concrète » mais aussi une exclusion « symbolique » : les personnes pauvres sont victimes de nombreux préjugés et stéréotypes, qui sont parfois repris par certains médias ou certains politiques. Parmi les principales fausses croyances associées à la pauvreté, on trouve : la fraude aux prestations sociales (0,36 % des bénéficiaires sont concernés et seulement 5 % de ces 0,36 % débouchent sur une action en justice) qui est pourtant 60 à 80 fois moins importante que la fraude fiscale, l'argent dépensé pour les aides sociales (moins que les Pays-Bas, le Danemark, la Suède, l'Allemagne et quelques autres : 0,6 % du produit intérieur brut [PIB] français est consacré à l'exclusion sociale), l'inégalité entre travailleurs pauvres et familles au chômage (ces dernières ne gagnent pas plus d'argent que les familles au salaire minimum interprofessionnel de croissance [SMIC]), la prétendue mauvaise volonté des chômeurs (7 contrats sur 10 sont des CDD de moins d'un mois, 1 CDD sur 5 débouche sur 1 CDI, fossé entre les compétences des chômeurs et les postes à pourvoir...).

Elsevier Masson SAS
65, rue Camille-Desmoulins,
92442 Issy-les-Moulineaux Cedex
Dépôt légal : Août 2021

Composition : SPI

Imprimé en Italie par Printer Trento